레디 투 런
Ready to Run

레디 투 런
Ready to Run

켈리 스타렛, T.J. 머피 지음
김동환, 박창현, 이분경, 정연재, 차민기 옮김

대성의학사

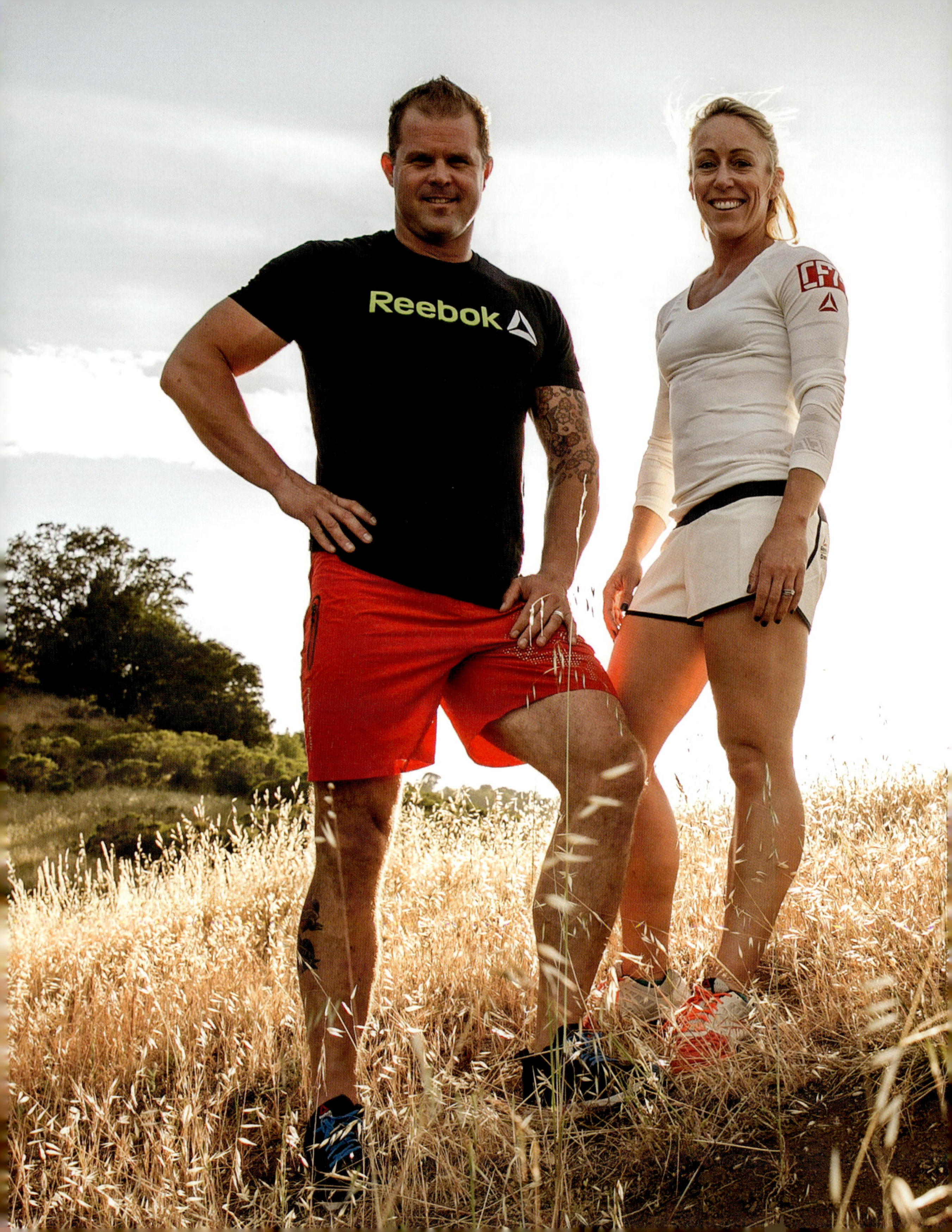
Reebok

이 책은 줄리엣을 위한 것입니다.
언제나 나의 삶을 구원해주는 당신에게
진심으로 감사의 마음을 표합니다.
이제 진화와 혁신 및 창조성이
각각 개별적으로 일어난다는 개념은
수명을 다했습니다.
현 시대는 경쟁과 비교, 상호영향이
중요한 시대입니다.

당신은 뛸 준비가 되어 있는가?

현대의 러너들이 경험하는 부상 천지의 세계와 베어풋 러닝, 그리고 본 투 런(Born to Run)에서 그린 이상적인 믿음의 세계 사이에 어떤 연결고리가 있을까? 우리는 부상 걱정 없이 달리기를 즐길 수 있을까? 숨겨진 잠재력을 끄집어낼 방법은 없을까? 현재보다 더 빠르게, 더 멀리, 그리고 더 효율적으로 달릴 수는 없을까?

베스트셀러인『비커밍 어 서플레오파드』의 저자인 켈리 스타렛 박사는 현대의 러너들이 가지고 있는 이러한 요구들과 부상이 창궐하는 달리기 세계에 대해 본인의 혁신적인 움직임과 모빌리티 철학을 바탕으로 방안을 제안하였다.

미니멀리즘 신발산업의 발달과 달리기 기법에 대한 새로운 아이디어의 창출에도 불구하고 러더들의 3/4 이상이 최소 일 년에 한 차례 이상 부상을 입고 있다. 비록 우리 몸은 '달리는 구조로 태어났음'에도 불구하고, 현대의 삶은 러너들의 헌신적인 노력을 쓸모없게 만들고 있다. 앉아 있는 시간과 잘못된 신발을 신고 있는 시간이 지나치게 길기에 이에 의한 부작용들은 허리 통증, 만성적인 무릎 부상, 그리고 고질적인 발 통증으로 우리를 내몰고 있다.

이 책에서 당신은 최상의 달리기 퍼포먼스를 위한 몸을 준비하는 데 필요한 12가지 스탠더드를 배우게 될 것이다. 비단 미니멀리즘 신발을 신기 위한 준비를 시키는 것이 목적이 아니다. 평생, 언제든 뛸 준비가 되어 있는 몸을 만드는 것이 바로 이 책의 목적이다.

CONTENTS

역자 약력

김동환

상지대학교 한의학과 학사 졸업
대전자생한방병원 전문수련의 과정 수료
한방재활의학과 전문의
국군체육부대 상무 군의관재직

박창현

상지대학교 한의학과
대한스포츠한의학회 정회원
SFMA(selective Functional Movement Assesment)
내맘에한의원 원장

이분경

경희대학교 유전공학과 학사 졸업
Crossfit Level 1 Trainer
Crossfit Level 2 Trainer
StrongFirst Girya Level 1 Instructor
Animal Flow Level 1 Instructor

정연재

상지대학교 한의학과 학사 졸업
대전자생한방병원 전문수련의 과정 수료
한방재활의학과 전문의

차민기

상지대학교 한의학과 학사 졸업
한국체육대학원 건강관리학 석사
광동한방병원 통증재활센터 진료원장
StrongFirst Girya Level 2 Instructor
FMSc
SFMA

역자 서문

이 책은 선수들의 퍼포먼스 향상과 부상 관리에 대한 탁월한 식견과 경험을 가진 켈리 스타렛이 자신의 전작『비커밍 어 서플레오파드』에서 소개한 원리와 방법들을 '달리기'에 집중하여 저술한 책이다.

불과 수년 전만 하더라도 (물론 현재에도) 조깅과 마라톤은 가장 많은 사람들이 선택하는 운동 형태였다. 운동에 익숙하지 않은 사람들이 체중 관리에서 가장 먼저 선택하는 것도 러닝머신 달리기이고, 세계 어느 곳을 가더라도 공원에서 조깅을 하는 사람들을 만날 수 있다.

현재는 과거보다 생활스포츠의 종류와 인구가 대폭 확장되었지만 이렇게 다양한 유형의 생활스포츠들에서도 달리기는 움직임의 한 형태로 존재한다. 따라서 운동을 하려는 의지가 있는 모든 이들은 달리기를 하기 때문에 우리는 부상 없이, 좀 더 잘 달리는 법을 알아야 하는 것이다.

이러한 배경에서 보면, 켈리 스타렛은 그의 전작보다 좀 더 넓은 독자층을 대상으로 이 책을 저술하였다고 볼 수 있는데 이 관점에 입각하여 그가 이 책에서 제안하는 여러 주장들 중 가장 인상 깊은 것은 바로 '스스로의 몸을 점검하고 유지, 보수하는 법을 익혀라'는 것이다.

역자 일동 역시 그의 제안에 동의하며 운동을 즐기는 모든 이들이 마치 간단한 자동차 정비는 스스로 할 수 있는 것처럼(최소한 이상 신호는 알아차릴 수 있는 능력) 자신의 몸을 스스로 점검하고 유지, 보수하는 법에 대한 이해를 갖추길 바란다.

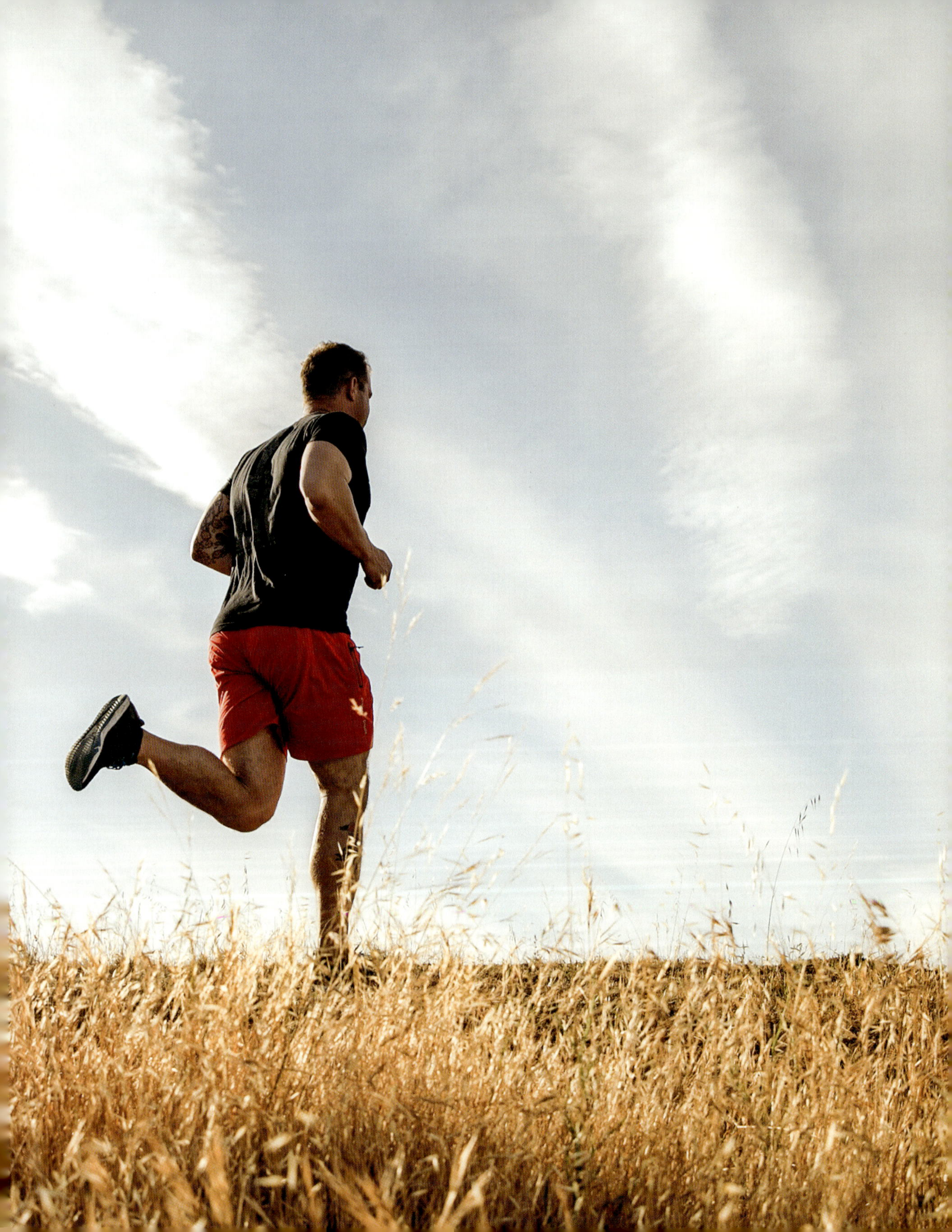

머리말

자유롭고 힘찬 달리기를 위해: 당신의 결정적인 첫 걸음

– T.J. 머피(Murphy)

NFL 풋볼 선수, 엘리트 군인들, 전투기 조종사, 샌프란시스코의 발레 댄서, 투르 드 프랑스에 참가하는 사이클 선수, 세계적 수준의 크로스피터(crossfitters) 및 파워리프터들, 그리고 모든 종류의 달리는 이들 모두가 켈리 스타렛(Kelly Starrett) 박사의 운동 및 역학(mechanics)에 관련된 특별한 천재성으로부터 도움을 받은 운동선수들이다.

켈리는 다방면에 걸친 경험을 가지고 있다. 그는 미국 카누 및 카약 팀의 선수였으며, 남자 급류 래프팅(Whitewater Rafting) 팀의 일원으로서 세계선수권대회에 두 번 출전한 바 있다. 그는 폭넓은 관심사를 가지고 있으며, 서핑에서 무술, 스케이트보드뿐 아니라 올림픽 역도에까지 조예가 깊다.

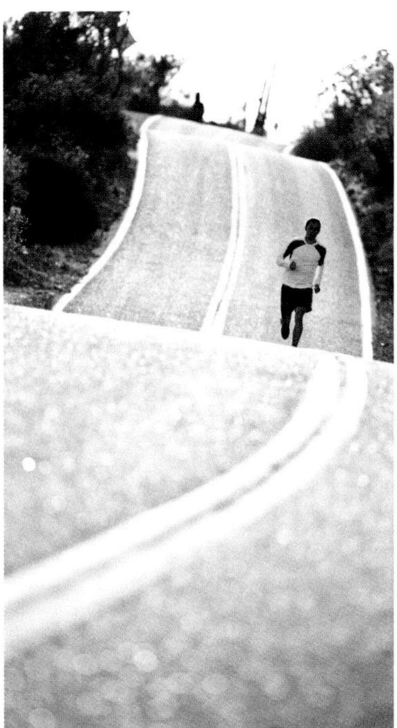

어떤 면에서 보면, 켈리는 카약 인생을 끝내면서 국제적으로 유명한 운동 전문가가 되기 위한 여정을 시작한 셈이다. 누구나 그러는 것처럼 어느 날 하드 트레이닝을 하던 도중에, 그의 목과 어깨에 심각한 문제가 생겼다. 그는 고개를 돌릴 수 없는 상태가 됐고, 급류 래프팅 선수 세계에서 은퇴를 해야만 했다.

그가 동작과 역학에 심취하기 시작한 시기가 바로 그 시점이다. 만약 당신이 켈리와 오랜 시간을 함께 지낸다면, 그가 매의 눈을 가지고 있으며 모든 일을 철두철미하게 진행한다는 것을 알 수 있을 것이다. 그의 부인인 줄리엣 스타렛은 내게 이런 말을 해준 적이 있다. 켈리는 증상이 나타나기도 전에 타인의 질병과 부상을 알아차릴 수 있다고. 그는 운명처럼 물리치료사의 길로 갔고, 국제적으로 각광받는 샌프란시스코스톤클리닉에서 퍼포먼스 개선에 대한 혁신적인 사상가가 됐다.

인터넷 동영상에서 본 칼로 싸우는 전투 동작을 연습 =중이던 어느 날, 켈리는 크로스핏(CrossFit)을 우연히 알게 됐다. 크로스핏은 그 당시에 막 알려지기 시작한 피트니스 프로그램으로, 고강도에서 행해지는 다양한 기능적 동작들에 기반을 두고 있었다. 어느새 켈리와 줄리엣은 세계 최초의 크로스핏 제휴업체 중 하나인 샌프란시스코크로스핏(San Francisco CrossFit)을 열기에 이르렀다.

물리치료에 대한 켈리의 통찰력과 지식은 연구소를 연상시키는 크로스핏 체육관에서 더욱 진가를 발휘하게 됐다. 그는 자신의 체육관 회원들이 하는 수많은 워크아웃을 통해 많은 것을 관찰하고 배울 수 있었다. 이로 인해 운동 능력과 관련하여 여러 가지 문제를 해결하는 방법에 대한 새로운 사고방식이 탄생했다.

이 책은 달리기에 관한 내용을 담고 있다. 주로 장거리 달리기에 대한 것이지만, 이제 막 피트니스를 시작한 이들부터 NFL의 코너백들까지 모든 운동선수들이 경기 및 트레이닝에서 직면하는 문제들에 대해서도 다룬다. 이 책은 스포츠인들을 위한 크로스핏이라고 할 수 있다. 특히 달리기를 싫어하는 이들에게 더욱 권장하고자 하며, 부상에 이골이 난 울트라마라톤 선수들에게도 또한 이 책을 추천한다.

이 책에서 켈리가 설정한 아이디어와 틀은 부상을 방지하고 치료하는 것만 있는 것이 아니다. 역학, 자세 및 기동성에 기반한 해법들로 부상과 관련된 문제들을 해결하는 것뿐 아니라, 당신이 가지고 있었다고는 생각하지도 못한 능력을 발휘하게 해준다. 무릎 통증의 원인이 되는 세포 조직의 문제는 숨겨진 힘을 발휘하는 데에도 방해가 될 수 있다. 자세 및 세포 조직의 건강 상태를 개선시키고, 관절의 정상적인 동작 범위를 찾음으로써, 더 빠르고 오래 달릴 수 있는 추가적인 에너지를 찾을 수 있을 것이다.

자세 및 세포 조직의 건강 상태를 개선시키고, 관절의 정상적인 동작 범위를 찾음으로써, 더 빠르고 오래 달릴 수 있는 추가적인 에너지를 찾을 수 있을 것이다.

내가 켈리의 아이디어를 받아들인 것은 단지 하나의 부상을 치료를 의미하지는 않았다. 그것은 나를 괴롭히던 모든 부상을 치료한 것을 의미했다. 돌이켜 보면, 그것은 켈리가 과거에 카약 선수로서 경험한 것과 비슷했다.

그것은 2011년 11월이었다. 나는 뉴욕의 미드타운호텔에 머물고 있었다. 라스베가스에서 열리는 하프마라톤에 참가하기 5주 전이었다. 그날은 토요일이었고, 심장박동수를 분당 평균 170~175회로 유지하면서 4.5마일을 달릴 예정이었다.

나는 호텔의 헬스클럽에서 트레드밀을 달리려고 준비했다. 그때까지만 해도 이 한 번의 워크아웃이 스포츠인이자 달리기 선수인 내 인생의 방향에 얼마나 큰 영향을 미칠지 알지 못했다.

나는 하프마라톤에서 구체적인 어떤 기록을 세우겠다는 목표를 가지고 있지 않았다. 그보다는 중단 없는 지속적인 트레이닝을 하고 싶었다. 그건 내가 10여 년 간 하지 못한 것이기 때문이다. 그 목표는 명백하고 단순했으며, 트럭 운전사가 1년 분량의 일을 해치우는 것과도 같았다. 새로울 것은 하나도 없었다. 하지만 바위 조각들이 가득한 길로 트럭을 몰고 가는 기분이었다. 내가 트레이닝을 시작했던 2011년에, 스포츠인으로서의 정체성을 유지하려고 신음했던 그 이전까지의 고통을 기꺼이 되돌아봤다. 마라톤과 철인 경기를 가끔 완주할 수 있었지만, 그런 노력 이후에 엄청난 대가를 치른 것이 사실이다. 마치 트럭의 앞유리를 깨고 굴러떨어진 후에 내가 몰던 트럭에 깔린 것과 같은 부상과 통증에 시달린 것이다.

40대에 접어들면서 내 부상은 더욱 극심해졌다. 마치 〈The Evil Dead〉의 한 장면을 보는 것 같았다. 칼로 찌르는 듯한 만성적인 무릎 통증과 성가신 허리 부상으로 인해 내 목표는 항상 좌절됐다. 그로 인해 운동을 중단해야 했고, 정신적으로 나태해지면서 체중까지 불어났다. 내가 달리기 선수로서 정점에 있을 때 몸무게는 160~165파운드였다. 부상이 심해진 후에 몸무게는 210파운드까지 올라갔다. 그로 인해 만성 부상의 패턴을 더 이상 부정할 수 없었다.

여러 해 동안 내가 쌓아놓은 괴로운 부상을 자세히 설명하는 것은 창피한 일이다.

나는 달리거나 달리기가 포함된 스포츠를 하는 다른 많은 사람들과 같다. 신선한 공기와 온전함을 위해 운동을 한다. 나는 관중인 상태로 은퇴하는 것을 거절한 70, 80, 90대 노인들로부터 영감을 받는다. 80세 선수가 철인 3종 경기(수영 2.4마일, 자전거 112마일, 달리기 26

마일)를 완주하는 것을 목격한 바 있다. 철인경기를 10시간 이내에 끝낸 60세 독일인 선수와 전화 통화를 한 적도 있다.

주말에 나는 개를 데리고 60세 내외의 노인들이 축구를 하는 운동장으로 간다. 그리고 최근 어느 날 크로스핏 게임에 참가하면서 100세가 된 크로스핏 선수를 다룬 동영상을 봤다.

모든 연령 및 배경의 사람들에게 있어서, 운동을 하는 것은 빅리그 구단의 선수를 응원하는 것만큼이나 점점 더 중요해지고 있다. 미식축구 경기를 보는 것을 즐기지만 슈퍼볼을 시청하기보다는 내가 사는 지역에서 터키 트롯(Turkey Trot)을 직접 하는 걸 더 좋아한다(내게 있어서 최고의 슈퍼볼 선데이는 오전에 달리기 시합을 뛰고 오후에 슈퍼볼을 시청하는 경우다). 스스로를 스포츠인라고 생각하는 것이 스포츠 경기 티켓을 구입하는 관중이 되는 것보다 더 중요하다고 강조하고 싶다.

수년 간 나는 집에 앉아서 TV만 보다가 철인 3종 경기 또는 크로스핏에 의해 인생이 바뀐 사람들을 만날 수 있었다. 한 가지 예를 들겠다. 아이린 메히아(Irene Mejia)라는 여성은 크로스핏을 시작할 때 몸무게가 400파운드였다. 그녀의 이미지는 스포츠인과는 1천 광년 정도 거리가 있었다. 그녀는 걷는 것조차 힘들어 했다. 이제 아이린은 몸무게를 거의 절반으로 줄였다. 그녀는 트레이닝을 하고 달리기를 한다. 그리고 크로스핏 스타일의 대회에도 참가한다. 그녀의 친구 중 한 명은 이런 말을 했다. "스포츠인이 된 것이 그녀의 목숨을 구했다."

잘 달리는 것은 많은 스포츠에 있어서 필수적이다.[1] 빨리 달리는 것, 많이 달리는 것, 그리고 만성적 부상을 당하지 않으면서 그렇게 할 수 있는 것은 트레이닝 및 경쟁에 있어서 꼭 필요하다. 달리기 자체가 직업이던지, 스포츠를 위해서 달리기를 하던지, 또는 달리기가 당신의 스포츠에서 중요한 부분인지와는 무관하게, 달리기는 인간에게 있어서 필수적인 요소가 된다(챕터 2에서 언급하듯이). 특히 축구, 농구, 육상 또는 크로스핏을 하려는 현대인에겐 더욱 그렇다. 군인들, 법을 집행하는 사람들 및 소방관들에게 있어서 달리기 능력(특히 극한 상황에서 무거운 것을 들고)은 생명을 구하는 데 있어서 필수적이다.

한편 취미 활동으로써의 장거리 달리기도 현재 각광을 받고 있

[1] 하지만 꼭 필요한 것은 아니다. 나는 여러 훌륭한 운동선수들에 대해 글을 쓰는 특전을 누린 바 있는데, 그들 중에서 가장 인상적인 사람 두 명을 지목하자면 데이비드 베일리(David Bailey)와 카를로스 모엘다(Carlos Moleda)다. 베일리는 모토크로스(motocross) 슈퍼스타였으나 점프 도중에 사고를 당해서 불구의 몸이 됐다. 모엘다는 1989년 파나마에서 노리에가 제거 작전을 하던 중에 총에 맞아서 불구가 된 네이비실(Navy SEAL) 요원이다. 그들은 하와이 철인경기의 장애인 디비전에 출전, 멀티스포츠 역사상 가장 위대한 라이벌이 됐다.

다. 2013년에 실시된 설문조사에 따르면, 대부분의 사람들은 건강을 유지하며 즐거운 시간을 보내고 스트레스를 해소하기 위해 달린다. Sport & Fitness Association이 '핵심 참가자'라고 규정한 3천만 명의 달리기 동호인들 중 상당수는 명상의 한 형태로써 달리기를 한다.

달리기는 또한 경쟁이기도 하다. 미국에서 2013년에 마라톤을 완주한 사람은 541,000명이었다. 미국에서는 42.195km 풀코스 마라톤 경기가 매년 1,100개 열린다. 1970년대부터 시작된 열기가 이날까지 이어진 셈이다. 점점 더 많은 여성들이 달리기를 시작한다. 더 많은 중장년층이 달리기 시합에 참가하며, 달리기 관련 장비에도 기록적인 돈이 계속 투자되고 있다. 조만간 러닝화에만 연간 40억 달러가 소비될 전망이다.

그렇기에 부상이 달리기를 빼앗아간다면, 그건 큰 괴로움이 될 수 있다. 다시 말하지만, 나도 다른 미국 내 달리기 동호인들과 비슷하다. 연구결과 및 설문조사 결과에 따르면 적어도 매년 4명 중 3명이 달리기와 연관된 부상을 당하는 것으로 나타났다. 마라톤 트레이닝을 하는 사람들 중에서는 90%가 만성적인 질병에 시달린다고 한다.

순수 달리기 선수들만이 이런 부상으로 괴로워하는 건 아니다. 유명한 스포츠과학자이며 달리기 및 인간 동작의 전문가인 니콜라스 로마노프 박사는 축구계에서도 비슷한 비율의 선수들이 부상으로 신음한다고 밝혔다. 그는 "축구선수들은 축구 기술을 연마하기 위해 엄청난 시간을 보내는데, 달리기 기술에 대해서는 시간을 별로 투자하지 않는다"고 지적했다. 그가 축구선수들에 대해 실시한 연구에 따르면, 잘 달리는 선수는 거의 없다고 한다. 선수들은 달리기를 운에 맡기기도 하며, 그 와중에 부상이 발생하는 경우가 많다.

로마노프는 엘리트 크로스핏 선수들에 관해서도 똑같이 말했다. 올림픽 역도와 체조에서 이 피트니스 원칙에 따라 기술의 중요성이 강조되지만, 좋은 자세로 달리기를 하는 크로스핏 선수는 거의 없다는 게 로마노프의 지적이다. 로마노프는 "그들은 잘 달리기 위해 필요한 스트렝스를 모두 가지고 있다"며 "그들은 단지 달리기 자세와 메커니즘에 대해 생각을 하지 않을 뿐"이라고 지적했다. 이 관심 부족으로 인해 가장 강력한 스포츠인들조차도 인터벌 워크아웃 또는 장거리 달리기를 할 때 부상의 위험에 놓이게 되는 것이다.

2011년에 나는 거의 빈사 상태였다. 그래서 부상 없는 인생을 위해 중대한 결정을 내렸다. 스트레칭을 했고 코어 스트렝스 트레이닝을 했으며 가장 철저하고 제한이 많은 채식주의자식 식이요법을 했다. 모션제어 신발과 최고급 깔창에 수백 달러를 투자했다. 부상이 다시 발생하자 트레드밀에서 워크아웃을 계속 이어갔다. 체중 감소가 도움이 될 것이라는 생각을 했다.

바로 그 이유로 나는 뉴욕 시내 한 호텔의 트레드밀에서 달리기를 하고 있었던 것이다. 그 전날 도시에서 걷기 전부터 오른쪽 무릎은 나를 괴롭게 했다. 수년 간 부상을 달고 살았으면서도 이 한심한 무릎 문제에 대해 아무 준비가 되지 않았던 것이다. 3~4걸음만 걸어도 무릎에 불편함이 느껴졌으며, 관절이 경첩 같았고 누군가 거기서 핀을 조금씩 뽑아내고 있다는 느낌이 들 정도였다.

그것은 괴로운 문제였다. 매번 무릎에서 그런 문제가 생길 때 마다 주변 사람들은 나를 걱정스러운 눈빛으로 쳐다보곤 했다.

그것이 악몽처럼 잠깐 나타난 일시적 통증이길 바랐다. 하지만 사실은 그게 아니었다. 오히려 무릎의 상태는 계속 악화됐다. 그날 밤에 뒤앙뤼드(Duane Reade) 무릎보호대와 아이스백 및 항염증제 애드빌(Advil)을 구입하는 데 70달러를 썼다. 내 호텔방은 즉석 야전병원처럼 변했다.

그 다음날 무릎에 붕대를 감고 무릎보호대를 차고서 달리기 트레이닝을 다시 준비했다. 항염증제를 이미 먹은 상황이었고, 항염 화학물질들이 내 순환계를 통해 돌고 있었다.

합리적 판단을 위한 모든 능력을 억누르면서, 특정한 각도로 발을 내딛을 경우 무릎의 통증이 완화된다는 사실을 확인했다. 이 전략은 꽤 효과가 좋아서 그날의 달리기 트레이닝을 마칠 수 있었다. 워크아웃 이후에 무릎에 아이싱을 하면서 놀라울 정도의 안도감을 느꼈다.

켈리로부터 배운 덕분에, 이제 나는 잘못된 트레드밀 워크아웃으로 인해 오랜 시간 동안 엄청난 비용을 부담했다는 것을 알고 있다. 바로 그때가 그 비용을 부담할 시기였다. 2011년에는 더 이상 달리기를 하지 못했다. 스포츠의학 치료사들과의 상담 및 마사지 치료와 항염증 치료에도 불구하고, 무릎은 계속 파업 상태였다. 내 두뇌에 코드화된 진화론적 지혜의 내적 메커니즘은 "추가 통보가 있을 때까지 오른쪽 다리를 사용하는 데 대한 권위가 폐지되었다"고 말하고 있었다. 내겐 트레이닝을 꾸준히 1년 동안 하는 것만 해도 큰 목표였다.

그 후로 몇 년 동안 2011년 후반의 과열된 심리 상태를 심사숙고했다. 2011년 당시에는 부상이 달리기 선수가 되려는 과정에서 자연적으로 발생한 부산물이라는 생각을 가지고 있었다. 러닝화를 제대로 고르기만 하면 부상을 피할 수 있다고 생각했다. 하지만 그 외의 경우에는 그냥 최선을 다해서 달리기만 하면 된다는 게 내 생각이었다. 부상은 함께할 수 없는 적이었으며, 정신력에 달린 문제라고 생각하고 있었다.

약국 약품들에 대한 의존과 현실 인식에 대한 격렬한 부정이 잘못될 수도 있다는 사실을 끝내 깨닫지 못했다. 부상 역시 경험의 일부이며, 또한 더 나은 퍼포먼스(더 빠른 스피드, 더 나은 지구력 및 더 빠른 레이스 시간)의 열쇠가 될 수 있다는 것을 나는 떠올리지 못했다.

크로스핏인듀런스(CrossFit Endurance)의 설립자인 울트라러너 브라이언 맥켄지와 대화할 기회가 생긴 것은 엄청난 행운이었다. 그는 내가 달리기에 대해 새로운 생각을 가지게 했고, 달리기 선수가 되는 것과 부상의 역할에 대한 나의 생각도 그로 인해 바뀌었다. 만약 하던대로 계속 하면서 2012년에도 2011년과 똑같은 길을 갔다면, 무릎, 엉덩이 또는 아킬레스건에 수술을 받고 은퇴했을 것이다.

맥켄지는 달리기 기술, 스트렝스 및 컨디셔닝과 영양 공급을 낮은 주행거리/고성능/낮은 부상으로 통합시키는 혁신적인 접근법을 가르친다. 그것은 내가 상상하지도 못한 장거리 달리기의 세계였다.

장거리 달리기의 전통적 방식들에 대한 내 집착은 결국 사라졌고, 맥켄지의 말을 듣기 시작했다. 내 부상들의 깊이와 폭을 검토한 후에 그가 나에게 한 첫마디는 "당신은 켈리 스타렛을 찾아가야 합니다"였다.

몇 주 후에 물리치료사인 켈리를 만났고, 새로운 길을 찾게 됐다. 몇 주 동안 걸을 때마다 나를 괴롭히던 무릎은 빠르게 안정된 삶을 찾았다. 켈리를 만난 날 이후로, 다리를 한 번도 절지 않았다. 금강불괴와 같은 완전한 달리기를 할 수 있는 몸 상태가 됐다. 그가 나를 비롯해서 MobilityWOD의 세계로 들어온 수많은 달리기 선수들에게 제시해준 아이디어, 연습 및 기술들은 더욱 강화됐고, 당신이 들고 있는 이 책에 정리되기에 이르렀다.

그것은 나로 하여금 스포츠인의 인생을 다시 한 번 살 수 있도록 해주었다. 하지만 켈리 스타렛, 브라이언 맥켄지, 니콜라스 로마노프, 달리는 족부전문의(podiatrist)로 유명한 닉 캠피텔리, 『본 투 런(Born to Run)』의 저자인 크리스토퍼 맥두걸(Christopher McDougall)과 같은 달리기 세계의 새로운 리더들이 달리기의 새로운 세계를 열어가는 근본적인 메시지를 던지고 있다고 생각한다. 이 메시지는 단순히 트레이닝 프로그램과 관련된 아이디어와 기술이 아니다. 그것은 훨씬 더 방대하고 충실한 내용을 담고 있다.

켈리의 경우, 이는 가장 중요한 부분이다. 또한 켈리가 자신의 아내인 줄리엣과 공동 설립한 웹사이트 'MobilityWOD.com'에 로그인했을 때 가장 먼저 읽는 것이기도 하다. 바로 다음 문장이다.

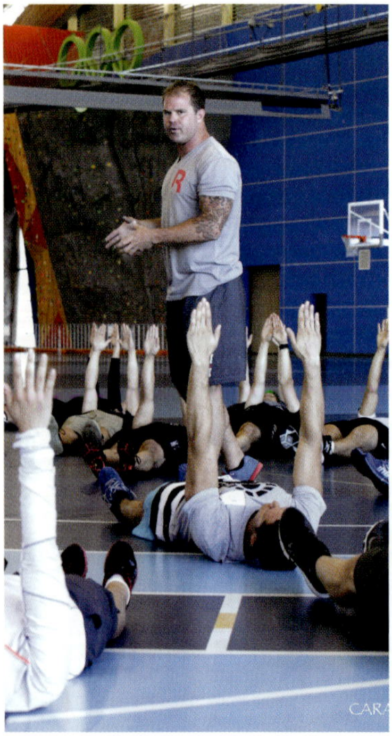

"모든 인간은 스스로 기본적인 유지 보수를 수행할 수 있어야 한다."

비록 우리에게 선택의 여지가 없다고 생각하더라도, 진실은 그렇지 않다는 게 그의 생각이다. 만약 당신이 달리기를 좋아하고 부상당하는 것을 싫어한다면, 스스로 행동을 취해서 근본적으로 당신을 괴롭히는 만성 부상을 끝낼 수 있다.

만약 달린다는 것을 상상조차 할 수 없는 상황이라면? 달리기가 너무 힘들거나 통증이 너무 심하게 느껴지거나 평발 또는 좋지 않은 무릎을 타고났다는 생각이 들 수도 있다. 또한 달리기는 다른 사람들을 위한 것이지 당신을 위한 것은 아니라고 생각할 수도 있다. 10km를 달리거나 크로스핏 워크아웃에서 400미터 반복달리기를 하거나 간에, 당신은 달리기가 몸에 무리를 준다는 결론을 내리거나 그런 말을 들었을 것이다.

이런 생각으로부터 당신을 자유롭게 하기 위해서, 그들은 "모든 인간은 스스로 기본적인 유지 보수를 수행할 수 있어야 한다"는 문장으로 시작한다. 이건 마법의 약이 아니라, 그 안에서 스포츠인을 자유롭게 할 수 있다는 약속을 유지하는 생각과 운동의 경로다.

그것은 단순하지만 쉽지는 않다. 우선 물리치료사, 족부전문의 또는 러닝화 영업사원에게 돈을 주는 것으로 문제가 해결된다는 생각을 버려야 한다. 달릴 준비를 하기 위해서는 집중과 노력이 필요하다.

마법의 치료법은 없다. 사실, 미니멀리스트 운동화와 전통적인 러닝화 중 어느 것이 나은지에 대한 격렬한 논쟁 자체가 틀린 질문이다. 달리기를 통해 생긴 부상과 관련해서, 우리를 힘들게 하는 것은 신발이 문제가 아니라는 것이다. 수십 년에 걸친 신발 기술의 발전도 달리기 선수들의 부상 비율을 낮추지는 못했다.

신발 자체는 병을 치료해주지 못한다. 그것이 미니멀리스트 운동화이거나 16온스 모션 제어 러닝화거나 간에 마찬가지다. 보조기, 근육 자극, 초음파, 구두굽, 무릎보호대 및 스포츠의학 산업단지에 쉽게 소비할 수 있는 수천 달러의 경우도 마찬가지다. 진정한 게임 체인저는 우리의 삶에서 러너(runner)로서 어떤 태도를 가지고 있느냐다. 통달한 기계공처럼 러닝머신을 돌볼 책임이 있다는 확신이 필요한 것이다.

크리스토퍼 맥두걸이 『본 투 런』에 대한 비평에 답변했듯이, 책을 읽고서 미니멀리스트 운동화를 서둘러 구입하기만 하면 곧바로 맨발 러너가 될 것이라고 생각하는 사람들은 며칠 또는 몇 주 내에 부상을 당하기 마련이다. 그 사람들은 요점을 제대로 파악하지 못하고 있다. 물론 타고난 자연적인 달리기 능력을 되찾을 수는 있다. 하지만 그러기 위해서는 노력이 필요하다. 영리하고 인내심 있고 지속적인 노력이 요구된다. 만약 당신이 러닝화 또는 다른 외부 요인에서 마법의 약을 찾고 있다면, 부상의 굴레를 벗어날 수 없으며 언젠가는 심각한 부상으로까지 악화될 수도 있다.

잘 달리고 싶어할 뿐 아니라 생의 마지막 날까지 자주 달리고 싶어 하는 이들에게 이 책은 약속인 동시에 도전이 될 것이다. 당신은 달리기 위해서 태어났다. 물론 현대식 생활로 인해 달리는 자세가 부실하고 근육은 불균형 상태일 것이다. 달리기를 통해서 부상을 얻을 수 있다는 잘못된 생각을 가지고 있는 것도 사실이다. 하지만 지금 리셋 버튼을 누르면 현실을 바꿀 수 있다. 모든 상황에 대한 책임을 가지고 행동 방침을 설정한 후 인내심을 가지고 철저하고 꾸준하게 해야 한다.

진정한 게임 체인저는 우리의 삶에서 러너(runner)로서 어떤 태도를 가지고 있느냐다. 통달한 기계공처럼 러닝머신을 돌볼 책임이 있다는 확신이 필요한 것이다.

켈리 스타렛의 사고방식 및 접근법이 가교가 될 수 있다. 만약 타고난 힘과 지구력을 모두 분출시키고 싶다면, 이 책이 도움을 줄 것이다.

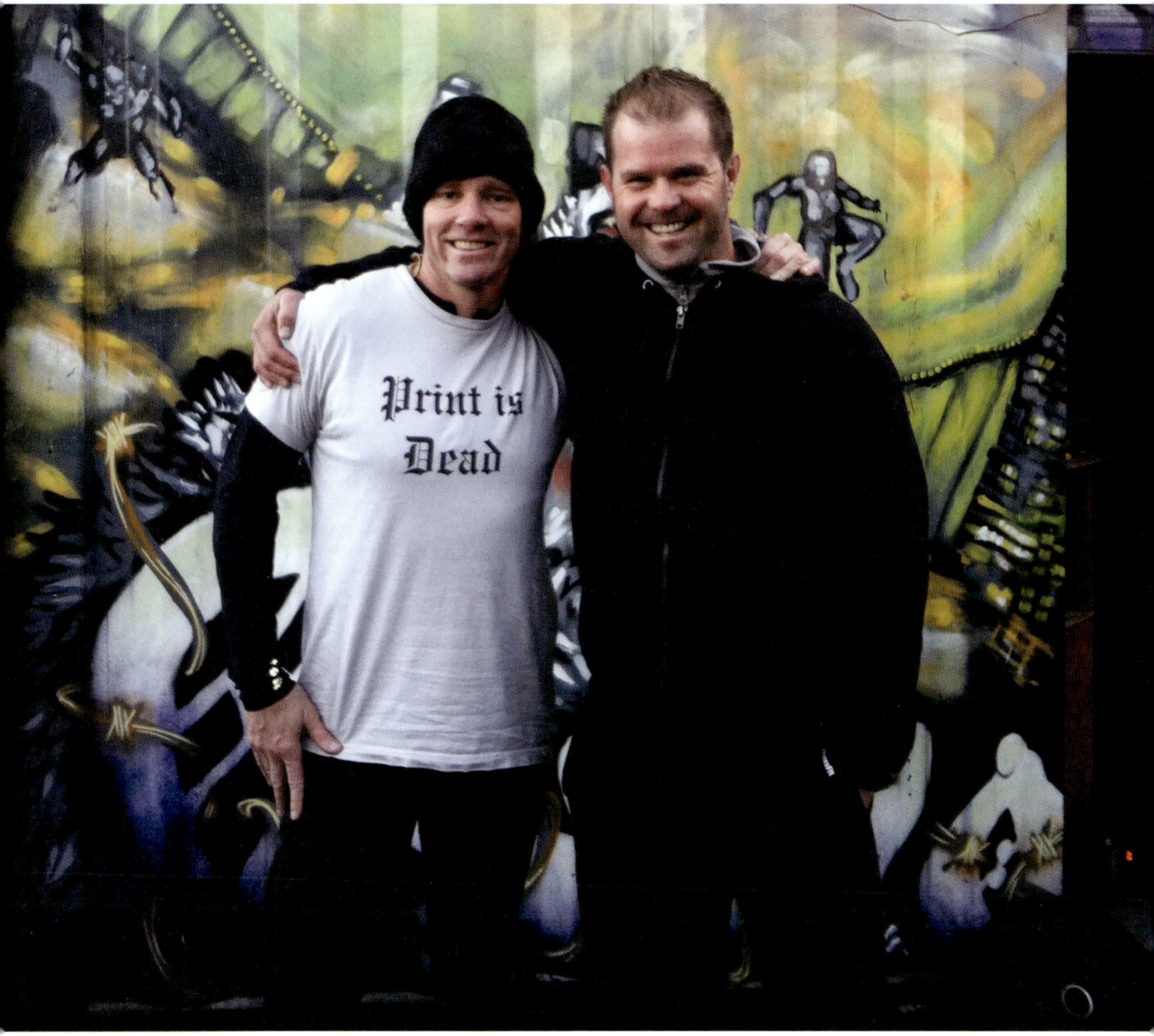
Print is
Dead

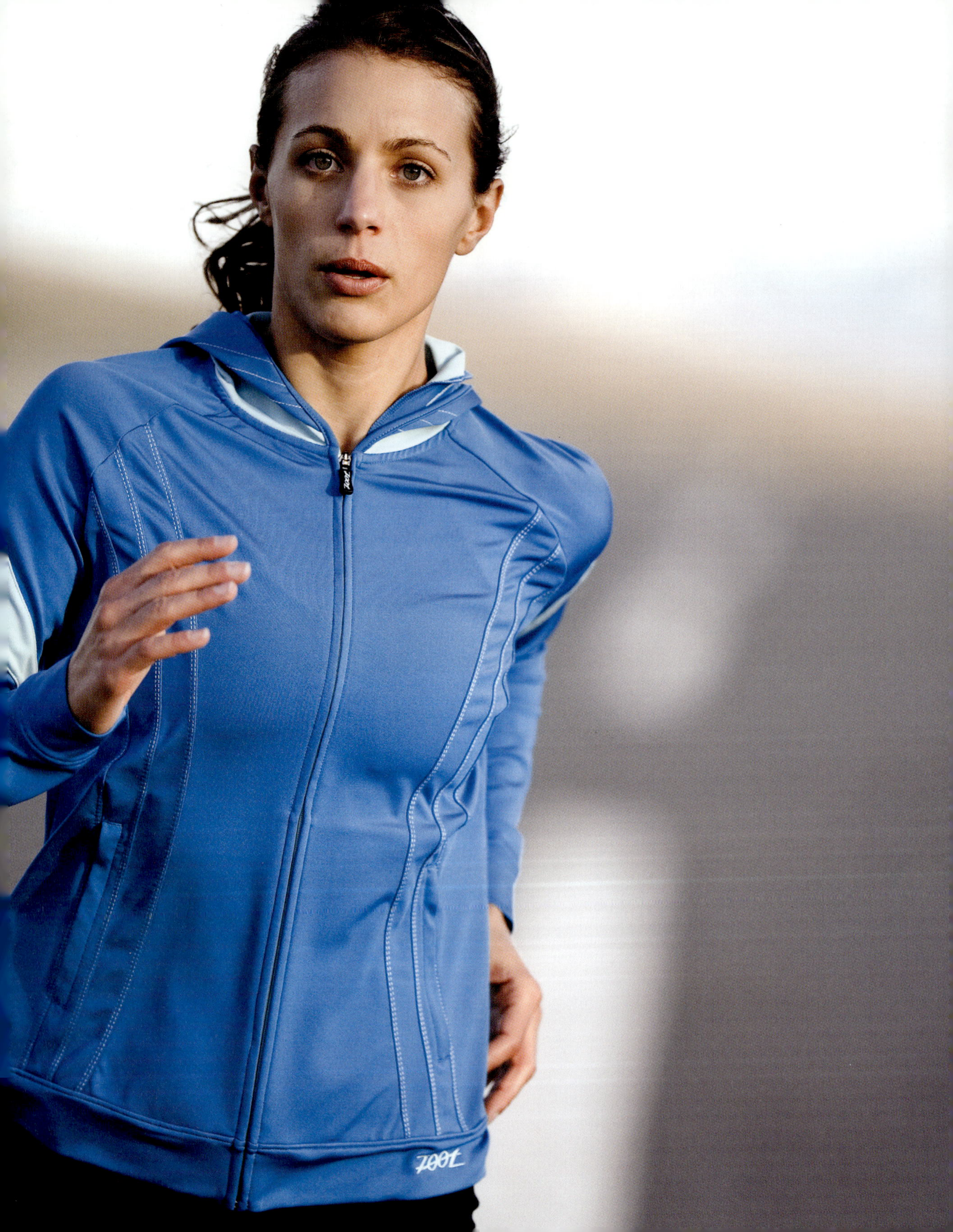

소개의 글

러너의 전형적인 하루

당신이 러너라면, 하루는 이럴 것이다. 잠을 6~7시간 정도 잔 후에 새벽 4시 30분에 기상한다. 수요일이며, 밖은 어둡고 춥다. 지구는 그 축에서 빠르게 빙빙 돌고 있다. 오늘 해야 할 일은 8살짜리 아이의 등교를 준비하는 것부터 시작된다. 일어나기, 옷 입기, 아침식사 준비, 숙제와 점심식사를 포함한 책가방 싸기, 그리고 아이를 초등학교까지 안전하게 데려다줘야 한다. 또한 9시로 예정된 파워포인트 프레젠테이션의 마지막 리허설도 해야 하며, 회사까지 가는 데 필요한 40분의 통근 시간도 염두에 둬야 한다.

하지만 당신은 우선 매일 하는 러닝을 강행하고자 한다. 새벽에 달리지 않으면 시간이 없기 때문이다. 아침 달리기는 의무다. 그로 인한 통증과 불편함에도 불구하고 당신의 마음은 구부러질 수 없는 의지로 가득하다. 이 의무를 완수하는 것과 관련해서 당신은 다른 선택을 생각하지 않을 것이다.

그래서 당신은 새벽 4시 30분에 일어났고 밖은 어두우며 차가운 비가 급격하게 내리고 있다. 침대에서 일어나 슬리퍼를 신는다. 슬리퍼엔 깔창들이 들어 있는데, 이는 발바닥에 과도한 부담을 주지 않기 위한 것이다.

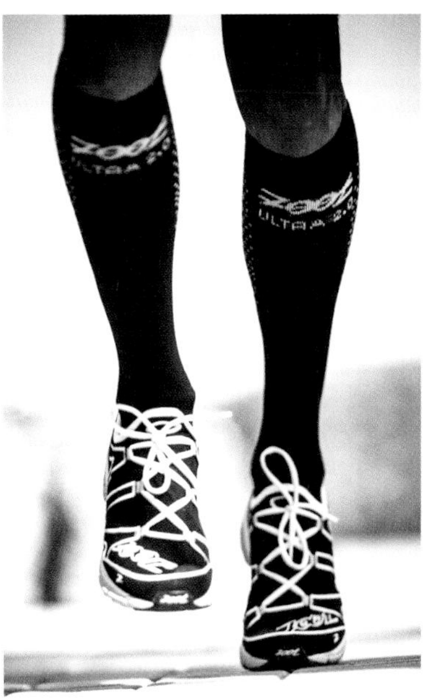

당신은 적절한 방습복을 입고 아메리카노를 마신 후에 문을 열고 나선다. 첫 1.5마일을 달리는 동안 일상적으로 민감한 부위에 통증을 느낀다. 오른쪽 무릎보호대 바로 아랫부분이며, 오른쪽 발꿈치뼈는 부어오른다. 그리고 왼쪽 엉덩이 깊은 곳의 신경이 눌리는 것을 느낀다. 이 문제들을 다루기 위해 아메리칸 익스프레스 카드를 꽤 사용해야 했다. 약국에서 파는 보조기구를 사서 150달러짜리 모션제어 러닝화에 넣었다. 네오프렌과 고무압박대로 무릎을 감싸면서 당신 스스로와 약속을 했다. "건염, 연골 마모 또는 연골 염증이 있어도 훈련은 무조건 한다!"

통증은 가라앉고 5마일 달리기를 모두 마친다. 약간의 시간이 있다면 당신은 공원 벤치에 발을 올리고 손이 발가락에 닿도록 하면서 '햄스트링 스트레칭'이라고 생각하는 것을 20초 동안 한다. 아침 시간의 남은 모험을 위해 집으로 돌아온다. 이번 주에 달려야 할 45마일 중에서 5마일을 채웠다. 다가오는 시합을 앞두고 계속 훈련 페이스를 유지하고 있는 것이다.

프레젠테이션을 마친 후에 사무실 자리에 앉아서 컴퓨터로 업무를 시작한다. 지금 신고 있는 신발에는 다른 종류의 깔창이 들어가 있는데, 발꿈치를 약간 높여서 아킬레스건의 통증을 완화시키기 위한 목적이다. 당신은 걸을 때 팔자걸음을 걷는데, 이러면 무릎은 퇴행하며 현재의 발 상태를 더욱 고착화시킨다. 무릎 근처의 연조직이 손상되기 때문이다. 깔창 역시 이 문제를 악화시킬 뿐이다. 다음에는 허리를 보자. 항상 당신을 괴롭히는 좌골신경통을 완화시키기 위해 의자에 허리지지대를 두고 있다. 좌골신경통으로 인해 골반 부위에 통증을 느끼며 달리기를 하지 못할까봐 우려되는 경우도 많다. 서랍엔 약 100개의 알약이 담긴 병이 있다. 각 알약엔 200밀리그램의 이부로펜(ibuprofen)이 들어 있다.

당신의 이런 헌신을 기쁘게 생각하라. 당신은 올림픽 참가 선수가 아닐 것이다. 하지만 매주, 매달, 매년 이렇게 하는 엄청난 노력은 올림픽 선수에 버금가는 것이다.

당신의 이런 노력을 좀 더 줄이거나 멈추게 할 수 있는 것은 무엇일까? 만약 러너들 중에서 상위 80% 정도에 들어간다면, 올해 언젠가는 부상으로 인해 훈련을 중단해야 할 것이다(그리고 만약 달릴 때 발뒤꿈치 딛기를 하거나, 발 앞부분 대신 뒤꿈치를 많이 사용한다면 더 큰 위험에 처할 것이다). 신발끈을 묶는 게 아니라, 재활치료를 위해 물 속에서 신는 아쿠아조거(AquaJogger)를 신거나 사이클 페달을 밟을 수도 있다.

이제 중요한 사실을 말하겠다. 인간의 몸은 놀라운 능력을 가지고 있으며, 적응이 가능하다. 또한 수백만 번의 손상을 흡수하고 재활하도록 설계된 탁월한 생존 기계(survival machines)다. 위의 사례는 인체가 완전히 멈춰야 할 정도의 심각한 부상을 당하기 전까지 엄청난 양의 파손을 견뎌낼 수 있다는 것을 보여준다.

인간의 몸은 놀라운 능력을 가지고 있으며, 적응이 가능하다. 또한 수백만 번의 손상을 흡수하고 재활하도록 설계된 탁월한 생존 기계(survival machines)다.

저런 종류의 하루 스케줄을 가지고 살아가는 건 일상적인 달리기를 통해서 인체의 마모를 추가할 뿐이다. 세포 조직은 육포처럼 탈수 상태가 될 것이고, 워밍업에 필요한 시간도 보장되지 않는다. 또한 신발은 발뒤꿈치에 충격을 주면서 몸에 주는 압력 및 스트레스를 증가시킨다. 비포장도로에서 페라리를 운전하는 것과 마찬가지다.

하지만 다른 길이 있다면 어떨까? 이 방식은 엄청난 양의 자기훈련 및 열망을 필요로 한다. 만약 그 에너지를 새로운 형태의 결과를 만들 수 있는 몇 가지 작고 새로운 습관으로 돌린다면?

- **개선된 퍼포먼스**
- **부상 위험 감소**

이 책 『레디 투 런』을 통해서 몸의 다양한 세포 조직 및 구조들이 보내는 신호들에 대해 새로운 방식으로 생각하는 법을 찾을 수 있기를 바란다. 만약 새 신발, 얼음, 보조기구 또는 이부프로펜과 같은 일반적인 처방을 통해서 성가신 만성 부상을 덮고 가려고 해왔다면, 몸이 주는 신호들을 새롭게 받아들일 수 있기를 바란다. 발바닥, 허리, 햄스트링 통증 또는 무릎 통증이든 상관없다.

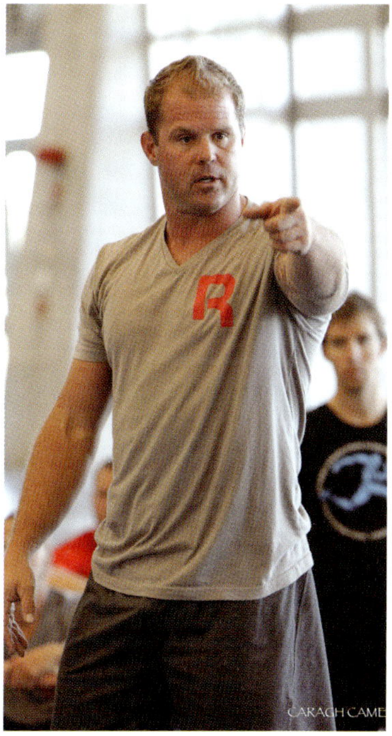
CARAGH CAME

이들 각 신호들은 퍼포먼스를 개선시킬 수 있는 열쇠가 된다. 근본적인 문제를 해결함으로써 통증을 없앨 수 있을 뿐 아니라 부상도 예방할 수 있다. 더불어 스피드와 파워 또는 효율을 증가시킬 수 있으며, 이 세 가지를 모두 개선시키는 것도 가능하다.

더 나은 하루

이번엔 앞에서 예로 든 당신의 하루를 재구성해보자. 다음의 예를 보면 된다.

당신은 새벽 4:30분에 일어난다. 커피 대신에 Osmo나 Nuun 같은 전해질제를 16온스의 물에 섞어서 마신다. 언제나 그렇듯이, 맨발로 집을 돌아다닌다. 물과 전해질제를 마시면서 잠을 자는 동안 잃은 수분을 보충하는 사이, 간단한 고관절 가동성 운동을 한다. 이 운동은 고관절 및 족관절 주변의 활동면을 풀어주기 위한 것이다.

만약 당신의 훈련 스케줄에 달리기 또는 달리기가 포함된 워크아웃이 있다면, 족관절의 간격을 좁히고 마치 깁스를 연상시키는 두꺼운 모션제어 러닝화를 신는 대신에, 제로드랍(zero-drop) 러닝화를 신어서 발이 발의 역할을 할 수 있도록 한다.

당신은 달리기 워크아웃의 첫 부분을 크로스핏 지구력 스타일 워밍업을 하면서 보낸다. 100미터 달리기와 다이내믹 동작들을 100미터 조깅과 혼합해서 워크아웃에 사용될 근육 및 결합 조직들을 워밍업시키는 것이다. 그 다음에는 완전히 워밍업을 마치고 몸이 더워지고 땀이 흐르는 상태에서, 그날의 달리기를 시작한다(또는 크로스핏 워크아웃이나 농구 연습을 한다. 달리기가 포함된 체육 활동을 하면 되는 것이다).

달리기 워크아웃의 마지막 부분은 5분 간 걷기 등을 하면서 몸을 추스르는 활동이 된다. 이는 림프계가 방금 워크아웃에서 사용됐던 근육 및 결합 조직을 둘러싸고 있는 간질액으로부터 노폐물을 제거할 수 있도록 돕는다.

이후 사무실에서 최대한 적게 앉아 있도록 노력한다. 이는 림프계가 닫히지 않도록 하고 척추 중립을 유지하는 근육들을 수축시키지 않기 위한 것이다. 일어서서 걸을 때 발의 자세를 면밀히 체크한다. 그들은 일직선 상태여야 한다. 또한 엉덩이와 허리 근육을 가벼운 긴장 상태로 유지시켜서 골반과 척추가 중립 상태에 있도록 한다. 앉아야 하는 경우에는 계속 중립 자세(neutral posture)를 유지하기 위해 만전을 기울인다. 또한 다리를 고정하고 척추의 자세를 개선하며, 운동 제어 및 운동 범위의 부족으로 인해 운동 퍼포먼스를 저해하고 부상의 위험이 있는 부분을 개선시키기 위해 1~2시간마다 한 번씩 짧은 가동성 운동을 하는 습관을 익힌다. 영양가가 높은 음식을 먹고, 전해질 음료로 수분을 공급한다. 그리고 압축 양말을 신어서 림프계가 폐기물을 영양분으로 대체하도록 도움을 준다.

당신은 소염진통제를 버렸다. 대신 책상 서랍엔 자전거 튜브가 있다. 그것으로 부두 플로스 밴드(VooDoo Floss Band) 압박법을 통해 염증을 제어할 수 있다.

밤이 되면 10분을 투자해서 몸이 보내는 신호들을 찾기 위해 노력한다. 심각한 문제는 아닐지라도 산뜻한 퍼포먼스를 위해서 해결해야 하는 문제들을 찾아내는 것이다. 그것은 스트레칭으로 해결할 수 있는 문제가 아니다. 운동장애 문제 해결에 대한 당신의 세계관은 단순하고 효과가 없는 햄스트링 스트레칭을 훨씬 넘어서 확장됐다. 오히려 누락된 움직임의 문제 및 잘못된 동작 패턴을 수정하는 일을 해야 한다. 운동제어 및 동작 범위에 약점이 있는 경우, 퍼포먼스 향상의 기회가 된다는 것을 당신은 알고 있다.

누락된 움직임의 문제 및 잘못된 동작 패턴을 수정하는 일을 해야 한다.

마법의 알약은 없다

이건 스트레칭 책이 아니다. 이 책은 일생에 걸쳐서 건강 및 높은 퍼포먼스를 원하는 열성적인 러너들을 위한 것이다. 모든 인간은 스스로 기본적인 유지 보수를 수행할 수 있어야 하며, 그럴 의지가 있어야 한다. 스포츠의학이 해야 할 일도 있다. 하지만 몸에서 어떤 일이 일어나고 있는지를 파악하는 것과 몸의 최대한 많은 부분을 신경 쓰는 것, 그리고 그늘에 가려진 퍼포먼스를 끌어내는 것은 권리인 동시에 의무다.

그것이 이 책의 핵심이기도 하다. 달리기는 활동적인 일상의 일부다. 하지만 달리기와 관련해서 치명적인 결함이 있으며, 그 결함은 모든 러너들이 사용하는 의사결정 플로우차트와 관련이 있다.

다음 순서로 발생하는 문제, 생각 또는 행동을 경험해본 사실이 있는가?

1. 달리기를 한다.
2. 달리기를 한 후에 무릎, 엉덩이, 발목, 허리 등 일반적으로 민감한 부위에 통증을 느낀다.
3. 얼음찜질과 스트레칭을 하지만 그날 밤까지 통증이 이어진다.
4. 다음날 일어나서 모든 것이 악몽일 뿐이었으리라고 희망한다. 운동화 끈을 메고 4마일 조깅을 시도해본다.
5. 첫 1마일 동안에는 통증이 있다. 당신은 달리기의 신들에게 이 악몽이 사라지기를 바라는 짧은 기도를 한다. 나무에 멈춰서 스트레칭을 약간 한 후에 다시 달리기 시작한다.
6. 절반 정도 온 후에 당신은 걸어서 되돌아가거나 악화되고 있는 통증에도 불구하고 달리기를 마치는 두 가지 선택 중에 하나를 고른다.
7. 걸어서 돌아가는 동안, 당신은 생각한다. '신발을 새로 사야겠어.' 오래된 신발을 대신한다는 의미일 수도 있고, 새로운 모델을 구입한다는 뜻일 수도 있다. 신발을 사러 가면 또 신용카드 사용 금액과 관련된 문제가 사라질 것이라고 희망한다.

이런 종류의 생각이 치명적인 결함이다. 신발은 문제가 아니며, 애초부터 문제였던 적도 없고 앞으로도 그럴 것이다. 부상을 예방하는 방법에 대해 논하자면, 신발은 자동차의 범퍼와도 같다. 도로에서 보호막을 하나 만들어주는 것이다. 하지만 만성적이면서 잘못된 메커니즘으로 인해 발생한 부상과 관련해서는, 신발이 문제를 해결해주는 열쇠가 될 수는 없다.

아마 '마법의 알약'에 대한 생각이 이 결함 있는 사고방식의 원인일 것이다. 해결해야 할 문제가 있으면 상점에 가서 신용카드를 내고 간단한 워크아웃으로 모든 것을 해결한다는 발상이다. 스포츠의학 클리닉, 마사지치료사 등을 방문할 때도 같은 경우가 있다. 이들도 스포츠를 하면서 살아가는 데 있어서 상당히 도움이 될 수 있지만, 신발과 보조기구로는 문제를 해결할 수 없다는 불편한 진실을 숨김 없이 얘기해줄 수 있는 사람은 물리치료사다. 문제는 신발이 아닌 것이다.

그러면 뭐가 문제냐고? 새로운 퍼포먼스의 흐름을 분출시킬 뿐 아니라 부상을 예방하는 데 도움을 주는 부가가치를 지닌 실질적이고 지속적인 변화를 이끌어내야 하는 힘에 관한 것이다.

신발은 중요한 게 아니다. 중요한 건 당신 자신이다.

신발은 문제가 아니며, 애초부터 문제였던 적도 없고 앞으로도 그럴 것이다. 중요한 건 당신 자신이다.

달릴 준비

달릴 준비가 됐다는 것은 무슨 의미인가? 당신은 내가 앞에서 설명한 고전적인 A타입의 러너일 수도 있고, 달리기가 당신의 스포츠 또는 직업의 일부일 수도 있다. 어떤 경우라도 시스템 점검을 해볼 것을 권유한다. 이 점검은 몸과 생활방식이 달리기로 인한 스트레스에 대비해서 얼마나 잘 조정되어 있는지 확인하기 위한 것이다. 이 책의 2부에 요약된 모든 스탠더드를 만족시키거나, 또는 적어도 이들 스탠더드에 최대한 가까이 가기만 하더라도 힘을 최적화하고 부상 위험을 최소화한다는 자신감을 얻을 수 있다. 스탠더드는 신발, 신체적 준비 상태, 좋은 자세를 취하는 능력, 훈련을 준비하고 훈련으로부터 회복하는 능력 및 건강과 몸 컨디션 전반에 영향을 미치는 생활방식과 관련이 있다.

만약 달릴 준비가 되었다면, 다음 사항들을 먼저 체크해야 한다.

- **하루 100온스(약 3리터) 이상의 전해질 음료를 마시는 습관을 들였으며, 이로 인해서 세포 조직에 적절한 수분을 공급하고 건강한 상태로 유지시킬 수 있다.**
- **정상적인 고관절 운동이 가능해야 한다. 고관절 운동은 근골격계를 통해서 더 많은 파워와 더 나은 퍼포먼스 및 탁월한 메커니즘을 가능하게 할 수 있는 열쇠다.**
- **아픈 부위가 없어야 하며, 작고 성가신 부상을 안고서 계속 달리려고 하지 말아야 한다. 대신에 통증이 있을 경우 자세, 메커니즘 및 세포 조직의 건강을 개선할 필요가 있다는 신호로 받아들여야 한다.**

이 외에도 많으며, 총 12가지 스탠더드가 있다. 내 첫 임무는 당신이 각 스탠더드를 상세히 살펴보도록 함으로써 각 스탠더드가 무엇이며 왜 중요한지를 설명하는 것이다. 그 다음에 그 스탠더드에서의 퍼포먼스를 개선하는 방법에 대해 설명할 것이다. 이를 위해 가동성 운동들을 가르쳐줄 예정이다. 그 가동성 운동들은 꾸준히 할 경우 뛸 준비가 될 수 있도록 긍정적인 변화를 줄 것이다.

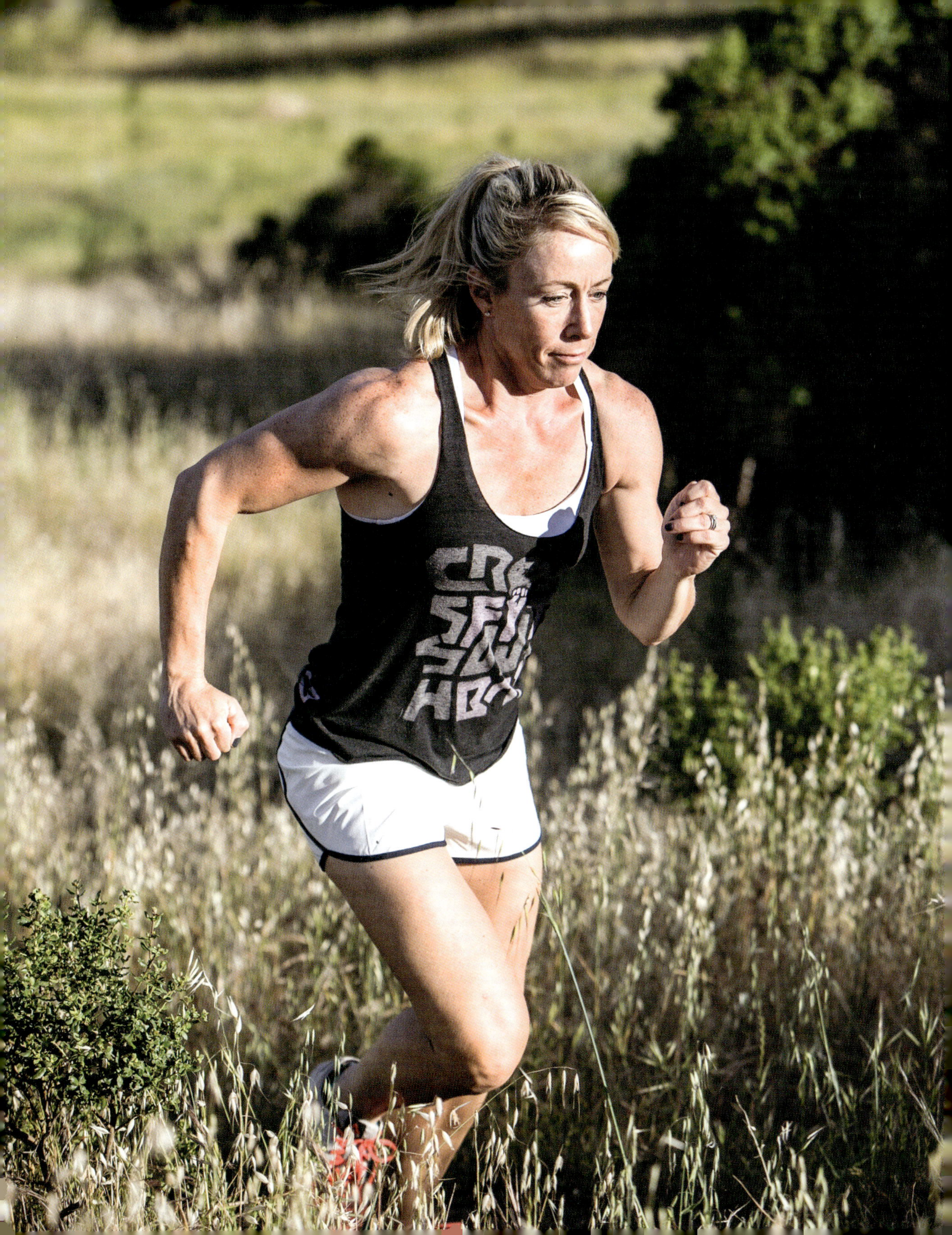

PART 1

의사에게 통증이 있는 무릎 또는 발에 대해 뭘 해야 할지를 물어본 적이 있는가? 그러고 나서 "달리기를 멈추시오"라는 처방을 받은 적이 있는가?

당신은 어쩌면 장거리 달리기 선수이며 마라톤 완주 메달을 여러 개 가지고 있을 수도 있다. 그리고 만성 부상으로 워낙 고생을 해서 이제 달리기 대신 사이클을 타야겠다는 생각을 할 수도 있다. 또는 애초에 러너가 되기엔 역부족이라는 생각을 할 수도 있다. 나도 그렇게 생각한 적이 있다. 10대 시절에는 만능 스포츠맨이었지만 무릎 부상으로 인해 제대로 달릴 수 있는 최대 거리는 100야드였다. 내게 많은 재능이 있다고 생각했지만, 달리기는 그 재능에 포함되지 않는다고 자각하고 있었다. 익숙하게 들리는가? 아마 당신은 발이 달리기에 부적격이라고 생각하거나 무릎에 문제가 있거나, 혹은 달리기에는 어울리지 않는 몸을 가지고 있다고 스스로 생각할 수도 있다. 그래서 훈련 또는 어떤 형태의 스포츠라도 달리기를 최대한 피해왔을 수 있다. 예를 들면, 500파운드를 쉽게 들 수 있는 크로스피터이면서도 훈련 간격을 좁혀서 워크아웃을 하는 경우에는 영혼이 부서지는 날이라고 여기거나, 그 세션 전체를 피할 수도 있다.

나는 코치와 물리치료사가 되고 동작, 자세 및 메커니즘을 파악하는 과정을 통해서 우리 모두가 평생 러너로 태어났다는 것을 깨달았다. 물론 능력을 발휘하기 위해서는 노력을 해야 하지만, 그렇게 되기 위한 길은 명백하다.

내 경험을 얘기하자면, 230파운드의 몸무게로 5온스짜리 평평한 신발을 신고서 쿼드 딥시(Quad Dipsea) 울트라마라톤을 달린 적이 있다. 어떻게 가능했냐고? 몇 가지 일들을 잊는 것에서부터 시작하면 된다. 그것이 달릴 준비를 하는 데 있어서 첫 단계다.

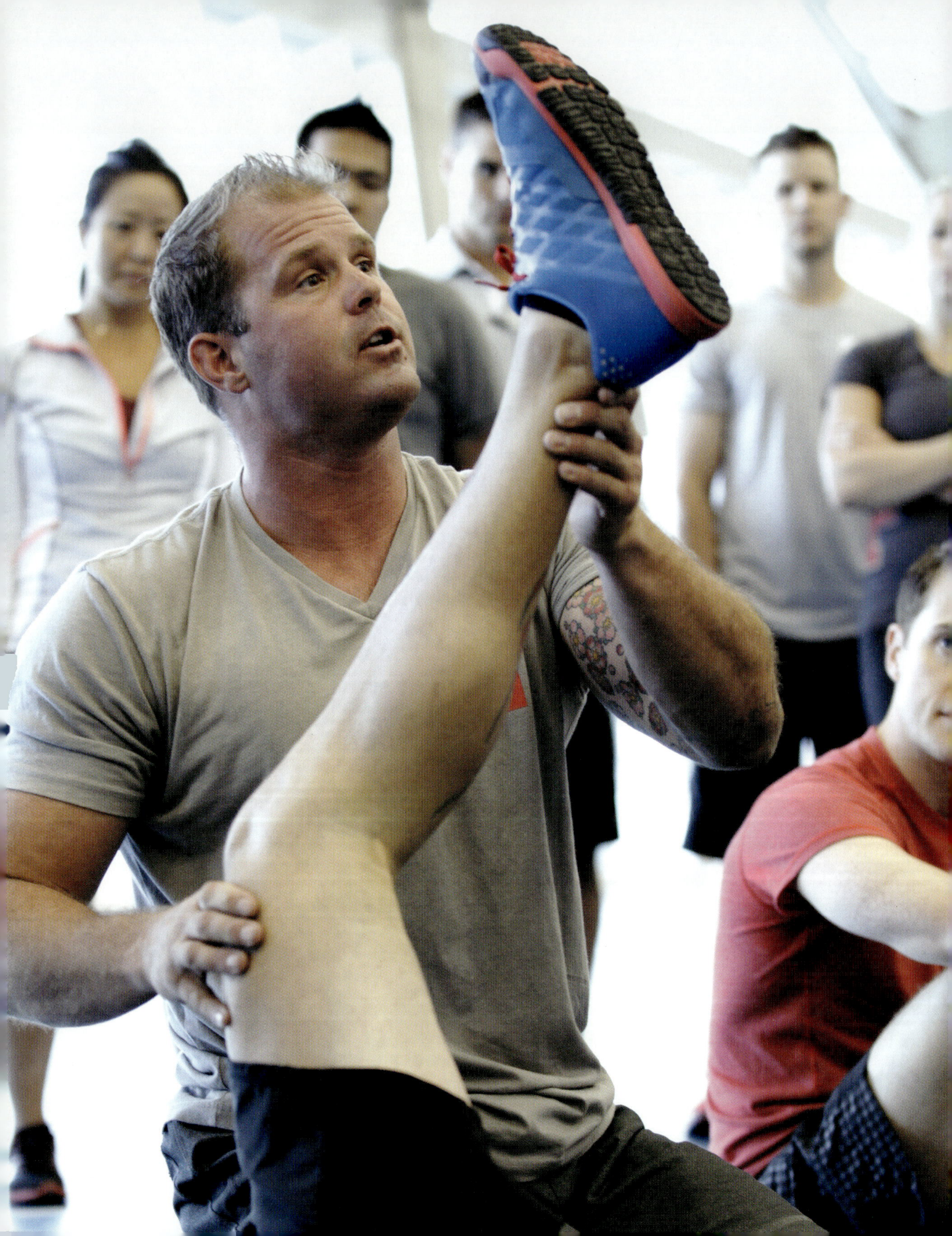

CHAPTER 1
끈기 있는 러너

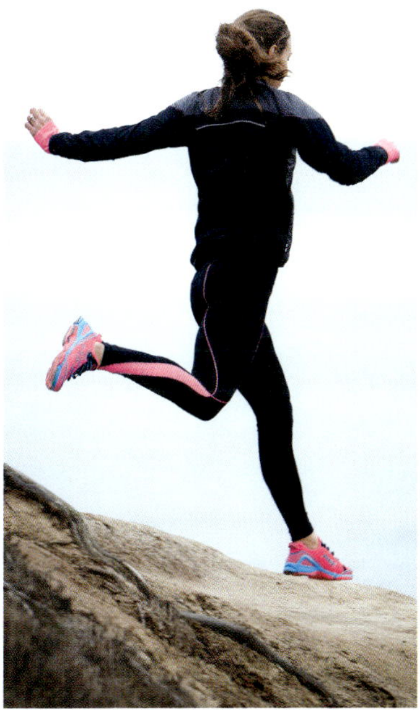

자신의 몸으로 최대한 멀리까지 달려보고 싶은가?

이러한 생각은 올림픽 마라톤에서 세계 기록을 세우거나 가장 먼저 결승선을 통과하는 선수보다 더 오래 견딜 수 있을지에 대한 상상에서 시작된다. 1968년 올림픽에서, 탄자니아의 존 스티븐 아쿠와리(John Stephen Akhwari)는 치료용 테이프를 오른쪽 무릎에 감은 채 절뚝거리며 올림픽 경기장에 모습을 나타냈다. 그는 우승자보다 한 시간 늦게, 마지막 선수로 결승선을 통과했다. 정신이 육체를 지배한 그 모습에 감명 받은 한 기자는 '용기라는 단어의 진정한 의미를 보여준 경기'라고 표현했다.

1984년 올림픽에서, 스위스의 가브리엘 앤더슨 쉬스(Gabriele Andersen-Schiess)는 금메달 리스트였던 조앤 베노이트(Joan Benoit)보다 20여 분 늦게 올림픽 스타디움에 들어왔다. 찰리 로버트(Charlie Lovett)는 그의 책 『올림픽 마라톤(Olympic Marathon)』에서 그 순간을 잘 표현했다.

> '그녀가 들어서자 관중들은 경악을 금치 못했다. 그녀의 몸은 뒤틀리고, 왼팔은 흐느적거리고 있었으며, 오른 다리는 경련이 일어나는 듯했다. 그럼에도 그녀는 자신에게 달려오는 의료진들에게 오지 말라는 신호를 보냈다. 그들이 그녀를 건드리면 그녀는 실격이 되기 때문이었다. LA 경기장의 관중들은 그녀가 때때로 멈춰가며 마지막 400미터의 트랙을 도는 동안 큰 박수와 응원을 보냈다.'[2]

[2] Charlie Lovett, *The Olympic Marathon: A Centennial History of the Games' Most Storied Race*(Westport, CT: Praeger Publishers, 1997).

그녀의 무릎은 끔찍할 정도로 안으로 굽어져서, 발을 내딛을 때마다 안으로 무너져 내리고 있었으며 연부 조직의 마찰들이 불꽃 튀는 듯했다. 그녀는 이 모든 것들을 37위가 되기 위해 참아냈다.

관객들의 소리가 너무나도 컸기 때문에(경기장 안의 열광적인 관객들 앞에서 그녀의 몸이 완전히 무너지려고 하고 있음에도 불구하고) 앤더슨 쉬스는 손가락으로 그녀의 귀를 틀어막으려고 노력했다.

극심한 육체적 고통으로 무너져 내린 선수가 엄청난 인내력으로 그것을 이겨내며 완주에 성공하는 모습은 마라톤을 대표하는 이미지로 자리잡았다. 몸을 숙이고, 비틀리고 절뚝거리며, 타들어가는 통증을 참아가면서 도움의 손길들을 뿌리치고 결국 결승선을 넘어서 그 날의 영웅이 된다.

물론 희생과 올림픽에 관한 많은 이야기들이 있지만, 분명한 사실은 이러한 임무 완수에 대한 정신력이 달리기 세계에 흘러내리고 있는 것은 경계해야 할 부분이고, 적어도 그에 대한 논의가 이루어져야 한다는 것이다. 2013년 미국에서만 541,000명이 마라톤 완주에 성공했다. 4시간 이내 통과해서 메달을 따낸 사람들이 들어온 후에 결승점에서 한 시간 동안 지켜보라.[3] 그들의 운동역학과 절뚝거림을, 또 얼마나 많은 보조기와 의료용 밴드들이 결승점을 통과하기 위해 사용되었는지 보라.

[3] Running USA Annual Marathon Report, 2014.

물론 용기는 아주 멋진 것이다. 하지만 만약 준비되지 않은 몸에 그저 용기만 있다면, 혹은 33,000걸음을 달려야 하는 마라톤을 충분한 준비 없이 용기만으로 도전한다면, 큰 대가를 치를 수 있다는 점을 우리는 인정해야한다.

러너들이 가진 엄청난 능력은 자신의 임무 완수에 대한 마음가짐이다. 하지만 이것이 실패의 원인이 되기도 한다.

110년

당신이 시속 150km의 강속구를 던질 수 있는 메이저리그 투수라고 생각해보라. 톰 버두치(Tom Verducci)는 『스포츠 일러스트레이트(Sports Illustrated)』에 다음과 같이 이야기하였다.

> '그 어떤 메이저리그팀의 클럽하우스에 들어가더라도, 그곳에서 수많은 트레이너들, 마사지사, 치료사, 의사 그리고 수 치료를 위한 욕조와 냉탕, 온탕 그리고 헬스장을 볼 수 있다. 그리고 또 부상당한 투수가 있을 것이다.'[4]

[4] Tom Verducci, "With More Closers Breaking Down, It's Time to fRethink the Modern Bullpen," *Sports Illustrated,* April 17, 2012.

메이저리그에서 일 년에 35경기에 출전하는 오랜 커리어를 갖춘(투수로 오랜 커리어를 유지하는 것은 쉽지 않은 일이다) 투수라면, 어깨와 팔꿈치 부상을 수십 번도 더 겪었을 것이다. 최대한의 노력으로 끊임없이 반복되는 동작 때문에 30살에 은퇴를 하게 되었다고 가정해보자.

만약 그의 연봉이 100억 이상이었다면 그러한 경험들은 아주 가치 있는 것으로 기록될 것이다. 야구에 자신의 팔을 바치고 그에 상응하는 보상을 얻은 셈이다.

하지만 러너라면? 내가 말하고자 하는 것이 바로 이 부분이다. 달리기를 방해하는 다음 세 가지 문제들(복합적으로 나타날 때가 많다)을 갖고 있다면, 걸음을 내딛을 때마다 관절과 연부 조직들의 퇴행을 촉진시키는 꼴이 된다.

- **잘못된 자세**
- **움직임 범위의 제한**
- **습관적으로 나타나는 나쁜 움직임 패턴**

이런 문제들은 110년 쓸 수도 있는 몸을 20년 만에 망가뜨릴 수 있다.

수십억의 연봉을 받을 수 있다면 논의해볼 여지가 있다. 하지만 순수하게 달리기가 좋아서 하는 것이라면…, 어떻게 해야 할까?

인간의 몸은 아주 놀랍도록 잘 적응하기 때문에, 과거에 갖고 있던 부상이나 심지어 새로 생긴 부상에도 불구하고 명령에 따라 움직일 수 있다. 강한 의지가 있다면 몸은 그에 복종한다. 내 의지로 쉬기 전까지는 말이다.

하지만 모든 일엔 대가가 따르기 마련이다. 가능한 오랫동안 달리기를 즐기기 위해선(여기서 '즐긴다'는 몸이 허락하는 최대한의 속도와 힘 그리고 지구력을 활용하는 것) 임무 완수에 집중하는 태도에 변화를 주는 것이 필요하다.

운동선수와 같은 신체를 원한다면, 몸이 그것을 이룰 수 있도록 도와야만 한다.

몸을 돕는다는 것은 아래의 원칙들을 끊임없이 인식하고 유지하는 것이다.

- **힘을 이동시킬 때 습관적으로 최선의 자세를 찾아라.**
- **몸이 애초에 설계된 최대한의 관절 운동 범위를 이용할 수 있는 움직임을 만들어라.**
- **좋은 움직임 패턴과 자세를 연습하라.**
- **첫 1km부터 그 후의 40km 혹은 그 이상이 지나도 올바른 움직임 패턴을 유지할 수 있는 힘과 체력을 길러라.**

부상으로 인해 병원을 찾게 된다면, 무슨 일이 일어날지 알고 있을 것이다. 의사의 신발로 보아 그와 우리가 같은 러너가 아니라는 것은 분명하다. 의사는 아킬레스건 질환이나 슬개건염을 살펴보고 눈을 보고 검사실의 소독약 냄새만큼 분명하게 말할 것이다.

"달리기 그만하세요"라고.

하지만 나는 다르다. 나는 당신의 편이다. 나는 당신이 오늘도 달리기를 원하고, 더 잘 달리기를 원하며, 더욱 발전해서 언젠가 때가 되면, 나이 제한 없는 달리기대회에서 90~95세 팀의 유일한 참가자가 되기를 바란다.

이 책을 평생 동안 높은 수준의 러너로 지낼 수 있게 해주는 매뉴얼로 생각하라.

중요한 원칙

시작에 앞서, 이 책 『레디 투 런』이 어떤 접근 방식에 기초하고 있는지 살펴보고자 한다.

수행 능력에 관한 것이다

부상 예방이라고 한다면, 아마 잡지 기사에서 본 발목의 회전을 줄인다거나 발을 디딜 때 충격을 줄이는 방법들을 떠올릴 것이다. 이 방법들은 흔히 보조기구를 이용하거나 딱딱한 포장보도보다는 골프 코스처럼 부드러운 곳에서 달릴 것을 추천한다. 하지만 이런 것들은 결국 미봉책에 불과하다.

앞으로 실제로 움직이는 방법과 움직임에 대한 관점을 완전히 바꿔줄 12가지의 명확하고 측정 가능한 스탠더드들을 제시할 것이다. 이 스탠더드들을 습득하고 유지하는 노력의 결과는 부상의 위험을 줄이거나 관절의 퇴행이 줄어드는 정도가 아니다. 문제들을 해결하고 몸을 움직이는 방법을 새롭게 익히고 나면 더 나은 퍼포먼스를 펼칠 수 있게 될 것이다. 더 강하고 더 빠르며 더 오래 달리게 될 수 있다. 부상의 위험은 물론 줄일 수 있지만 그 과정을 통해서 더 훌륭해질 수도 있다.

임무 완수에 집착하는 고정관념을 바꿔라

동이 트기도 전인 새벽 4시 30분에 침대에서 일어나 달리기를 하러 나가는 것도 물론 훌륭하다. 하지만 나는 당신에게 그보다 더 나은 것을 원한다. 더 긴 코스를, 더 높은 스탠더드 수준에 부합하는 좋은 달리기를 하는 것이다. 스스로 아래의 질문에 답해보기를 바란다.

- **각 마일을 얼마나 잘 달리고 있는가?**
- **달리기 전에 충분한 워밍업을 하는가?**
- **수분은 충분히 섭취하는가?**
- **마무리 운동을 하는가?**
- **생활의 대부분을 차지하는 서 있고, 걷고, 앉아 있는 시간 동안 올바른 자세와 구조를 유지하기 위해 신경 쓰고 있는가?**
- **잘못된 움직임 패턴을 교정하기 위해 노력하고 있는가?**

물론 변함없이 지속적으로 훈련하는 것은 훌륭한 것이다. 하지만 더 높은 레벨로 나아가기 위해서는 모든 훈련의 순간들을 최대한으로 이용해야 한다.

기초적인 관리는 의무이다

당신은 러너이지만, 너무나 바쁜 나머지 부상 예방이나 재활은 전문가에게 맡기고 싶어 한다. 다시 말하자면 그들에게만 맡겨버리는 것이다. 스포츠 의료계에서는 물론 이런 상황을 아주 기쁘게 받아들일 것이고, 동시에 지갑도 받아들 것이다. 물론 문제를 해결하고 어떠한 결정을 내릴 때 의사나 물리치료사의 도움이 반드시 필요한 순간도 있다. 하지만 기초적인 점검과 보수는 스스로 해야만 한다.

기초적인 점검과 보수는 스스로 해야만 한다.

이것이 이 책 내용의 주춧돌이자 내가 가장 중요하게 생각하는 지침이다. 오일을 교체하고 타이어를 점검하는 정도는 스스로 할 수 있어야 한다. 물론 하루가 바쁘다는 것을 알고 있다. 직장 상사에, 배우자에, 숙제를 하는 데 도움을 필요로 하는 아이들이 있을 수도 있다. 하지만 기초적인 정기 관리에 있어서만큼은 하루에 10분을 투자하길 바란다.

연중무휴

이러한 관리에 10분을 투자하라고 했지만, 이것은 매일 반복되어야 한다. 핑계는 없다. 반드시 매일이다.

끝없는 배움의 과정이다

내가 제시하는 바를 따라오면, 문제들을 해결하고 자유롭게 달릴 수 있게 될 것이다. 하나의 문제를 해결할 때마다 감춰져 있던 운동선수로서의 잠재력들이 모습을 드러낼 것이다. 하지만 곧 새로운 난관을 만나게 된다. 이것은 새로운 마음가짐과 관련이 있다. 임무완수를 중시하는 과거의 관점에서 볼 때 통증은 그저 햄스트링 스트레칭과 냉찜질을 통해 풀어야 할 숙제 같은 것이었다. 하지만 이제 다른 태도를 취하길 바란다. 새로운 문제에 봉착하면, 불도저로 밀어버리거나 절망에 빠지지 말고, 그것을 품에 안도록 하라.

문제들은 계속해서 나타날 것이다. 모든 문제는 아직 풀지 않은 선물과 같아서, 당신이 갖고 있는지도 몰랐던 능력을 얻게 해주거나, 더 효율적인 움직임을 완성시켜줄지도 모른다. 일생동안 나타나는 문제들을 해결하다 보면, 90~95세에도 달리기대회에 참가하는 티켓이 될 것이다.

가동화(Mobilizing)로 스트레칭을 대체하라

어리석은 2분 간의 스트레칭은 오히려 근육을 긴장시켜 나쁜 결과를 초래한다. 티셔츠의 양쪽 끝을 잡고 천천히 길게 잡아당긴다고 생각해보라. 노력을 통해 얇고 늘어난 티셔츠를 갖게 되는 것이다. 이 이미지를 머릿속에 그리고 근섬유에 대해 생각해보라. 스트레칭을 해서 길게 늘려둔 다음 힘차게 달리기 시작하면 몸은 그 변화에 적응할 수 있을까? 달리기라는 복잡한 과정 속에서 어떻게 이런 부분들을 변화시킬 수 있을까. 이것은 도박에 가깝다. 지금부터라도, 멋대로 적당히 근육만 늘려주던 스트레칭을 당신의 루틴에서 지워버리고 의식적으로 시스템적인 관점에서 관절 가동 범위를 늘려줄 수 있는 운동으로 대체하라. 각 관절이 어떻게 소켓에 삽입되는지부터 연부 조직들의 상태 그리고 미끄러운 표면과 운동 패턴에 이르기까지 모든 부분에 신경을 써야 한다. 이런 가동화적인 측면에서의 접근법이 이 책 전반에 적용되어 있다.

나는 용기, 성실함 그리고 일들이 어떻게든 이루어지게 만드는 것을 중요시한다. 하지만 인체가 애초에 설계된 대로 최대한의 달리기 능력을 끌어내는 부분에서는 약간 다른 시각이 필요하다.

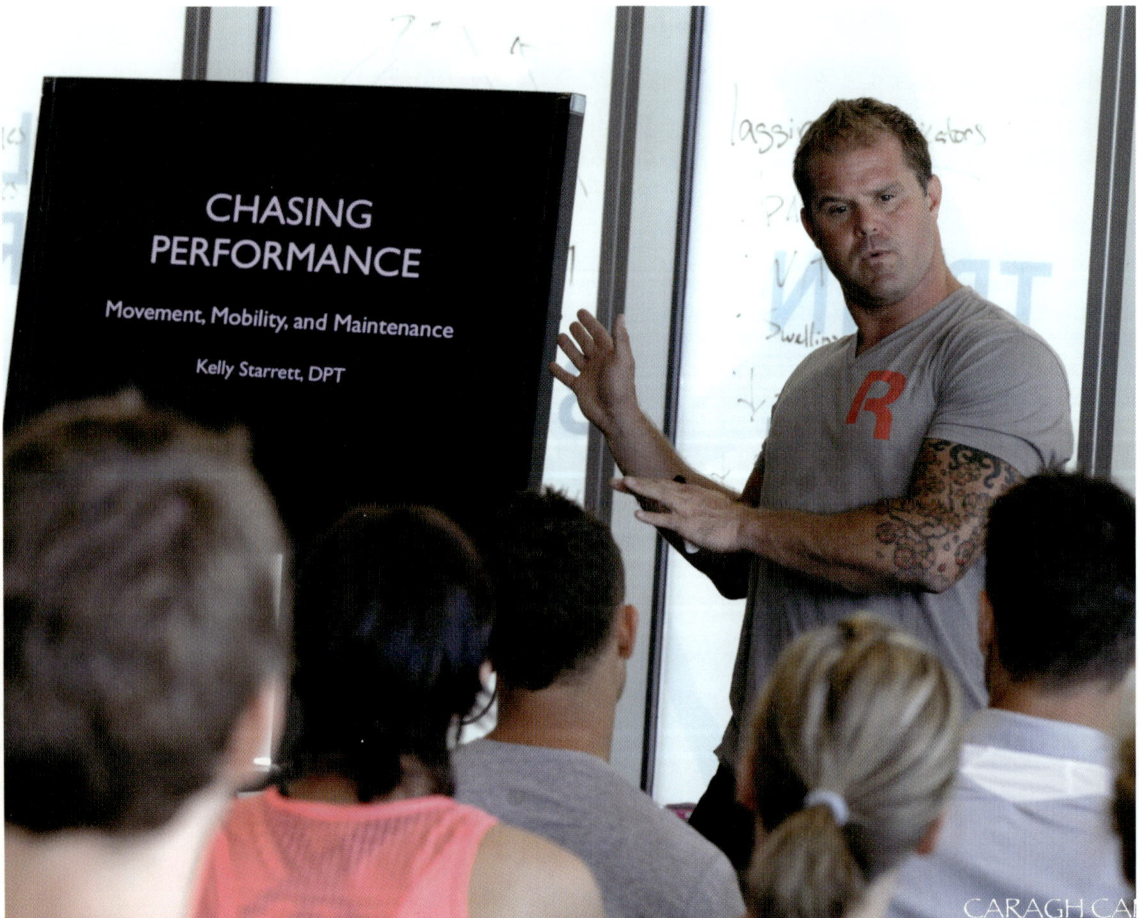

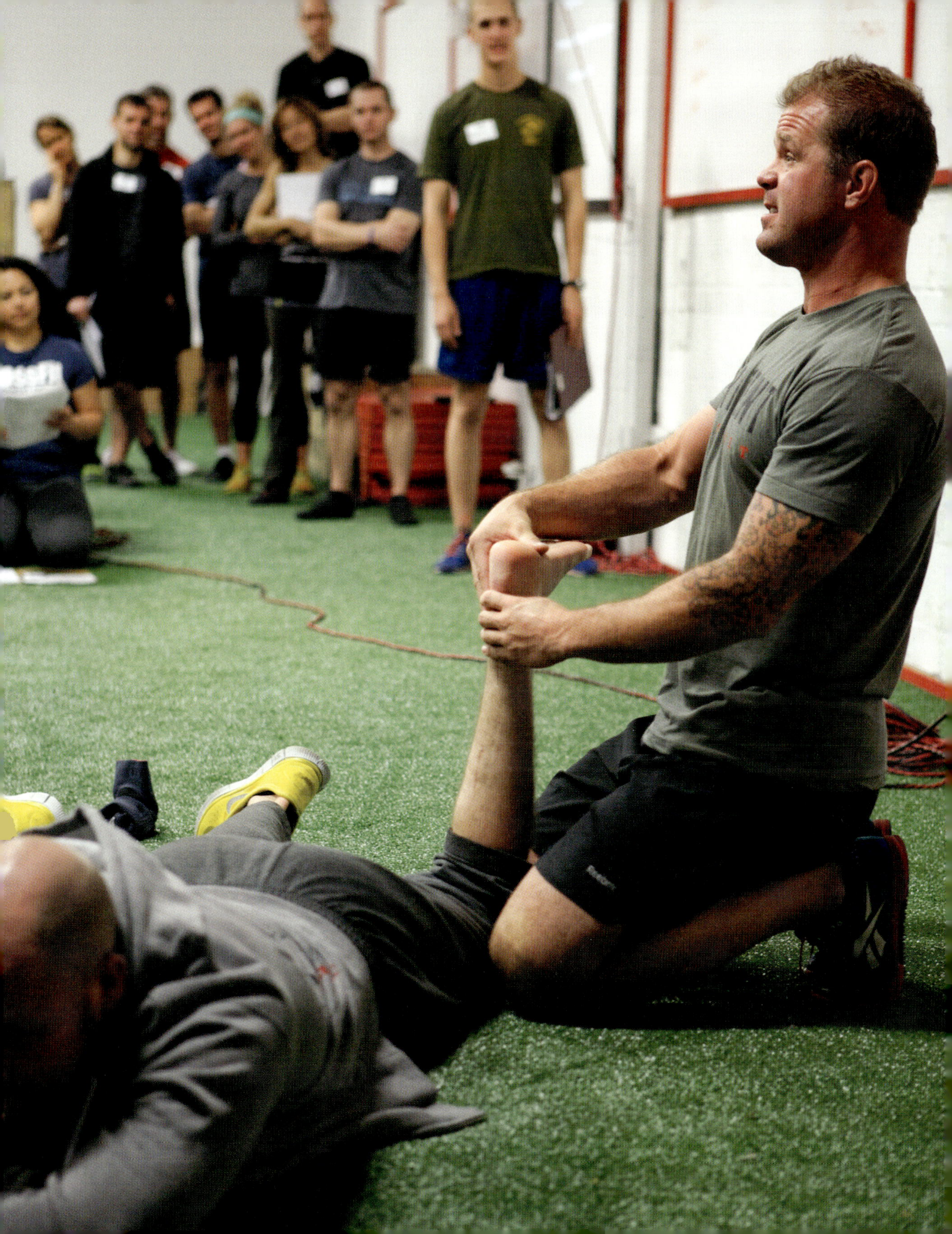

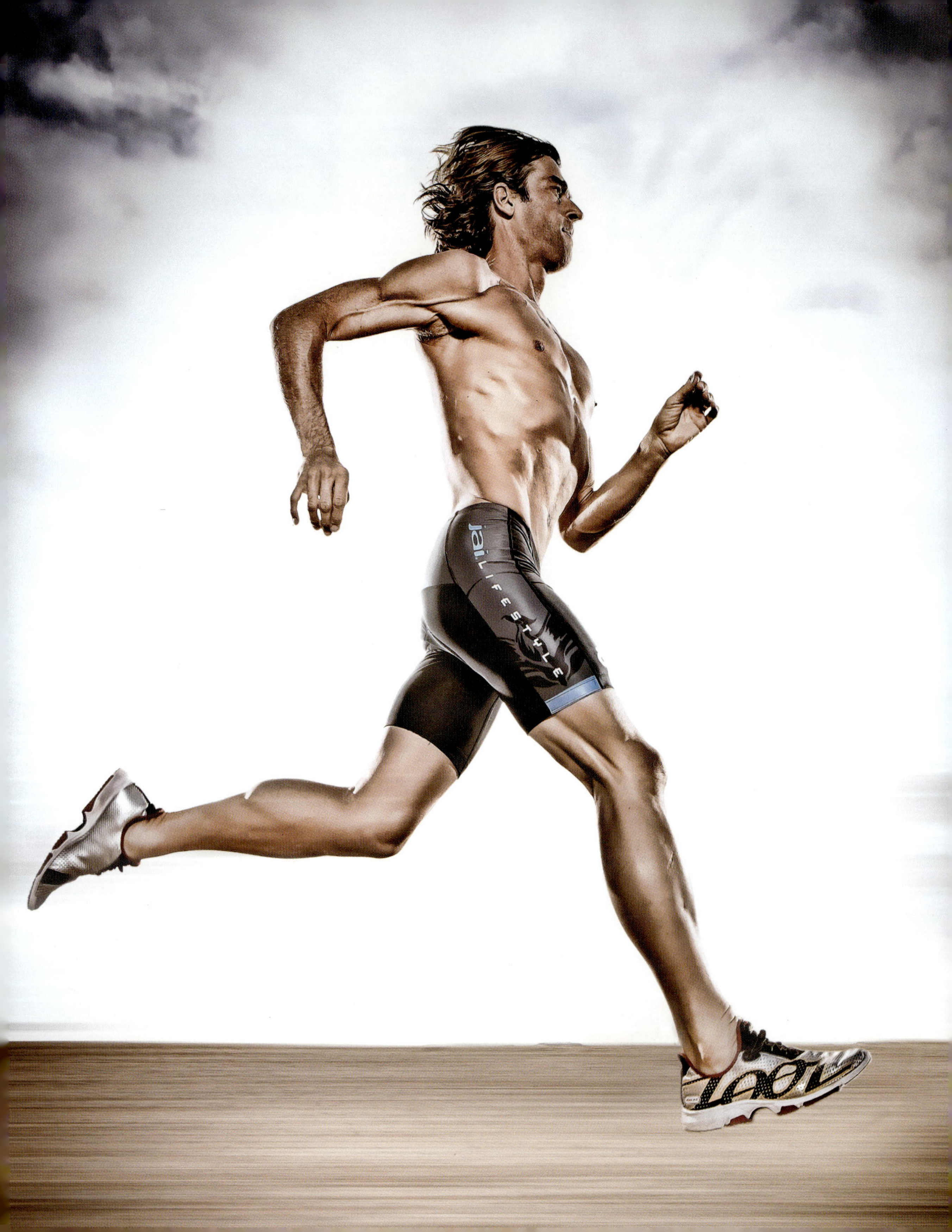
jai. LIFESTYLE

CHAPTER 2
타고난 러너

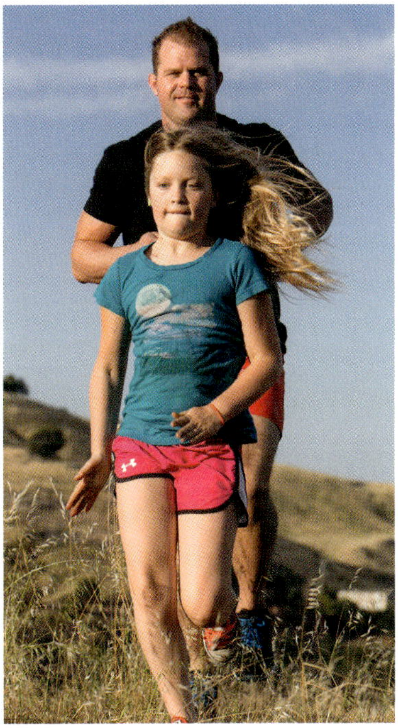

당신은 달리기 시합이나, Metabolic Conditioning('MetCon') 프로그램에 참가중이거나 혹은 국방의 의무를 다하기 위해 전쟁터에서 달리고 있을 수도 있다. 아니면 이러한 분야들에 참가하고 싶은 마음을 갖고 있지만, 필요한 어떤 부분을 갖추지 못한다고 느낀 나머지 머뭇거리고 있을지도 모른다.

하지만 당신은 이미 필요한 모든 것을 갖추고 있다. 전사나 사냥꾼처럼 달릴 수 있는 설계와 회로를 모두 갖추고 있다.

스스로 달릴 수 없다거나, 잘 달리지 못하리라고 느낄 수도 있지만, 본인의 몸을 샅샅이 살펴보면, 내릴 수 있는 답은 오직 한가지뿐이다. 터미네이터가 전쟁을 위해 디자인 되었듯이, 인간의 몸은 달리도록 설계되었다. 크리스토퍼 맥두걸이 그의 저서 『본 투 런』에서 말했듯이, 우리의 선조들에게 달리는 능력은 생존을 위해 필수불가결한, 타고난 능력이었다.

> '그것이 인류가 지구상에 이토록 번성하게 된 방법이었다. 먹기 위해 달려야 했고 또 잡아먹히지 않기 위해 달려야만 했다. 짝을 만나고 그녀에게 호감을 얻기 위해, 또 그녀와 함께 새로운 삶을 위해 달아날 때 달려야만 했다. 달리기를 사랑해야만 살아남아서 다른 것들을 사랑할 수도 있었다.'[5]

[5] Christopher McDougall, *Born to Run* (New York: Random House, 2011).

빠른 자만이 살아남는다

이백만 년 전, 우리의 조상이 어디에 있었는지 알고 있는가?

이 초기 빙하기에 우리의 선조들은 하루하루를 버텨내기 위해 노력하고 있었다. 사자, 호랑이, 코뿔소, 표범이 득실거렸고, 어느 똑똑한 사람이 날카로운 돌을 만들어 창을 만들어내는 것조차 백사십만 년 후의 일이다. 풀을 뜯어먹는 것 외에 좀 더 제대로 된 식사를 하는 방법 중 하나는 밤중에 호랑이들이 사냥감을 뜯어먹는 소리를 가만히 듣고 있는 것이었다. 새벽이 밝아왔을 때 그곳으로 뛰어가면 남은 고기를 먹을 수 있었다. 하지만 순식간에 시속 35마일을 달릴 수 있는 600파운드짜리 호랑이와 마주칠 수도 있었다. 손에 몽둥이가 들려 있더라도, 당연히 달아나는 것이 최선의 선택이었다.

당신은 정말로 태생적인 러너이다.

사자나 호랑이의 먹이를 청소하기도 했지만, 사냥을 하기도 했다. 하버드의 고인류학자 다니엘 리버만(Daniel Lieberman)과 그의 동료들은 무기라고 해봐야 몽둥이나 막대기 정도뿐이었던 초기 인류들은 야생의 동물들보다 나은 몇 안 되는 부분을 발전시켜나가야 했다고 주장했다. 동물들이 숨을 헐떡거리는 것만으로 몸을 식혀야 하는 것과 다르게 인간은 땀을 흘릴 수 있었기 때문에, 동물들은 인간보다 더 빨리 달릴 수 있어도 더 오래 달리지는 못했다. 특이 더운 날일수록 더 그랬다. 땀샘으로 무장한 수집가이자 사냥꾼이었던 인간들은 해가 중천에 있을 무렵 사냥감을 쫓기 시작하여 사냥감이 그늘에서 쉬지 못하도록 지속적으로 따라다녔다. 결국 얼룩말따위의 사냥감들은 지칠 줄 모르는 호모 에렉투스들에 의해 쓰러지게 된다. 이것이 바로 '끈기 있는 사냥'이다.[6]

[6] Daniel E. Lieberman, *The Story of the Human Body: Evolution, Health, and Disease* (New York: Vintage, 2013).

당신의 무기들

단순히 솜털로 덮힌 피부와 열처리 메커니즘 외에도 다른 포유류와 비교했을 때, 인간은 달리기에 대해 많은 이점을 갖고 있다. 누군가 "나는 평생 마라톤을 할 수 없을 거야. 심지어 한 블록을 뛰는 것도 힘들어"라거나, 크로스핏을 훌륭히 해내면서도 "달리는 것은 너무 싫어"라고 하는 사람들을 만나면 다음의 내용을 알려주도록 하라.

- **당신은 스프링을 가지고 있다.** 우리가 걸을 때, 발과 다리, 그리고 우리의 몸은 시계추와 같은 운동을 한다. 하지만 달리기 시작하면 우리가 타고난 놀라운 기관들, 고관절, 무릎, 발목 그리고 발이 중력과 탄성을 놀랍도록 효율적으로 이용하기 위해 근육 및 연부 조직들과 함께 작용한다. "사실 달릴 때 인간의 다리는 에너지 출납을 아주 효과적으로 수행하기 때문에, 지나치게 빠르게 달리지 않는 한, 걷는 것보다 에너지를 고작 30~50%밖에 더 사용하지 않는다"라고 다니엘 리버만은 자신의 책 『The Story of the Human Body』에서 밝히고 있다. '심지어 이 과정은 너무 효율적이어서 전력질주를 하지 않는 한 1마일을 7분에 달리든 10분에 달리든 같은 칼로리를 소모하게 된다.'

- **안정적이고 탄력적인 아치를 가지고 있다.** 우리의 발은 그냥 달릴 수 있기만 한 것이 아니라, 운동선수처럼 빠르고 날렵하게 방향을 바꾸고, 아주 빠르게 달릴 수 있도록 설계되어 있다. 연구자들에 따르면 발의 아치가 스프링처럼 작용하여 달릴 때의 에너지 소비를 17%까지 줄일 수 있다고 한다.[7]

[7] R. F. Ker, M. B. Bennett, S. R. Bibby, R. C. Kester, and R. M. Alexander, "The Spring in the Arch of the Human Foot," *Nature* 325 (1987): 147-49.

- **매우 유연한 아킬레스건을 가지고 있다.** 침팬지는 고작 1/3인치뿐이지만, 인간은 무려 6인치의 아킬레스건을 가지고 있다. 이 사실은 달릴 때 그 진가가 들어난다. 걸을 때와는 다르게, 달릴 때는 이 부분에서 무려 35%의 구조적인 에너지가 저장되고 소비된다. 아킬레스건은 달릴 때의 무기 그 자체이다.

- **강력한 엉덩이가 있다.** 거대한 엉덩이 근육들은 청바지 뒤태를 멋지게 하는 것만이 아니다. 그냥 걸을 때 엉덩이 근육은 근본적으로 거의 잠들어 있는 상태이다. 하지만 달릴 때는 매 걸음마다 앞으로 넘어지지 않도록 몸의 전체적인 균형을 잡는 데 아주 중요한 역할을 한다. 엉덩이 근육들은 인체의 가장 큰 근육들 중 하나이며, 이들을 최대한 활용한다면, 무궁무진한 힘을 이끌어낼 수 있다(참고로 좌식 생활은 우리의 후면 사슬이 갖는 이 거대한 힘의 흐름을 지연시킨다).

- **우주선의 평형 유지 장치와 같은 전정 기관을 가지고 있다.** 사실이다. 우리의 귀조차 달리기에 특화되어 있다. 달리는 것은 걷는 것보다 훨씬 역동적이다. 달리는 여성의 묶은 뒷머리가 8자를 그리면서 튀어오르는 것을 보면 잘 알 수 있다. 평형 유지 장치를 단 우주선처럼, 귀는 이족보행 과정에서 일어나는 작은 불균형들을 개선하기 위해서 끊임없이 정보들을 근골격계에 제공한다.

수백만 년 간의 진화 덕분에, 당신이 타고난 달리기 선수라는 것이 믿어지지 않는다면 리버만의 책 『The Story of the Human Body』를 읽어보라. 발가락이 짧은 이유(발의 기본적 안정화), 넓은 어깨와 대비되는 잘록한 허리(최대한의 회전을 통한 힘의 생성), 강력한 엉덩이, 두개골 속의 평형 유지 장치, 그리고 수많은 땀샘 덕분에 가능한 체열의 발산까지 많은 내용을 담고 있다. 당신은 바람처럼 달리도록 태어났다. 그리고 이 책이 그것을 도와줄 것이다.

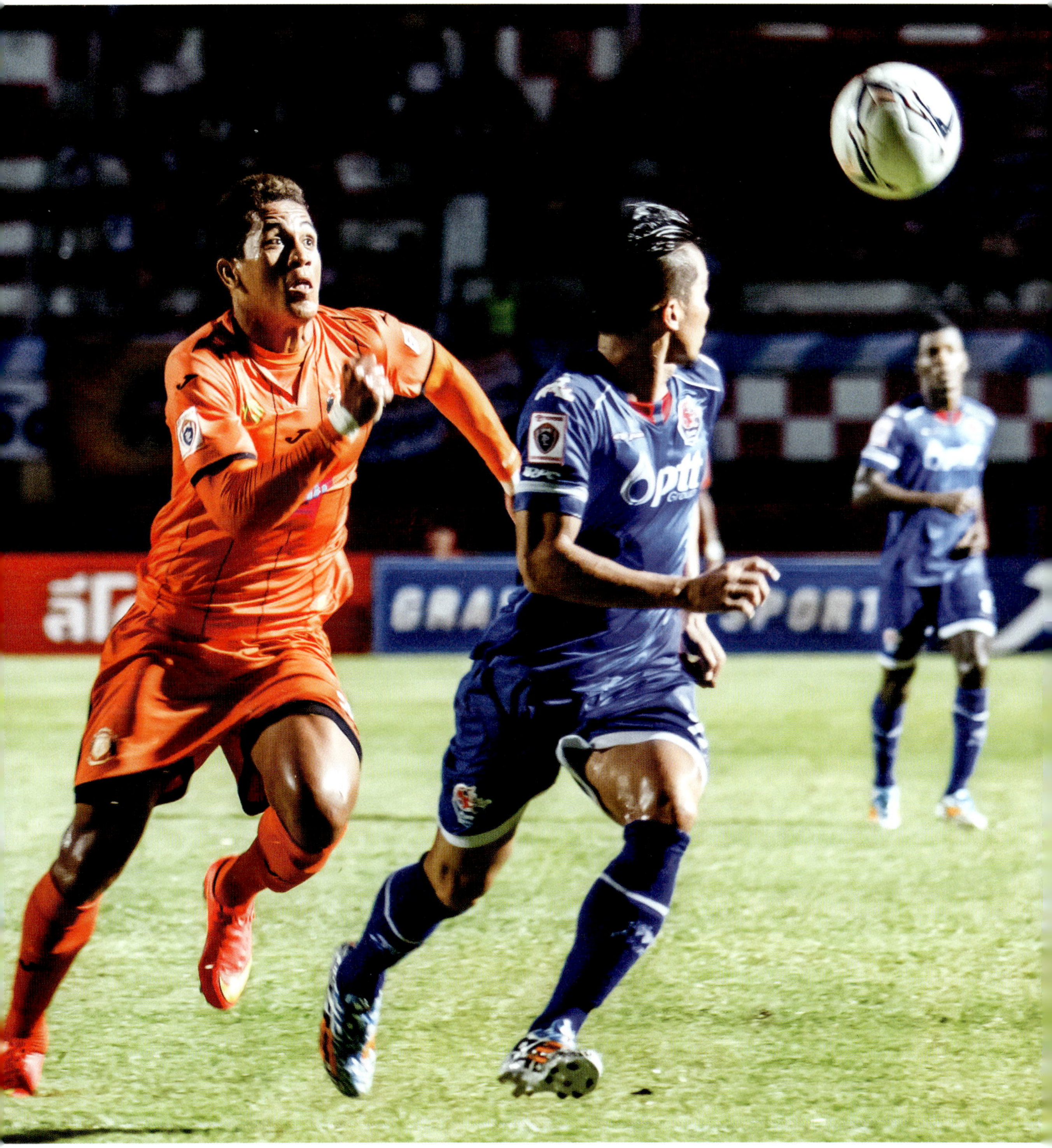
ptt

PART 2

이 책의 목표는 달리기를 즐기고 있거나 앞으로 달리고 싶어 하는 사람들에게 명확한 가이드라인을 제시하는 것이다. 나는 장거리 주자, 축구 선수, 크로스핏을 즐기는 사람, 혹은 군인 그 누구라도 몸이 허락하는 최고의 러너가 되고 부상의 위험을 최소한으로 줄일 수 있기를 바란다. 이 파트는 얼마나 달릴 준비가 되었는지를 살펴보고, 잠재력을 최대한으로 끌어내는 것을 목표로 하고 있다.

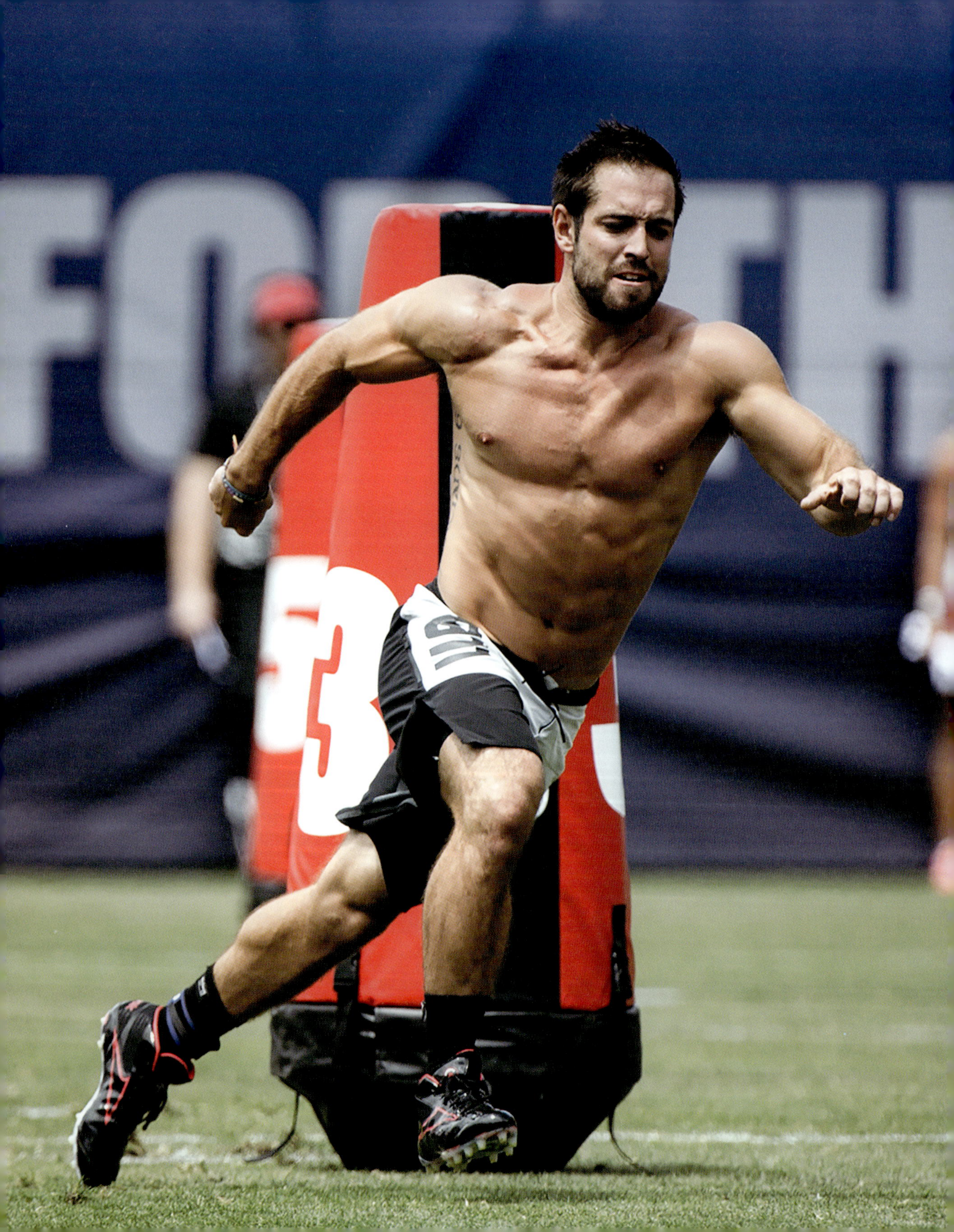

CHAPTER 3
스탠더드

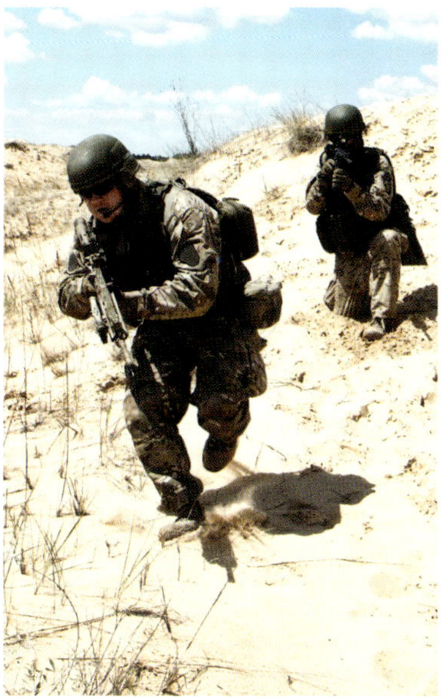

앞으로의 챕터들에서는 달리기에 대한 준비 정도를 평가할 수 있는 12가지 스탠더드를 소개하고 설명하려 한다. 그 스탠더드는 다음과 같다.

- **중립적인 발**
- **평평한 신발**
- **유연한 흉부 척추**
- **능숙한 스쿼트 기술**
- **고관절 굴곡**
- **고관절 신전**
- **발목 관절의 가동 범위**
- **워밍업과 쿨다운**
- **노 핫스팟(No hotspots)**
- **수분 공급**
- **도약과 착지**

이 12가지 스탠더드를 이해하고 습득하면 다음과 같은 결과를 얻을 수 있다.

- **몸의 조직들이 더 건강해지고 충분한 수분이 공급될 것이며, 조직들 사이가 부드럽고 윤활해진다.**

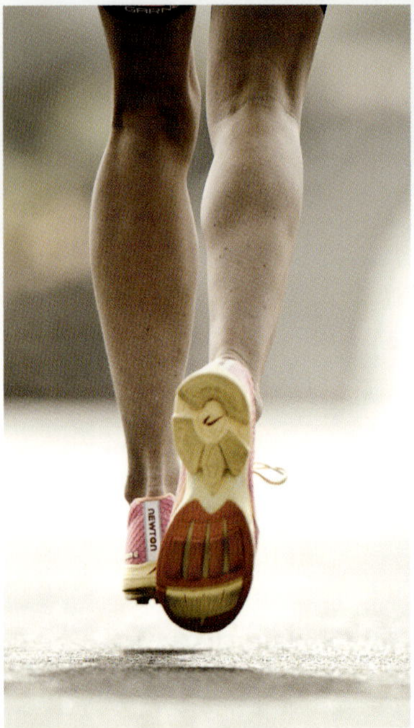

- 관절들이 있어야 할 올바른 곳에 위치하게 된다.
- 발목, 무릎, 고관절이 정상적인 운동 범위를 되찾게 되어 최대한의 힘을 내게 되고 부상의 가능성이 줄어든다.
- 중요한 구조와 운동 패턴을 새롭게 습득해서 서 있거나, 걷거나, 뛸 때 연골과 결합 조직의 손상을 줄여준다.
- 고관절이 최상의 기능을 발휘함으로써 달릴 때 더 큰 힘을 낼 수 있고, 무릎의 부담을 줄여주고, 더 오랫동안 좋은 자세를 유지한 채로 달릴 수 있게 된다. 초보자나 크로스핏 참가자, 오랫동안 대회에 참여해온, 극심한 피로를 이겨내야 하는 숙련된 장거리 러너 모두에게 해당된다.
- 그 외에도 많은 장점이 있다.

우리 모두 타고난 러너지만, 가끔 어떤 것들이 어긋나기도 한다. 처음 학교에 입학해서 책상 앞에 스스로를 가둬두어야 하기 전까지는 꽤 괜찮게 지냈을 것이다. 알다시피, 우리 몸의 조직과 관절들은 대부분의 시간을 보내는 자세에 영향을 받는다. 대부분의 시간을 의자에 앉아 있거나 하이힐을 신은 채로 지내면, 몸은 그러한 패턴 속에 뒤틀리고 갇혀버린다. 더욱이 많은 시간을 휴대전화를 들여다보고 있으면, 더욱 심각한 결과를 초래할 수 있다. 이런 조직과 관절의 변화는 달리기에 전혀 도움이 되지 않는다. 달리기 위해서는 다시 태어나야만 한다.

변할 수 있다

이 재탄생의 첫 걸음은 그동안 너무 오래 앉아 있고, 자기 관리를 등한시했으며, 육체적인 장벽에 부딪힐 때마다 러닝화와 진통제, 그리고 우격다짐식으로 이겨내려는 의지에 지나치게 의존해왔음에도 불구하고 타고났던 능력을 회복할 수 있다는 사실을 깨닫는 것이다.

이 책의 가장 중요한 전제는 인간은 변할 수 있다는 것이다. 이 변화는, 달리기를 즐기는 열쇠가 우리 몸에 깃들어 있다는 마음가짐에서부터 시작되고, 그것을 갈고 닦는 것은 당신의 몫이다.

조직과 관절 그리고 움직임의 역학을 최상의 상태로 개선하려면 어떤 것이 필요할까? 12개의 스탠더드를 이정표로 삼아라. 이 스탠더드들은 생활방식, 관절 가동 범위, 활동 능력 그리고 달리기와 관련된 습관들을 목표로 삼고 있다.

스탠더드들은 yes or no의 양자택일 형식으로 되어 있다. 회색지대는 없다. 각 스탠더드에 대하여 yes라면 달릴 준비가 되어 있는 것이고, no라면 해결해야 할 숙제를 갖게 된 것이다. 하나의 프로그램으로 모든 스탠더드를 맞출 수는 없지만, 각 스탠더드에 대해서 본인의 상태를 점검하고 나면 이 책을 통해서 no를 yes로 바꿔나갈 수 있다.

이 책의 가장 중요한 전제는 인간은 변할 수 있다는 것이다. 이 변화는, 달리기를 즐기는 열쇠가 우리 몸에 깃들어 있다는 마음가짐에서부터 시작되고, 그것을 갈고 닦는 것은 당신의 몫이다.

스탠더드를 따라가라

후에 더 자세히 다루겠지만, 가장 중요한 것은 스탠더드를 따르는 것이라는 점을 강조하고 싶다. 이 가장 근본적인 원칙을 항상 머릿속에 되새기도록 하라.

- **끈기를 가져라.** 어떤 스탠더드들은 첫 테스트를 할 때는 완전히 불가능하게 느껴질지도 모른다. 특히 많은 시간을 의자에서 지내는 동시에 달리기를 지속해왔다면 더 그렇게 느낄 수 있다. 용기를 잃지 마라. 조직들은 놀랄 만큼 크게 변할 수 있다. 우리는 하루의 대부분을 의자에 앉아서 보내온 동안, 고관절의 강력한 작용을 저해하는 그 자세에 적응하고 있었다. 하지만 우리의 몸은 탄력적이고 변화무쌍하다. 단지 그 변화가 하루아침에 이루어지는 것이 아니라는 점을 명심해야 한다. 천리 길도 한 걸음부터이니까. 작은 목표들을 설정하고 하나씩 정복해나가라. 긴 싸움이 될 것임을 받아들여야 한다. 날마다 조금씩 노력해가려고 마음을 먹는다면, 이미 절반 이상의 성공을 거둔 것이다.

- **창의력을 발휘하라.** Part 3에서 스탠더드를 충족시켜나가는 것을 방해하는 요소를 이겨내는 데 도움이 될 기본 동작들을 소개할 것이다. 이 동작들에서부터 시작될 것이다. 하지만 결국 당신이 책임자다. 목적지에 도달하기까지 여러 갈림길이 있다. 이때 창의력이 발현돼야 한다. 예를 들어 다섯 시간이 넘는 비행을 자주 해야 한다면, 전투를 준비해야 한다. 마사지용 봉이나 공을 준비하고, 압박용품들을 착용하며, 전해질 보충제 등을 가지고 비행길에 나서라. 관절 가동 범위 회복을 위한 전략에는 어떤 것이 있을까? "고관절 굴곡 스탠더드를 위해서 필라테스가 도움이 될까요?"라고 물을지도 모른다. 물론이다. 필라테스, 크로스핏, 심지어 오래된 건강체조들을 이용할 수도 있다. 스탠더드들을 달성하고 유지하기 위해, 삶의 방식들을 변화시키는 데 창의력을 발휘하라.

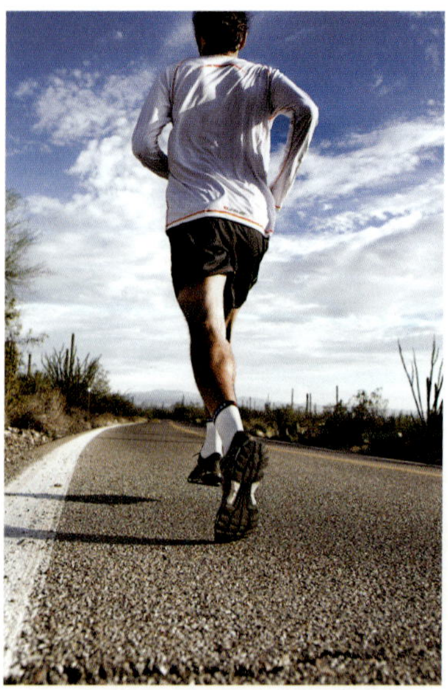

- **시험하고 또 시험하라.** 투자 대비 가장 큰 효율을 발휘할 수 있는 방법이 있다. 가동 운동을 하기 전과 후에 테스트를 실시해보라. 예를 들어 발목 관절 가동 운동을 2분 동안 한다고 가정해보자. 운동하기 전과 후의 관절 가동 범위를 비교해보라. 차이가 보이는가? 차이가 느껴졌다면 좋다. 만약 그렇지 않다면 다른 방법이나 다른 도구를 이용해서 운동해보라. 조직에 변화를 줄 수 있는 올바른 조합을 찾아내야 한다.

- **꾸준함을 유지하라.** 당연하게도, 결승선은 없다. 『레디 투 런』의 가장 중요한 주문 중 하나가 바로 '휴일 없음'이다. 배경, 나이, 조직의 상태, 노력의 정도에 따라 차이는 있겠지만, 스탠더드들을 습득하는 것은 치아를 관리하는 것과 비슷하다. 결코 끝은 없다. 당신이 러너, 크로스핏 참가자, 운동선수, 군인 혹은 다른 무슨

일을 이제 막 시작했더라도 절대 가야 할 길에 압도당해서는 안 된다. 몇 주 혹은 몇 달 동안 하루에 10여 분씩만 투자한다면, 스스로 이뤄낸 변화에 깜짝 놀라게 될 것이다. 만약 건강 상태의 완전한 개선이거나, 즐기는 스포츠에서 더 빠르게 달리는 것을 꿈꾼다면, 이를 닦는 것과 마찬가지로 매일, 인내심을 가지고 노력해야 한다. 운동일지를 작성해서 기록들을 남기고 중요한 스탠더드들에 맞출 수 있도록 하라. 이것이 바로 평생 동안 언제나 달릴 수 있는 비법이다.

몇 주 혹은 몇 달 동안 하루에 10여 분씩만 투자한다면, 스스로 이뤄낸 변화에 깜짝 놀라게 될 것이다.

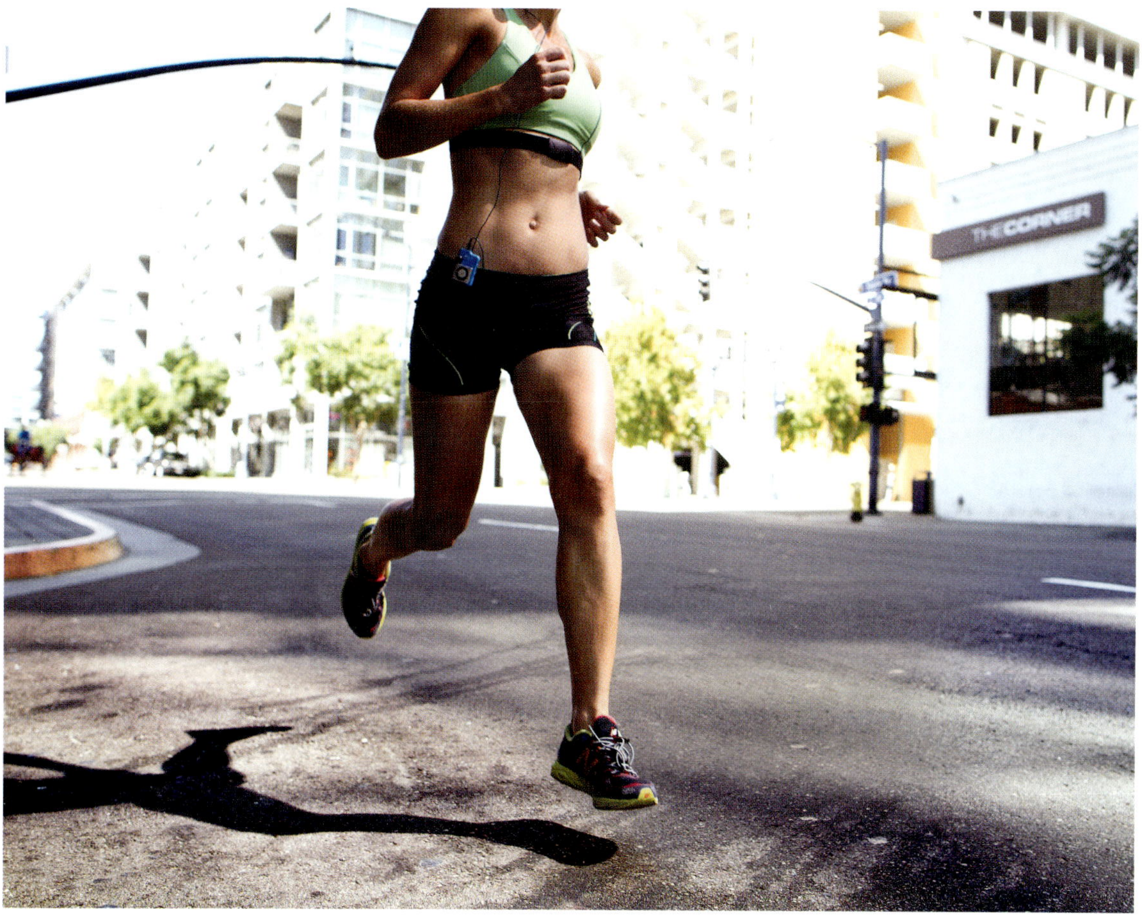

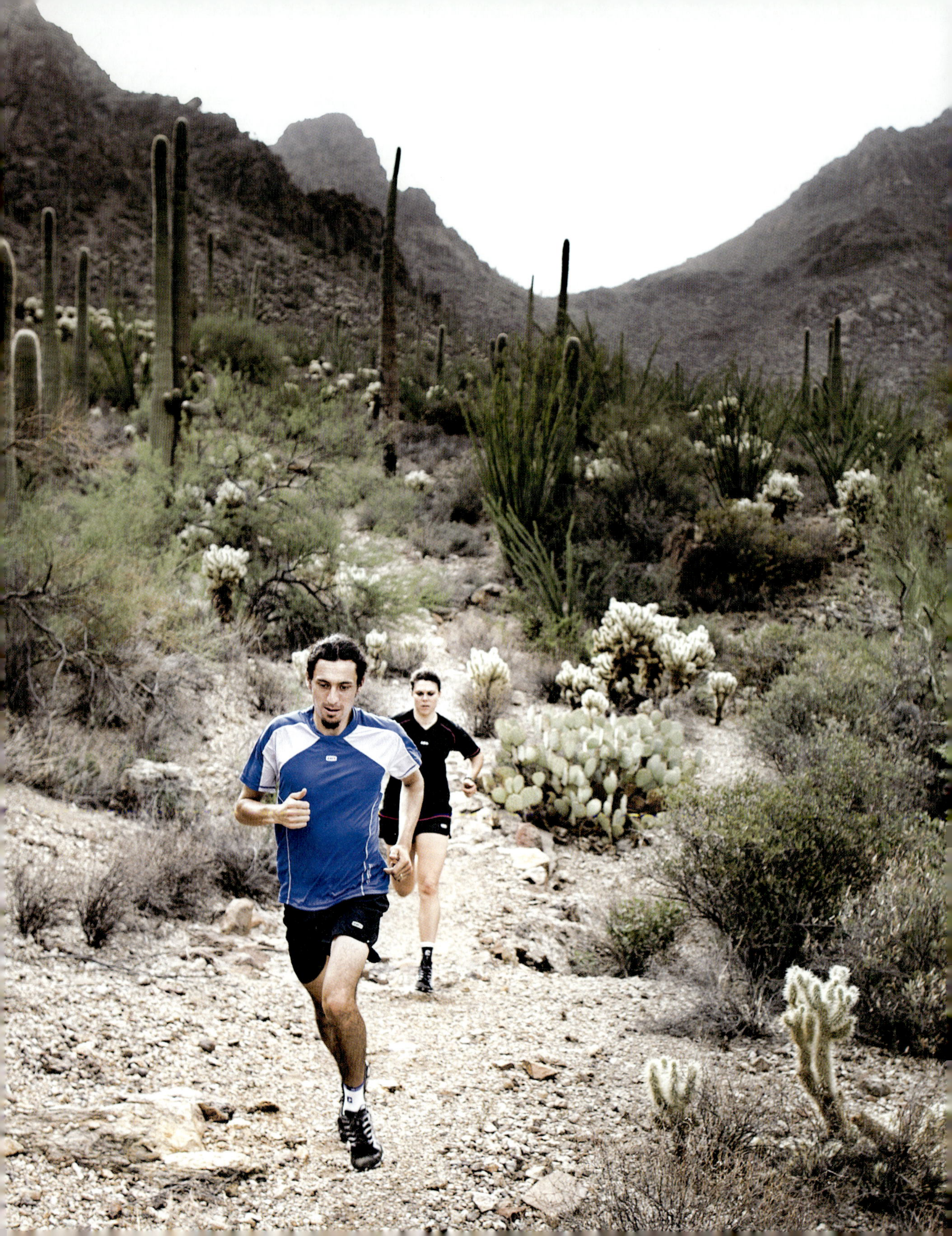

CHAPTER 4

스탠더드 #1: 중립적인 발

Q: 발은 자연스럽게 중립을 유지하고 있습니까?

중립적인 발이란 말 그대로 서 있거나 걸을 때, 달리기를 할 때 발이 반듯하게 유지되는 것을 말한다. 발가락이 안쪽으로 기울거나 바깥쪽으로 벌어지지 않아야 한다.

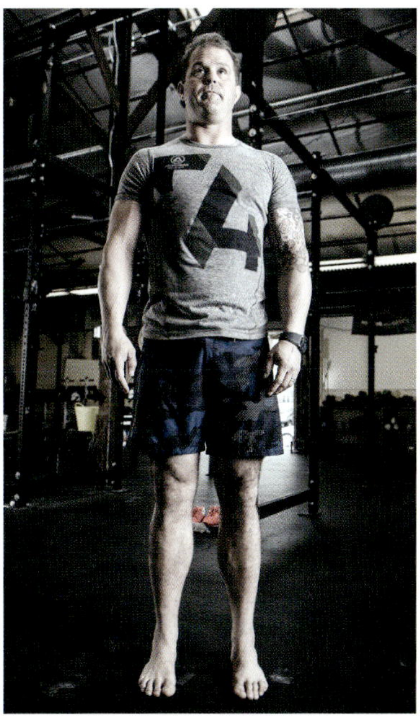

중립적인, 반듯한 발의 위치. 이 자세로 하루 대부분을 보내야 한다.

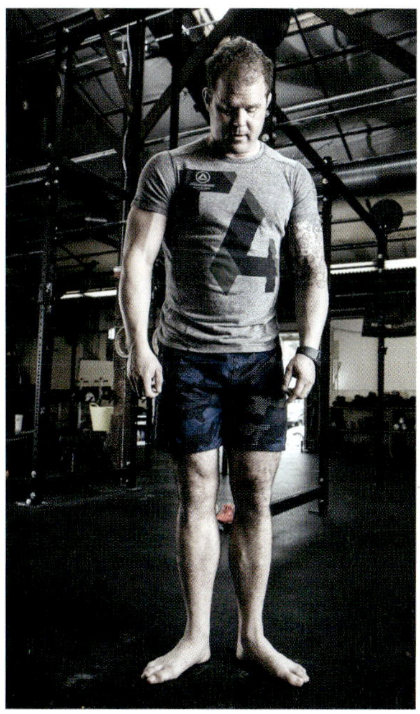

오리발. 이 자세는 많은 문제를 만든다. 걷거나 달리면서 이런 자세를 유지하면 무너져 내린 역학이 당신을 점차 갉아 먹는다.

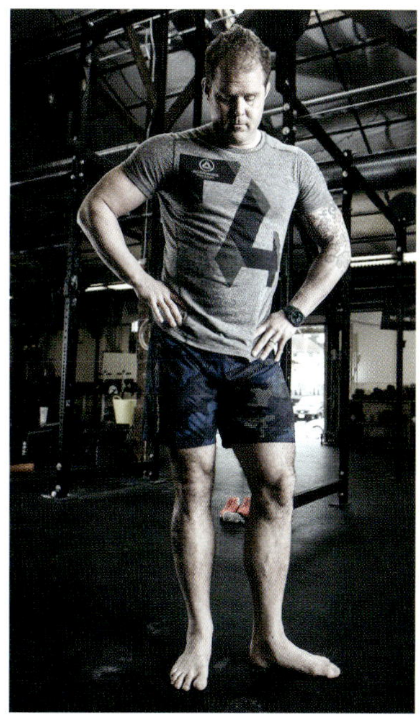

편향되고 언밸런스한 자세. 좋은 자세를 유지하는 것에 관심을 기울이지 않으면 이런 자세가 나오기 쉽다. 한 발은 중립을 유지하지만 다른 한 발은 밖으로 벌어졌다. 골반이 기울어진 모습이 보인다.

동기부여 주안점

서 있거나 걷거나 달릴 때 항상 중립적인 발 자세를 유지하면, 몸이 설계된 대로 효율적으로 움직일 수 있는 기반을 마련할 수 있다. 그렇게 된다면 부상이나 관절의 노화를 예방할 수 있다.

주요 내용

본질적으로, 달리기는 점프의 연속이다. 점프를 할 때마다 발은 지면과 맞닿게 된다. 이것을 풋 스트라이크(foot strike)라 한다. 그리고 바로 그 순간, 몸은 균형을 잡으려고 한다. 안정적이지 않으면 넘어지게 된다.

양발이 평행을 이루는 중립적인 위치일 때, 발은 가장 안정적이다. 달리는 동안 땅에 착지할 때마다 몸이 만드려고 했던 바로 그 자세이다.

발의 위치가 중립적이지 않을 때 어떤 일이 일어나는지 살펴보자. 먼저 발이 안짱다리(비둘기 발)로 착지할 때이다. 몸은 필요한 수

중립적인 발을 위한 추천 운동

중립적인 발은 체간에서부터 시작된다. 부지런히 엉덩이를 단련하라.

- 카우치 스트레치(118쪽)
- 어덕터 스매시(226쪽)
- 앤테리어 힙 스매시(227쪽)
- 햄스트링 플로스(228쪽)
- 더블 밴드 힙 디스트랙션(236쪽)
- 글로벌 거트 스매시(237쪽)
- 글루트 스매시 & 플로스(239쪽)
- 힙 캡슐 로테이션(241쪽)

준의 안정성을 얻기 위해서, 역학적으로 특정한 타협을 해야 한다. 이 타협이 관절과 관절의 결합 조직에 큰 충격을 준다. 이런 좋지 못한 자세를 유지한 채로 자주 달리면 관절은 점점 마모된다.

중립적이고 안정적인 발의 위치는 신체가 가진 최대한의 능력을 끌어낼 수 있는 기초가 된다. 특히 둔부의 근육들과 배에 힘을 주어 바르게 세운 척추와 함께 작용할 때 최대의 힘을 낼 수 있다. 탄탄한 복부 근육들은 흉곽을 살짝 아래로 끌어당겨서 몸통 전체가 하나의 유닛으로 작용하게 한다. 중립적인 척추의 마지막 퍼즐은 머리가 척추 위에서 올바른 정렬을 이루도록 하는 것이다.

어떻게 하면 어떤 자세에서도 발이 습관적으로 중립적인 위치를 유지하도록 할 수 있을까? 옷매무새를 가다듬을 때나 손을 씻을 때처럼, 일상생활 중에 의식적으로 발의 위치를 조정하는 간단한 방법부터 시작하면 된다. 발이 올바르게 배치되어 있는가? 그렇지 않다면, 중립적인 위치가 되도록 조절하라. 척추는 바른 자세를 하고 있는가? 그렇지 않다면, 잠시 호흡을 가다듬고 자세를 고치면 된다. 엉덩이 근육들과 복부부터 시작해서 흉곽과 머리를 정렬하라.

중립적인 발을 유지하는 것을 돕기 위해 내가 곧 소개할 연습 방법을 통하여 하부 척추를 바르게 정렬하고 당신을 방해하는 연부 조직의 문제들을 해결할 수 있을 것이다. 중립적인 발 유지는 지속적인 경계심을 필요로 한다. 중립적인 발과 척추의 정렬 상태를 유지하는 것은 나중으로 미뤄둘 수 없는 문제이다.

발을 중립적으로 유지하는 것은 단순한 일이지만, 매일 반복적인 연습이 필요하다. 이것은 본인의 발 건강을 책임지는 첫 걸음이며, 일평생 달리기를 즐기기 위해서 필요한 것이고, 단지 그날의 훈련을 소화하고 부상이 생기면 치료를 받기만 하면 된다는 단편적인 시작에서 벗어나는 길이다. 또한 이것은 러닝화가 의학적인 효과가 있다는 잘못된 생각에서 벗어나는 시작점이기도 하다.

중립적인 발과 우리가 갖추어야 할 만큼 강력한 아치를 유지하는 것은 현대사회에서 쉽지 않은 일이다.

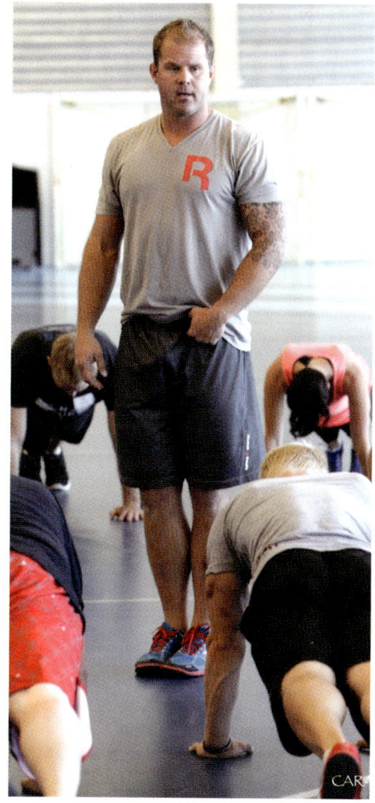

장시간의 좌식 생활이 관절과 근육을 단축시킨다. 뒤꿈치를 높여주는 신발은 아킬레스건을 약화시킨다. 많은 사람들이 휴대전화를 들여다보느라 둥근 어깨와 앞으로 나간 자세를 갖게 된다. 이것들은 발을 약화시키고 아치를 무너뜨리는 습관들 중 아주 일부일 뿐이다.

장시간의 좌식 생활이 관절과 근육을 단축시킨다. 뒤꿈치를 높여주는 신발은 아킬레스건을 약화시킨다. 많은 사람들이 휴대전화를 들여다보느라 둥근 어깨와 앞으로 나간 자세를 갖게 된다. 이것들은 발을 약화시키고 아치를 무너뜨리는 습관들 중 아주 일부일 뿐이며, 러너들로 하여금 신발과 깔창 등의 보조기구, 병원 등에 돈을 쓰면서 문제가 해결되길 바라게 만드는 요인이 된다.

문제를 해결하기 위해서 돈을 사용하는 것이(아치 전체를 지탱해주거나 뒤꿈치를 보조해주는 150달러 상당의 최신형 러닝화를 구매한다거나) 잠시 증상을 완화시켜줄 수도 있다. 이를 통해 마라톤을 완주할 정도로 증상이 완화될 수도 있다. 하지만 발의 자연스러운 움직임을 제한하는 신발은 결국 문제를 더 깊게 만들 뿐이다. 러닝화와 깔창 등의 보조기구, 진통제 그리고 힐 스트라이크(heel-striking)(75쪽 참조) 등에 의존해서 연습량을 억지로 채워나가는 것이 왜 그토록 많은 러너들이 부상에 시달리는지에 대한 해답이 된다.

다시 말해서, 많은 기능이 탑재된 최신 러닝화들이 오히려 깁스처럼 발목의 자연스러운 움직임을 제한하고, 발목의 놀라운 능력들을 죽이는 꼴이 된다. 결국 더 약해지고 위축된다. 놀라운 탄력성을 통해 더 빠르게, 더 오래 그리고 일생동안 달리기를 즐길 수 있게 해줬을, 당신이 원래 가지고 있던 강철과도 같은 스프링이 그렇게 녹슬어간다.

기능성 러닝화가 해답일까?

미국에서 한 해 동안 얼마만큼의 러닝화가 팔려나갈까? 무려 30억 달러에 이른다. 이것은 어마어마한 금액이다. 커다란 기술적 투자와 컴퓨터 모델링, EVA 완충제, 특수 쿠션 그리고 안정화를 위한 장치들이 러닝화의 중창에 적용되고 있다. 크리스토퍼 맥두걸이 자신의 책 『본 투 런』에서 지적했듯이, 모션 컨트롤 그리고 안정화 기능이 있는 신발들은 오히려 더 많은 문제를 일으키고 있다.

잠시 러닝화가 어떻게 구분되고 판매되는지 살펴보자. 전통적으로 러닝화는 3가지의 큰 줄기를 지닌다. 세 가지는 바로 완충작용 위주의 러닝화, 안정화 위주의 러닝화, 그리고 모션 컨트롤 위주의 러닝화이다. 이러한 틀은 1980년대에 발을 디딜 때 발이 회내, 즉 안쪽으로 무너지는 정도를 기준으로 신발을 선택하면서 자리 잡았다. 어떤 판매점이나 치료 클리닉에서는 달리는 모습을 보거나 트레드밀을 사용하는 모습을 비디오로 찍어서 분석하기도 했다. 만약 약한 정도로 회내가 되면 완충용 러닝화를 권했다. 그보다 약간 더 회내되었다면 안정화용 러닝화를, 심하게 아치가 무너졌다면 보트처럼 생긴, 불길

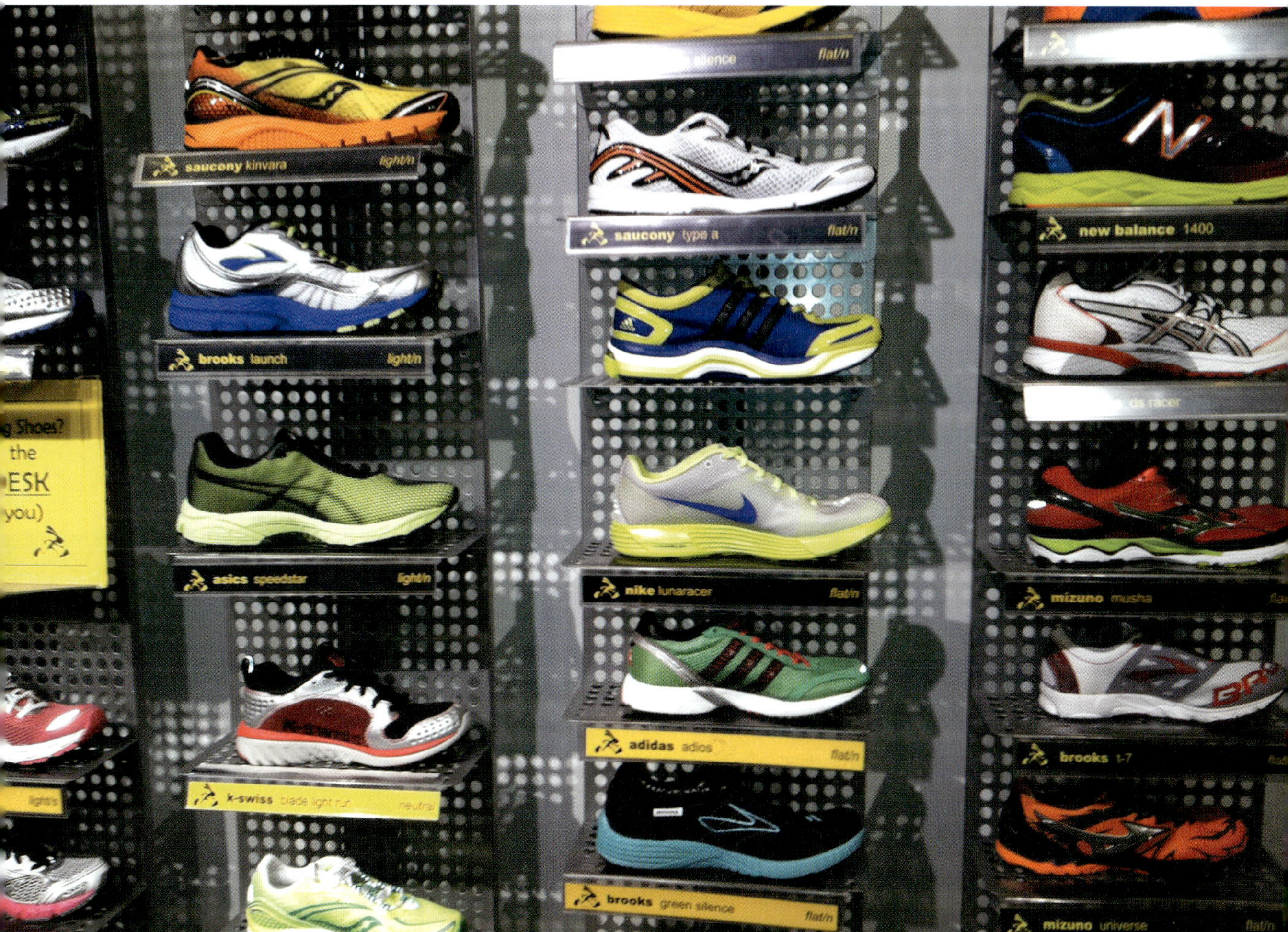

하게도 '모션 컨트롤'이라고 이름 붙여진 움직임을 제한하는 신발을 권유했다(다음 챕터에서 자세히 다루겠지만, 미군에서 시행한 많은 실험들은 이러한 적용 방법이 전혀 효과가 없음을 증명했다).

특히 지나친 기능들이 들어간 러닝화의 대가는 꽤나 크다. 아이스크림 샌드위치 두께의 뒤꿈치 쿠션? 특허받은 EVA 폼을 이용한 안정화 시스템? 이러한 것들은 실질적인 부상 예방보다는 결국 마케팅을 위한 연구일 뿐이다.

이런 생각이 들 것이다. 그동안 회사들이 트레이드마크로 내세우면서 경쟁해왔던 움직임 제어, 안정화 특화, 맨발과 같은 움직임 등의 문구들이 부상 예방에 대한 연구와 무관한 것들이었다고?

정말이다. 당신을 마케팅 대상으로 여겨 만들어진 제품이 정말 이롭다는 것을 증명한 연구는 전혀 없다. 그 마케팅은 '당신의' 발에 딱 맞는 신발과 '당신의' 아치에 정확하게 들어맞는 보조기구를 사용하여, 올바른 장소에서 달리고, 500마일마다 신발을 교체하기만 한다면 더 건강해지고 연골과 힘줄의 손상을 예방할 수 있다고 말한다.

이 마케팅 원칙은 근본적으로 결국 이런 뜻이다.

달리기는 너무나 위험하기 때문에, 항상 올바른 장소와 올바른 신발이 필요합니다.

이러한 믿음이 연간 무려 30억 달러의 신발 판매를 만들어내는 것이다. 하지만 달리기와 관련된 부상은 지속적으로 늘어나고 있어서, 환산하면 모든 러너가 일 년에 적어도 한 번은 부상을 경험하는 정도의 수치에 이르렀다.

이해가 되는가?

아치: 그 근본적인 오해

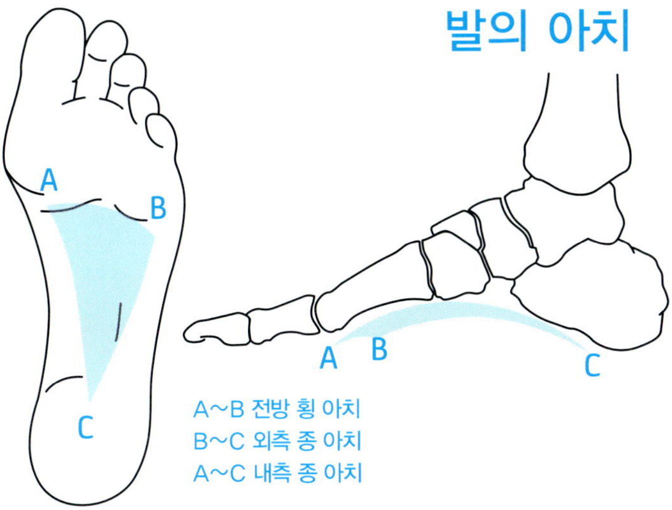

흔한 오해와는 다르게, 발의 아치는 체중이 실리는 부분이 아니다. 인대가 늘어나서 아치가 무너진다는 생각이 자연스럽게 아치를 무언가로 떠받쳐주어야 한다는 생각으로 이어졌다. 나는 실제로 아치가 낮아진 사람들 중 0.001%에게만 교정용 깔창을 사용하도록 한다. 만약 이 0.001%에 해당한다면, 너무 심한 변형으로 인해서 그냥 서 있는 것조차 고통스러운 상태일 것이다.

아치는 단순히 뼈 사이를 연결해주는 인대로 생각해서는 안 된다. 사실 발의 아치는 하나의 복합체이다. 전방부의 횡 아치, 내측 종 아치, 외측 종 아치가 하나의 복합체를 이루어 현수교나 자동차의 리프 스프링 같은 구조를 이룬다.

150달러나 하는 모션 컨트롤 러닝화가 대체 무슨 의미가 있겠는가? 그 어떤 현수교도 버팀목이나 다른 구조물의 지탱을 필요로 하지 않는다.

바로 그렇다. 올바른 선택은 타고난 구조를 부활시키는 것이다. 바로 이것이 중립적인 발 기준에 맞추는 일로부터 시작된다.

올바른 발 자세를 얻는 방법

가장 먼저 해야 할 것은 올바른 마음가짐을 유지하는 것이다. 지금 당장 일어나서 달리면서 발 상태를 체크해보라. 두 발이 서로 평행을 이루고, 어깨너비로 벌어져서, 고관절과 일직선을 이루어야 한다. 이것이 바로 올바른 중립적인 발의 위치이다. 이 스탠더드의 목표는 단순히 달릴 때뿐만 아니라, 어떤 순간에도 지속적으로 유지되는 것이다.

발이 중립적인 위치를 유지할 때, 고관절을 움직이는 엉덩이에

맨발의 힘과 하이힐, 발가락 샌들(플립 플랍: flip-flops)에 관한 진실

하이힐과 발가락 샌들 모두는 사용자의 발목에 인위적인 강직을 만들기 때문에, 그것을 신고 걸으면 마치 발목에 문제가 있는 사람처럼 발이 바깥쪽으로 돌아간 자세를 취하게 된다. 아치가 무너지고 엄지발가락이 돌아간 채로 걸어다니면, 결국 발의 아치가 파괴되고 족저근막에 지나치게 뒤틀리는 힘이 전해지며, 아킬레스건에 사선 방향의 부하가 생기고, 발목에 부담이 생기며, 무지외반증과 흔히 X자 다리라고 부르는 외반슬이 생길 수 있다(샌들에 관한 문제점은 79쪽에서 더 자세히 다루고 있다).

맨발로 생활하는 문화권에서는 어디서든 아름다운 발의 아치와 강인한 발들을 볼 수 있다. 반대로 일상적으로 샌들을 착용하는 문화권에서는 앞서 설명한 많은 문제들이 아주 흔하게 일어난다. 하와이에는 심지어 이 현상을 설명하는 단어까지 존재하는데, '아일랜드 풋(island foot)'이 그것이다. 우리 체육관에서는 샌들을 엄격하게 금지하고 있다. 선수들에게 절대 샌들을 신지 못하게 한다. 우리 클리닉에서는 단순히 발가락 샌들을 금지해서 해결된 무릎 통증을 수도 없이 경험하였다.

발과 발목은 신체 능력의 숨겨진 보배와도 같다. 그것들을 낭비하지 마라. 발가락 샌들이 얼마나 우스운 것인지 알고 싶다면, 신은 채로 400미터를 달려보라. 참을성을 갖고 기다려주겠다. 보나마나, 달릴 수 없을 것이다.

영화 〈가라데 키드〉의 사부인 미스터 미야기(Mr. Miyagi)의 말이 옳다. "최선의 방어는, 공격받을 위치에 가지도 않는 것이다."

강력한 힘들을 통해 더 빠르고, 강하고, 더 멀리 뛸 수 있게 된다. 또한 발의 아치까지도 살아난다. 발은 이 중립적인 위치에서 가장 안정적이고, 가장 부상의 위험이 적은 움직임을 할 수 있다.

몸을 조이는 법

중립적인 발이 체간의 힘을 제대로 받아서 빛을 발하려면, 어떤 파워 스위치를 켜주어야 한다. 그 스위치가 바로, 체간을 조여(Bracing) 몸을 바로 세워 지탱하는 것이다. 조인다는 표현을 왜 사용했을까? 척추 자세는 크게 세 가지로 구분된다.

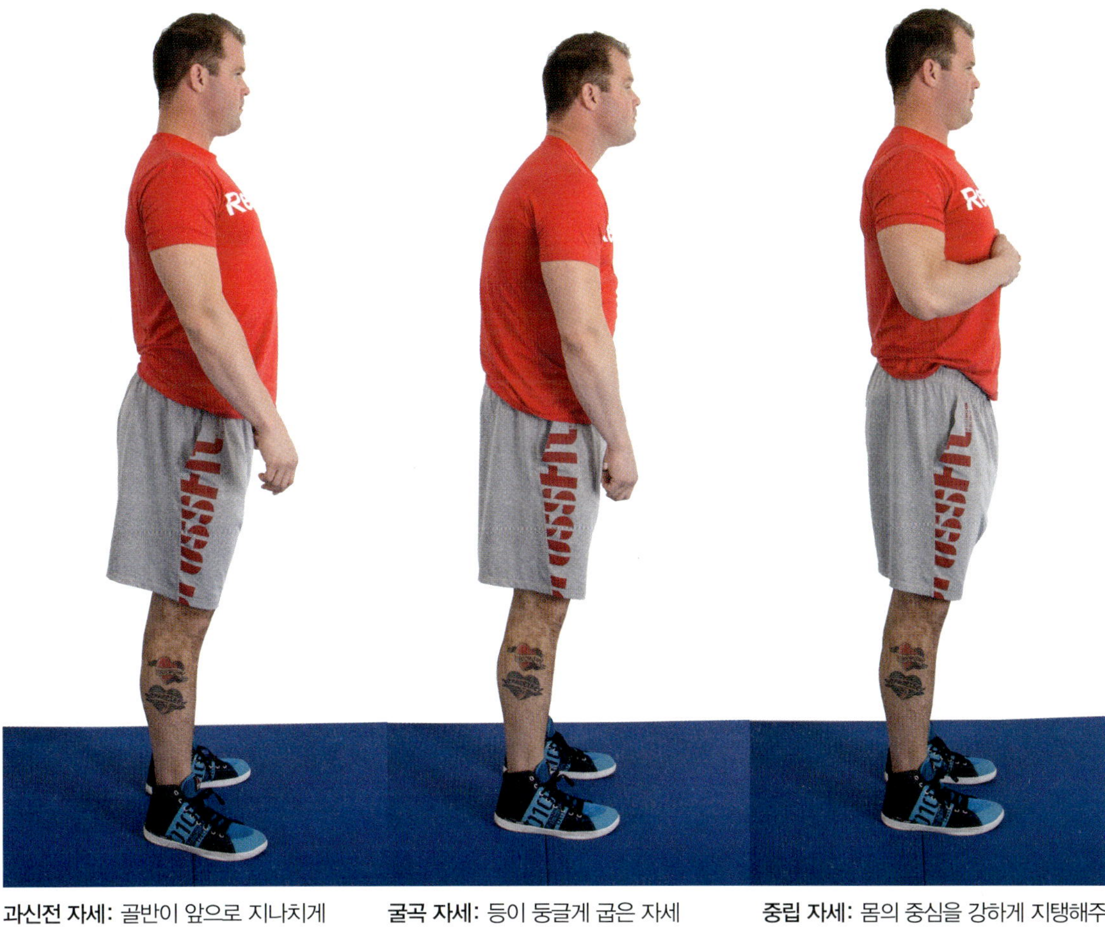

과신전 자세: 골반이 앞으로 지나치게 기울어진 잘못된 자세

굴곡 자세: 등이 둥글게 굽은 자세

중립 자세: 몸의 중심을 강하게 지탱해주는 균형 잡힌 골반

일상생활에서나 운동 훈련에서나, 일궈나가야 하는 것은 중립적인 척추 자세를 유지하는 법이다. 수많은 움직임 패턴에 관여하여, 러너라면 누구에게나 값을 매길 수 없을 만큼의 가치를 지닌다. 특히 자주 달리고 또 자주 넘어지는 크로스핏 선수나 축구 선수에게 더 큰 의미가 있다.

만약 중립적인 발과 척추(혹은 '중심선')를 유지하는 습관을 매일 기르면, 이 기초적인 자세가 달리기에서 모습을 드러낼 것이다. 중심선을 안정화시켜서 얻을 수 있는 것은 단순히 요통과 부상을 예방하는 정도가 아니다. 안정화된 중심선은 흔히 후면 사슬이라고 알려진, 등, 엉덩이, 햄스트링, 그리고 종아리까지 이어지는 강력한 근육들로 이루어진 힘이 전달되는 아주 중요한 경로의 역할을 한다. 중립적인 자세를 유지한 채로 달리면, 힘이 자연스럽게 전달되어 엉덩이와 햄스트링의 강력한 힘을 더욱 효과적으로 사용할 기회를 얻게 된다.

과신전 자세든 앞으로 숙여지고 등이 둥글게 굽은 자세든, 잘못된 자세로 달리면 힘의 경로가 무너진다. 사실상 후면 사슬의 전원이 꺼져버리고, 많은 부상에 취약한 상태가 된다. 순식간에 적진인 로물란 행성 한가운데 떠 있는 스타십 엔터프라이즈 호가 되고 만다. 그것도 방어막이 꺼져 있는 채로 말이다.

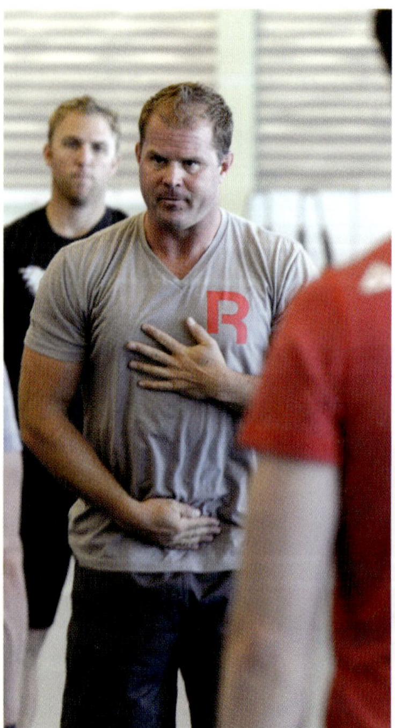

중심선 안정화의 이득을 취하는 첫 걸음은 체간을 안정화시키는 과정(barce sequece)을 습득하는 것이다. 서 있을 때나, 걷거나 달릴 때, 습관적으로 본인의 발과 척추가 중립적인 위치를 유지하도록 체크하라. 이것을 나는 '생활 밀착형 훈련'이라고 부른다. 일터에서나, 가족 행사에서나, 심부름 가는 도중에, 혹은 다른 어떤 일을 하면서도 더 나은 달리기 선수, 더 뛰어난 운동선수 혹은 크로스핏 선수가 되기 위한 훈련을 할 수 있다. 그저 이 루틴이 지속될 수 있도록 신경 쓰기만 하면 된다. 하루 중 달리거나 훈련장에 있지 않는 23시간 동안 더 노력할수록, 실제 훈련 시간에 더욱 더 높은 능률을 낼 수 있다.

다음 동작들을 맨발로 따라해보라. 체간의 안정화가 발의 아치에 미치는 영향을 직접 느껴볼 수 있다. 대부분의 경우, 엉성한 발 자세는 엉성한 척추 정렬의 결과이다. 체간 안정화의 간단한 과정이 좋은 자세로 이끌 것이다.

다시 말하지만, 일상생활 중에 이 과정을 자주 떠올리고 실행하라. 더 이상 생각할 틈도 없이 자주 말이다.

다음을 따라하라.

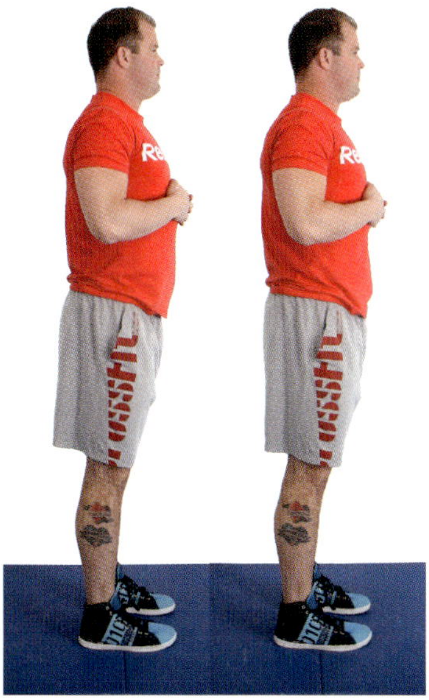

발레리나처럼 엉덩이를 쥐어짜서 둔부 근육들을 깨워라. 이 동작을 통해 골반이 중립적인 자세가 된다.

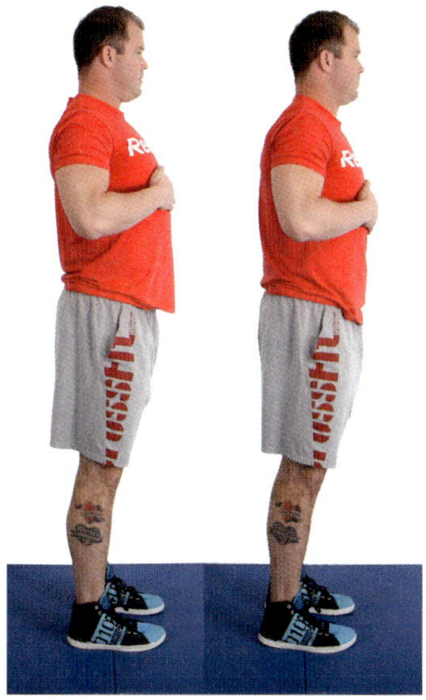

흉곽을 끌어내려 중립적인 자세를 만들기 위해, 횡격막을 이용하여 숨을 들이쉬고, 복부에 힘을 주고난 후 천천히 숨을 내쉰다. 골반과 흉곽이 각각 물이 가득 담겨 있는 두 개의 큰 그릇이라고 생각해보라. 둘 모두 잘 균형을 잡아서 물을 흘리고 싶지 않을 것이다. 그러기 위해 복부 근육들을 이용해서 골반과 흉곽을 지탱하라. 둔부 근육을 쥐어짜는 동작이 이 자세의 기초 공사가 되고 복부를 단단히 해서 두 부분을 연결시킬 수 있다.

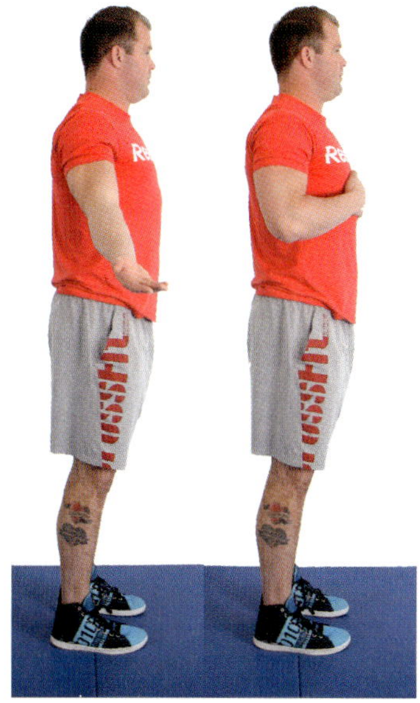

머리를 중립적인 위치에 두고, 양팔을 옆으로 벌리고, 어깨를 뒤로 당겨서 바깥쪽으로 회전시킨다. 골반과 흉곽의 균형을 잡고, 귀와 어깨, 그리고 고관절을 일직선으로 만든다. 시선은 전방을 향하고, 고관절, 어깨 그리고 머리는 중립적인 위치에 놓이게 된다. 이것이 완성된 그림이다. 그럼 이제 본인 힘의 20%만 사용해서 이 자세를 만들어보라. 약간 힘을 풀고 전체 힘의 1/4 정도를 이용하여 머리와 어깨, 척추의 자세를 유지하라. 연습을 통해서 이 20%의 힘을 이용한 자세를 평상시 준비 상태로 만들 수 있다(브라이언 매켄지[Brian MacKenzie]는 본인의 크로스핏 인듀런스 세미나에서 선수들에게 35%의 힘으로 코어를 이용한 상태로 달려도 호흡에 악영향이 없다고 가르쳤다).

이렇게 하여 얻을 수 있는 이득은 무엇일까? 잠들어 있던 후면 사슬 속 거대한 힘의 채널을 열도록 척추를 지탱해준다. 더 힘든 훈련을 견디고, 더 효율적인 움직임을 보일 것이다. 또한 작은 근육보다 큰 근육 위주로 사용하게 되는데 이것은 곧 인내력과 체력의 상승과도 같다. 고관절 굴곡근들이 불타는 것 같은 순간에도(8장 참고), 둔부 근육들은 끊임없이 활동할 것이다.

팔자걸음을 걷는가?

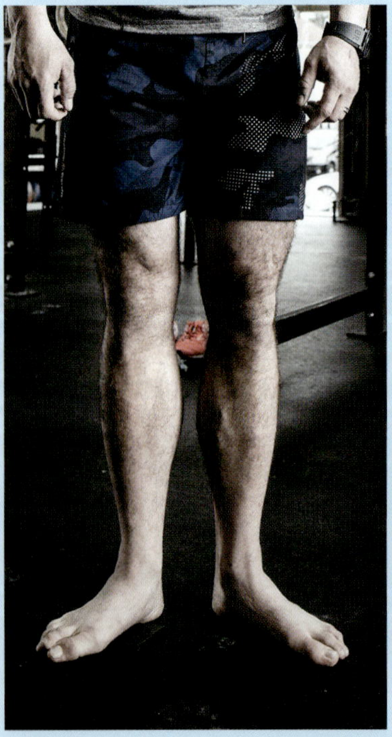

발이 오리발처럼 바깥쪽으로 돌아가 있다면, 안정성에 큰 문제가 생긴다. 매 걸음을 옮길 때마다 몸은 부족한 안정성을 채우기 위해서 추가적인 노력을 해야만 한다. 발의 아치는 납작하고 평평해지고, 무릎은 무너지고, 연부 조직과 관절들에 부담이 쌓인다.

팔자걸음을 하는 사람들의 발이 땅에 닿는 순간을 관찰해보라. 그들의 발은 바깥쪽으로 벌어진다. 체중에 중력이 작용하면서 발의 아치가 무너지고, 발목이 안쪽으로 기울고, 무릎 또한 마찬가지다. 이렇게 중심축 방향으로 기울어진 변형을 흔히 외반족이라고 한다.

어긋난 근골격계 구조를 따라 흐르는 사선 방향의 힘이 관절과 연부 조직에 전단력을 가하게 된다. 또한 발이 바깥쪽으로 벌어져 있으면 대퇴사두근 건이 중심축에서 벗어나서 정렬에 아주 필수적인 슬개골과 직각인 구조를 잃게 된다. 이런 뒤틀린 힘이 4마일, 10마일, 마라톤, 심지어 몇 년에 걸친 달리기에서 얼마나 작용하게 될지 상상이 될 것이다. 러너에게 아킬레스건염이나 슬개건염이 흔한 이유가 여기에 있다.

러너가 러너에게

러너들에게 널리 퍼져 있는 복합적인 운동 중 하나가 바로 백 스쿼트이다. 전혀 새로운 사실은 아니다. 1994년 데이비드 마틴(David Martin)과 피터 코에(Peter Coe)의 책 『트레이닝 디스턴스 러너스(Training Distance Runners)』에는, 미국의 가장 훌륭한 크로스컨트리 선수이자, 세계 챔피언에 8회나 오른 팻 포터(Pat Porter)가 바벨 스쿼트를 하는 모습이 실려 있다. 포터는 장거리 달리기 선수들 중에서도 매우 마른 편이었는데, 이것은 무언가 의미가 담겨 있었다. 그가 달리는 모습을 실제로 처음 보았을 때, '거미 같다'는 생각이 들었다. 콜로라도의 전설인 그는, 1980년대에 유명한 생리학자이자 감독이며 후에 크리스토퍼 맥두걸의 책 『본 투 런』을 통해 대 스타가 되는 조 비길(Joe Vigil)의 지도를 받았다. 아무튼, 포터는 클래식한 달리기 관련 서적에 바벨 스쿼트를 하는 모습으로 실려 있다.

나는 고등학교에서 축구를 하던 시절, 처음으로 바벨을 이용해서 중량을 더한 스쿼트를 해보았다. 그때 나의 테크닉이 많이 나쁘지는 않았지만, 분명 위험했던 것이 사실이다. 당시에 나는 의식적으로 무릎을 안쪽으로 기울도록 했는데, 그러는 편이 더 큰 힘을 낼 수 있는 것처럼 느껴졌기 때문이다. 더욱 나빴던 것은 스쿼트를 하기 전에 하부 척추를 안정화시킨 적이 없다는 것이다.

몇 년의 시간이 흘러서, 나는 종종 장거리 달리기 훈련으로 스쿼트를 하곤 했다. 아마도 팻 포터의 그 사진에 영향을 받았을 것이다. 하지만 나는 항상 끔찍한 부상의 경계에 서 있는 꼴이었고, 결국에는 스쿼트와 이별해야만 했다.

켈리 스타렛(Kelly Strarrett), 브라이언 매켄지와 함께 나의 달리기 인생을 점검해보고 나서 배운 두 가지는, 스쿼트를 안전하게 하는 방법과 척추를 감싸서 안정화시키는 방법이다. 스쿼트를 할 때뿐만 아니라, 앉고 서고 걷고 달리는 모든 자세에서 마찬가지이다.

처음에는 어색했다. 특히 달리면서 척추를 지탱하는 것은 더욱 어색했다. 호흡법을 터득하는 것은 꽤 시간이 걸렸고, 척추 안정화를 유지하는 것은 상당히 피곤한 일인 것처럼 느껴졌다.

하지만 한동안 연습을 하고 나면 그전으로 돌아갈 수 없다. 척추의 지지를 풀어버리면, 약해진 기둥의 불안한 느낌을 바로 느낄 수가 있다. 또한 내 코어 근육들과 다리의 연결고리가 사라지는 것 또한 느낄 수 있다.

척추를 지탱해서 얻을 수 있는 또 다른 가치 있는 이득은 바로 이것이다. 좋은 자세로 스쿼트를 하면(7장에서 배우게 될 것이다), 척추는 훨씬 더 보호받는다. 더 무거운 무게를 짊어질수록, 더욱 명확하게 느낄 것이다.

나쁜 자세로 달리던 시절에는 항상 허리 통증이 있었지만, 이제 나는 내 몸무게보다 더 무거운 바벨을 들고 전혀 통증 없이 스쿼트를 할 수 있다. 내 허리는 그 어느 때보다 더 건강하고 강하다.

비결은 바로 척추를 감싸 지탱해주는 것이다.

— T.J. 머피(Murphy)

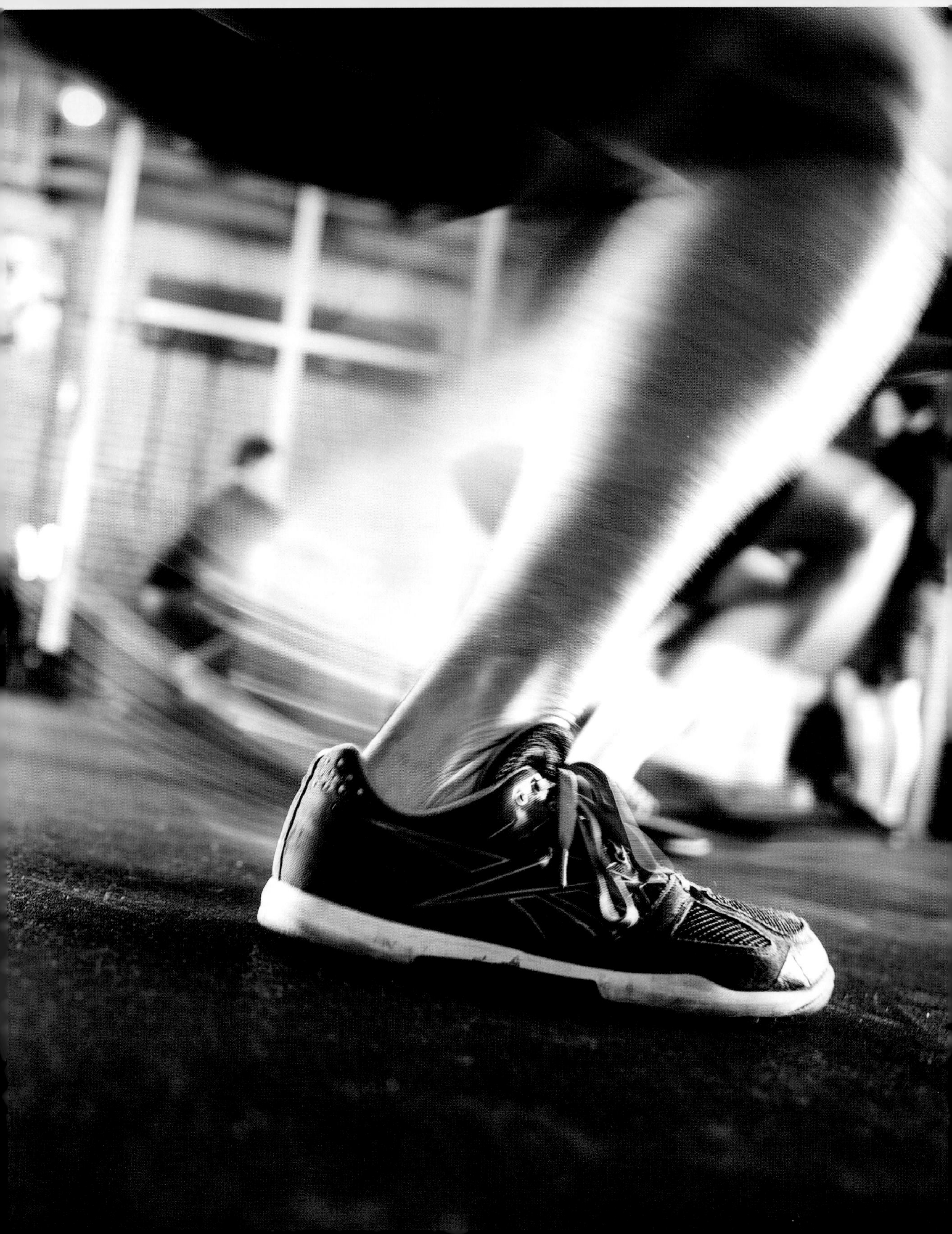

CHAPTER 5
스탠더드 #2: 굽이 없는 신발

Q: 굽이 없는 신발을 신습니까?

이 스탠더드는 굉장히 효과적인 것에 비해 전혀 복잡하지 않다. 신발을 신을 때 굽이 없는(플랫 슈즈) 신발을 신어라. 만약 오스카시상식에서 레드 카펫 위를 걷는다면 굽이 높은 신발을 신어도 좋다. 한 번 정도는 괜찮다. 그러나 대부분의 시간에는 굽이 없는 신발을 신어야 하고, 생물학적 움직임에 연관되는 하드웨어를 망가지게 해서는 안 된다. 런닝화를 신거나 작업화 혹은 전투화 등 어떤 것이든 신발을 신어야할 때 굽이 없다는 뜻의 '제로 드랍(zero drop)' 신발을 구입하라. 피해야 하고 끊어야 하는 것은 맨발이 아니라 바닥에서 훨씬 위로 올라오는 굽을 가진 신발들이다.

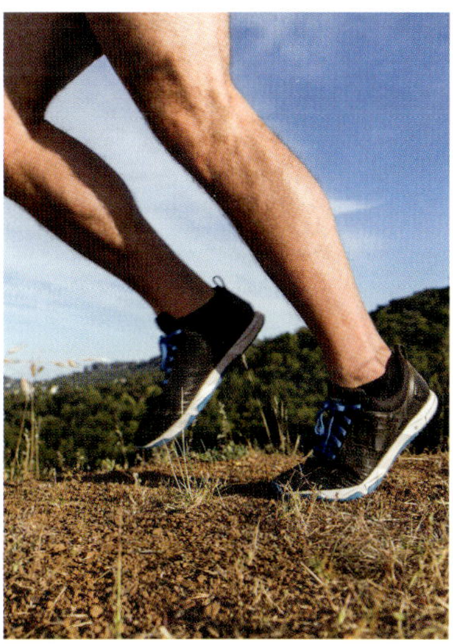

동기부여 주안점

런닝화에서 0.5인치 정도의 쿠션이 뒷굽에 있는 것은 사소한 차이일지 모르지만 그것은 마치 경주용 차의 스프링이 엉켜버린 것과 같다. 전체 시스템을 혼란시키고 어떤 지점에서는 자동차 휠을 불타게 만들 것이다.

신발과 발 그리고 달리기에 대한 귀무가설(null hypothesis, 설정한 가설이 진실할 확률이 극히 적어 처음부터 버릴 것이 예상되는 가설)을 고려해보자. 그 귀무가설은 의학적인 처치에 대한 논쟁에서 입증의 책임을 지고 있는 사람에 관해 언급한다. 그것은 불가피한 차선책이 무엇인지를 참작한다. 달리기에 관해서 발의 불가피한 차선책은 맨발이 되는 것이다. 그러므로 런닝화에 굽이 있어야 하고 움직임을 제한하는 안정성 확보 기술(발 지지대를 포함하여)이 있어야 한다고 주장하는 사람들은 맨발인 상태가 고정이 필요한 무너진 상태라는 것부터 입증해야 한다.

사무실에서 일하거나 걷거나 조깅을 할 때 신발을 신어야 할 것이다. 외부 환경은 발에 두꺼운 굳은살 없이는 위험할 것이기 때문이다. 바위와 깨진 유리로부터 발을 보호해주고 인사부서에 찍히지 않게 해주며 발을 가능한 자연스럽게 기능하게 해주는 신발을 원한다.

주요 내용

달릴 때 발뒤꿈치로 땅을 딛는가? 그렇다면 크고 두꺼운 쿠션이 발뒷굽에 달려 있는 런닝화를 신어도 괜찮다. 이 신발은 효율적으로 뒤꿈치를 땅으로부터 올려줄 것이다.

런닝화 광고들은 오랫동안 얼마나 자신들의 뒤꿈치 쿠션 기술이 강력한지(공기나 젤, 우주에서 사용되는 고무 혹은 벌집 같은 것들로 만들어진) 보여주려 해왔고 광고에서 보이는 달리는 사람의 사진은 뒤꿈치가 땅에 닿는 순간에 찍힌 것이었다. 그 사진은 아주 행복해 보이는 날씬한 사람이 웃고 있는 사진으로 심지어 그녀의 다리는 쭉 뻗어서 앞으로 내밀어져 있고 발뒤꿈치 뼈가 콘크리트 바닥에 뭉개지고 있으면서, 밑창의 가운데 부분은 압박을 감안해서 설계되어 완충 역할을 하고 있다.

평평한 신발을 신을 때 도움이 되는 모빌리티 운동들

최소한의 신발만 신을 것이 아니라 발의 건강과 아치를 회복시키기 위해 이 운동들을 추천한다.

- 플랜타르 모빌리제이션(221쪽)
- 토 그립(224쪽)
- 토 리-애니메이터(225쪽)
- 카프 스매시(209쪽)

대단한 것은 물리학자가 그 사진을 공학계산기로 계산하여 얼마나 큰 제동력이 그 사람의 골격에 충격파를 주는지 그리고 미끄러지는 힘을 얼마나 관절 연조직에 전달하는지 추론하는 것이다. 그리고 난 후 그 수치를 가지고 1마일을 뛸 때 발걸음의 횟수에 일주일, 한 달 혹은 일 년에 뛴 마일 수를 곱하여, 횟수에 대하여 발생하는 인체 조직 손상의 강도를 그래프화하는 것이다.

여기에는 논란의 여지가 있다. 누군가는 이 사진에 나온 사람은 뒤꿈치가 땅에 닿는 접지 동작을 하고 있다고 말한다. 그것이 뭐 어떻단 말인가? 그것이 그녀가 달리는 자연스러운 방식인가?

사실 그렇지 않다. 그녀의 신발을 벗기고 도로를 100미터 달려 내려가게 하면 그녀의 뒤꿈치 접지 동작은 즉시 사라질 것이 확실하다. 그녀는 뒤꿈치나 발 가운데 부분으로 땅을 디디지 않고 발의 앞부분으로 디딜 것이다.

당신은 달리기 위해 태어났으나 뒤꿈치를 땅에 디디며 달리게 태어난 것은 아니다. 중간적인 형태가 있을까? 아니다. 그런 것은 없다. 어린아이들은 뒤꿈치 닿기를 하지 않는다. 그러나 운이 나쁘게도 그들은 우리가 계속 경고받아온 잘못된 기능 체계에 결국 물들게 된다.

뒤꿈치 닿기를 한다면 멈춰야 한다. 그것은 당신을 산 채로 잡아먹을 것이다.

내가 관찰한 결과 초등학교 1학년까지의 아이들 중에 뒤꿈치 닿기를 하는 아이를 본 적이 없다. 그런데 책상 앞에 앉아 있기 시작하고, 굽이 있는 신발을 신고, 발을 약하게 하고 아치를 무너뜨리며 아킬레스건을 짧게 만드는 길에 아이들을 걷게 하고, 발의 자연적인 힘을 빼앗으면서부터 변화가 시작된다. 아이들을 좀 도와주고 싶지 않는가? 일찍 굽이 없는 신발을 신기고 그것을 유지하라.

신발을 항상 신고 있으라는 말이 아니다. 사실 당신과 당신 가족이 '맨발로 보내는 토요일'에 동의하기를 바란다. 일주일에 한 번, 가능하면 맨발로 지내기로 가족이 합심하여 노력해보라. 깨진 유리나 파편처럼 발을 다치게 할 위험이 확실히 없는 곳을 걸을 때만이라도 맨발로 걸어라. 집 안이나 뒤뜰을 맨발로 걷는 것도 안전할 것이고 발을 강화하고 가동성 있게 만드는 아주 좋은 트레이닝을 받게 되는 것과 같다.

발을 강화하고 가동성을 확보하기 위해 가능한 맨발로 다니는 노력을 하라.

닉 캠피텔리(Nick Campitelli)는 오하이오주 애크론시에 있는 달리기 선수이자 족부 전문의로 'Dr. Nick의 달리기 블로그' 글을 게재한다. Dr. Nick은 족부 전문학교를 다닐 때 부상당한 장거리 달리기 선수들이 족부 전문의에게 의지하여 건강을 유지하고 계속 달리고 싶어 하는 것을 볼 수 있었다. 그곳에서 그가 배운 몇 가지 점들은 그를 괴롭혔다. 그 중 하나가 런닝화의 뒷굽에 쿠션을 대는 것에 대한 연구 근거를 단 하나도 찾을 수 없었다는 점이다. 그것은 단지 70년대 런닝화 산업의 변화의 결과였다.

1960년대로 돌아가보면 모든 사람들은 굽이 없는 신발을 신고 뛰었다. Keds, Converse, Onitsuka(Asics라고 불리는), Tigers 같은 브랜드들이다. 그러나 점차 공기쿠션이나 비슷한 것들이 뒷굽 아래에 부착되기 시작했다. 그러나 그에 대해 캠피텔리가 분류할 수 있는 명확하고 확정적인 근거는 없었다. 그나마 그가 가장 의심했던 것은 뒤꿈치 통증을 가진 사람의 통증을 줄여주기 위한 것이라는 점이다. 그리고 누군가가 '모든 런닝화의 뒷굽에 쿠션을 대보는 건 어떨까?' 생각했을지 모른다는 것이다. 이유야 어찌되었든, 이 변화는 산업계과 마케팅에 의해 더욱 촉진되었다고 캠피텔리는 말했다. 이러한 변화의 결과 달리기 운동의 붐이 일었고, 뒤꿈치를 먼저 땅에 닿게 하는 달리기 방법이 더욱 확산되어갔고 그것이 결국 스탠더드가 되었다.

그러나 그것이 올바른 결과는 아니다. 캠피텔리는 달리기 선수들이 치료를 받으러 올 때 발 교정기구를 사용하지 않는 것으로 족부의학계에서 유명하였다. 그 대신 그는 무지외전근(abductor hallucis)을 치료의 타깃으로 하였다. 무지외전근은 발의 안쪽에서 보이는 근육으로 엄지를 외전시키는데 독특하고 강력한 역할을 하는 근육이다 (82쪽의 그림을 참조하라).

캠피텔리는 달리기 선수들이 천천히 자신의 발을 재조정하는 것을 돕는 데 집중했다. 인내심을 가지고 달리기 선수들이 신는 신발을 바꾸었다. 심하게 딱딱한 지지대가 부착된 크고 소리가 나는 모션 컨트롤 신발에서 편평하고 유연성 있고 발을 발 그 자체로 기능하게 할 수 있는 최소한의 신발로 변화를 주었다.

캠피텔리의 환자를 치료 전후에 찍은 사진에서 그의 치료의 결과를 볼 수 있다. 아래 왼쪽 사진은 34살의 여성 달리기 선수가 치료를 받으러 왔을 때 찍은 것이다. 그녀는 모션 컨트롤 신발을 신었고 그녀의 무릎과 허리 통증에 전혀 도움이 안 되는 발 지지대를 하고 있었다. 그녀의 뒤꿈치가 얼마나 안쪽으로 기울어져 있는지 보라. 거의 무너질 것 같다. 그녀는 양쪽 뒤꿈치와 무릎이 모두 외반(valgus)되었다. 그녀가 착용했던 신발은 그녀의 뒤꿈치와 다른 골격들을 재배열시키게 되어 있다. 어떻게 그러한 작용을 하게 된 것일까?

캠피텔리는 2년에 걸쳐 서서히 환자들에게 제로 드랍 슈즈(앞과 뒷굽의 높이가 같은 신발)를 소개했고 모든 것이 자연스럽게 흘러가도록 놔두었다. 아래 오른쪽 그림에서 볼 수 있듯이 달리기 선수들의 뒤꿈치 뼈가 다시 정상 위치로 회복되어 이제는 수직 상태를 유지하며 무너졌던 발의 아치도 회복되었다. 발 지지대나 정강이를 단단하게 지탱하는 신발은 전혀 사용하지 않았다. 캠피텔리가 말한 것처럼 발을 단지 발 자체일 수 있게 만든 결과이다.

"이것은 단지 가장 최소한의 신발을 신음으로 인해 발생한 직접적인 결과는 아니다." "이는 발에 부하를 가하고, 발이 자연스러운 방식으로 기능하고 강해질 수 있게 작동시킨 결과이다."

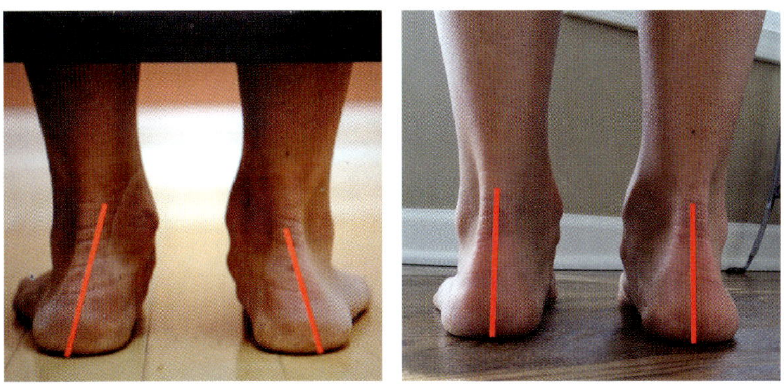

캠피텔리의 환자를 치료 전후에 찍은 사진이다. 2012년 그녀의 발은 완전히 망가졌다. 그러나 플랫 슈즈를 신고 발을 강화시킨 결과 2014년에 그녀의 발 아치와 정렬은 정상 상태로 회복되었다.

어린이들을 위한 신발

맨발의 토요일 행사(일주일에 하루를 가능한 맨발로 활동하는 것)는 당신뿐 아니라 당신의 아이들에게도 좋다. 1991년 시애틀의 어린이병원 정형외과의 린 스타헬리 박사(Dr. Lynn T. Staheli)는 미국소아과학회지에 어린이들의 신발에 대해 논문을 발표했다.[8] 그녀는 "어떤 의사들은 신발이 변형을 교정하고 향후 중대한 장애를 예방하는 데 중요한 치료적 도구라고 생각하는 데 반해서 어떤 의사들은 단지 아이들이 입은 옷의 한 종류라고 생각한다"고 말하며 발이 신발 없이 잘 작동할 수 있는지에 집중한 접근을 소개했다.

[8] Lynn T. Staheli, "Shoes for Children: A Review," *Pediatrics* 88, no. 2 (1991): 371-75.

스타헬리 박사는 느낌이나 전통적인 지식이 아니라 객관적인 자료에 근거한 내용을 설명했다.

1. **맨발로 활동할 때 최적의 발 발달이 일어난다.**
2. **신발의 기본적인 역할은 발을 부상이나 감염으로부터 보호하는 것이다.**
3. **경직되고 압박되는 신발은 발의 변형이나 약화, 가동성의 저하를 가져온다.**
4. **'교정 신발'이라는 단어는 부적절한 명칭이다.**
5. **충격 흡수, 부하 분배, 거상은 신발의 변경이 필요하다는 징후이다.**
6. **어린이의 신발 선택은 맨발에 준해서 이루어져야 한다.**
7. **의사들은 신발의 상업화와 미디어화를 피하고 막아야 한다. '교정 신발'의 판매는 어린이들에게 해로우며 가족의 경제적 부담을 가중시키고 의사에 대한 권위를 떨어뜨린다.**

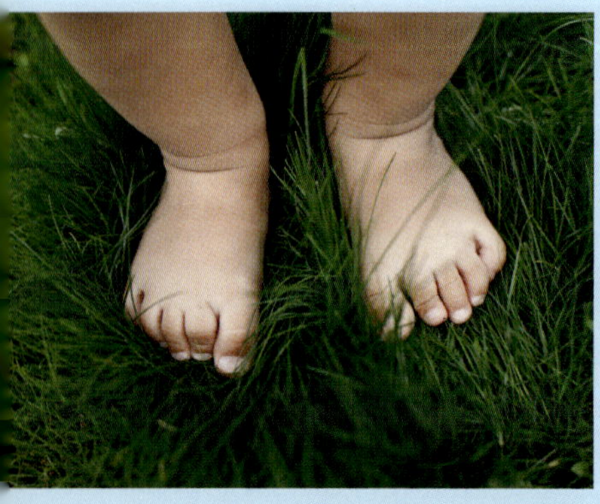

플립 플랍 신발을 거부하라

신발을 벗고서 몸이 얼마나 복잡한 시스템인지 그리고 왜 이렇듯 정교하고 고도로 발달된 시스템을 위해서 당신이 할 수 있는 것이 그것들을 망가뜨리지 않는 것 외에는 없는지 가르쳐주는 생생한 설명을 마주하기를 바란다.

즉 일어서서 오른발을 쳐다보라. 그리고 서서히 발가락을 들어 올리면서 발에 어떤 일이 일어나는지 느껴보고 바라보라. 발의 아치가 형성되고 있지 않는가? 발가락, 특히 엄지발가락을 드는 것은 족저근막을 조인다. 마치 깊은 우물에서 물을 한 동이 퍼올리는 권양기를 사용하는 것과 같은 원리로, 발은 생물학적인 권양기 역할을 한다. 발의 근막이 밧줄의 역할을 하고 엄지발가락이 크랭크 역할을 하는 것이다. 이러한 권양기 효과가 14세기 교회 건축에 몇 백 피트 위로 돌들을 들어올릴 수 있었던 원리이다. 응용생체역학자 케빈 커비(Kevin Kirby)에 의하면 족저근막의 권양기 원리는 발에 중대한 기능을 제공한다. 그것은 발의 아치를 지지하고 관절에 가해지는 압박력과 인대에 가해지는 전단력을 감소시켜주며 달리거나 점프할 때 생기는 탄력적인 변형을 흡수해준다.[9]

[9] Kevin Kirby, "Functions of the plantar fascia," www.podiatry-arena.com/podiatry-forum/showthread.php?t=1464(January 2, 2006).

그렇다면 발 메커니즘을 망가트리는 큰 원인은 무엇인가? 바로 플립 플랍 신발이다. 한 지점에서 다른 지점으로 걸어갈 때 신발이 벗겨지지 않게 엄지발가락을 꽉 쥐어야 한다. 그동안 발에서의 권양기 효과는 서서히 멈춰지고 족저근막은 그 대가를 치르게 된다. 발아치의 조직들이 경직되고 단축되어 족저근막 고유의 성질을 방해한다. 이러한 구부러진 부분은 여러 시스템에 의해 방해를 받게 되는데 짧아진 발뒤꿈치 힘줄에 의해 좌골 신경이 압박되는 것 같은 현상이 나타난다. 즉 아킬레스건의 병증이나 신경가동학적 통증이 나타나는 것이다. 이 모든 것은 플립 플랍 때문이다.

화장실에서 곰팡이가 걱정된다면 플립 플랍을 신어라. 그러나 신체적인 능력을 최대한 유지하기 위해서는 그런 선택을 해서는 안 된다. 그것은 전염병과 같기 때문이다.

제로로 내려오기

당신은 굽이 있는 신발을 평생 동안 신어오고 있기 때문에 12mm 굽의 신발을 신고 뛰었고, 발등 쪽으로의 족배 굴곡이 부족하며, 외반된 종골(calcaneus)과 외반된 무릎으로 인한 고통을 겪고 있다.

이 문제들을 한 번에 해결할 수 있는 방법은 없다.

그에 합당한 대가를 지불해야 하고 변화를 이뤄내기에 시간이 필요하다는 것을 이해해야 한다. 일주일에 60마일을 달리는데 12mm 굽이 있는 150불짜리 모션 컨트롤 슈즈를 갑자기 내던지고 Vibrams 제로 드랍(굽이 없는) 슈즈를 신은 후 조금의 문제도 없기 바라는 사람이 되지는 말라. 과도한 부하로 인한 부상을 당할 확률이 높다. 아마 확실할 것이다.

그러나 이것을 알아둬라. 발은 변화할 수 있는 잠재력이 있다. Dr.Campitelli가 추천하는 프로토콜을 읽어보도록 하자.

- **편안히 느낄 수 있는 신발 중 최소한의 기능을 가진 신발을 선택하라.** 신발은 편안하게 느낄 수 있는 한도에서 맨발과 최대한 유사한 느낌을 줘야 한다. 굽이 없거나 아치를 지지하는 구조가 없는 신발을 찾아라.
- **새로운 신발에 적응하는 데 적어도 6~8주의 시간 계획을 세워라.** 기간은 길수록 좋다. 이보다 더 짧아서는 안 된다. 전체적으로 크게 보았을 때 달리기 인생에서 2달이라는 시간은 긴 것이 아니다.
- **10%의 규칙을 사용하라.** 3마일을 달려야 한다면 시작점부터 1/3 마일(전체 거리의 10%)을 최소한의 기능을 가진 새로운 신발을 신고 뛰어라. 그 다음엔 평소에 신던 신발로 바꾸어도 좋다. 왜 달리는 초창기 거리에서만 새로운 신발을 신어야 할까? 그 이유는 발이 '신선'하기 때문이다.
- **매주 새로운 신발을 신고 달리는 시간을 10%씩 늘려라.** 발의 상태를 느끼면서 주의해서 달리기 운동을 시행하라. 필요하다면 새로운 신발을 신고 달리는 시간을 늘리지 않는 1주일의 기간을 추가적으로 가져라.

일할 때 신는 신발

이제 실제로 견학을 해보는 과제를 내주겠다. 주중 점심시간에 쇼핑몰을 찾아가 남성화 가게를 둘러보라. 신발을 사려고 온 회사원을 살펴보라.

그는 아마 재단된 어두운 색의 양복을 입고 구두를 신었을 것이다. 그 신발은 뱀프(신발의 앞부분을 뜻하며 발가락과 발등의 윗부분), 쿼터(발뒤꿈치와 옆면을 감싸는 부분) 그리고 힐 캡(굽 덮개)이 세련되게 조합되어 있고 힐 캡 아래에는 단단하고 뭉툭한 굽이 있을 것이다. 그 굽은 발의 뒷부분을 발의 앞부분에 비해 상당히 높이 올려준다.

그는 굽을 바닥에 먼저 닿으면서 아주 자신감 넘치게 큰 보폭으로 걷고 있다. 마치 그의 사회적 지위를 형상화하는 것처럼 보이기도 한다. 이러한 움직임은 바로 신발의 구조에 의해 가능하다.

이제 지금까지 본 것과 완전히 반대로 행동해야 하고 굽이 없는 신발로 이동해야 한다. 달리거나 돌아다닐 때뿐 아니라 사무실에서나 작업을 할 때도 마찬가지이다. 발이 최적으로 활용하려면 발이 자연적으로 행할 수 있도록 만들어진 동작을 제한하고 발의 힘줄을 단축시키는 신발을 신고 시간을 보내지 않아야 한다.

발의 과도한 회내를 컨트롤하고 싶은가? 엄지발가락 벌림근(abductor hallucis)을 단련하라

달리기 부상에서는 발의 과도한 회내(발이 안쪽으로 돌아간)가 종종 주요한 범인으로 지목된다. 수년 동안 그에 대한 해법은 부상당한 달리기 선수를 안정시키거나 100달러 이상의 거금이 드는 모션 컨트롤 신발에 처방전 없이 살 수 있는 발 아치 지지대나 주문 제작된 지지대를 끼워 신게 하는 것이었다. 발도 과도하게 회내되었는가? 그렇다면 일반적인 통념대로 발보조기와 같은 작용을 하는 단단한 신발을 신어보라.

그런데 그것보다 훨씬 저렴한 비용으로 가능한 다른 방법도 있다. 엄지발가락 벌림근을 단련하라. 근본적으로 엄지발가락 벌림근은 발뒤꿈치 뼈에서 시작하며 발의 안쪽을 지나 엄지발가락의 바닥쪽에 붙는다. 엄지발가락 벌림근이 발의 아치를 유지하기 위해 하는 일은 굉장히 중요하다. 엄지발가락의 벌림과 굴곡에 관련이 있고 정강이뼈(tibia)의 회전 그리고 발뒤꿈치뼈(종골, calcaneus)의 내번(inversion, 발바닥을 안쪽으로 향하게 하는 동작)에도 연관된다.[10] 근전도를 활용한 연구에서 이 근육이 회내를 조정하는 데 중대한 영향을 미친다는 것이 밝혀졌다.[11]

그러나 이러한 기능은 발의 기능이 망가지지 않았을 때만 작동한다. 그러므로 꽉 조인 보조기로 발을 약화시키기보다는 '맨발의 토요일'을 시행하라. 꼭 신발을 신어야 한다면 굽이 없는 신발을 신고 발가락을 깨우고 강화시키기 위한 지속적인 움직임을 가하라.

[10] Yue Shuen Wong, "Infl uence of the Abductor Hallucis Muscle on the Medial Arch of the Foot: A Kinematic and Anatomical Cadaver Study," *Foot & Ankle International* 28, no. 5 (2007): 617-20.

[11] P. Fiolkowski, D. Brunt, M. Bishop, R. Woo, and M. Horodyski, "Intrinsic Pedal Musculature Support of the Medial Longitudinal Arch: An Electromyography Study," *Journal of Foot and Ankle Surgery* 42, no. 6 (2003): 327-33.

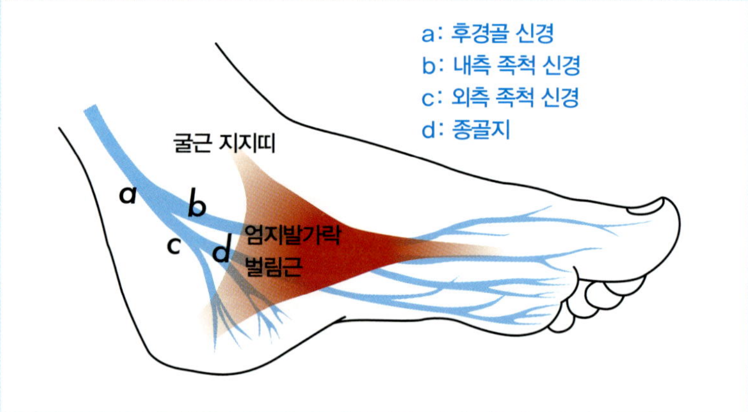

엄지발가락 벌림근(무지외전근)은 엄지발가락을 벌리는 역할을 한다. 이 근육이 강하고 유연하면 발이 제 기능을 찾는다. 간단하게 굽이 없는 신발을 신는 것만으로(그리고 맨발로 최대한 많은 시간을 보내면) 엄지발가락 벌림근은 필요한 운동을 충분히 할 것이다.

러너가 러너에게

25년의 내 달리기 인생 동안 아킬레스건 부위에 수많은 부상을 입어왔다. 나의 대처법은 며칠 간 2~3회 냉찜질을 하고 난 다음 발목 스트레칭을 시작하는 것이었다. 그리고 내가 다시 달리기를 시작하는 시점에서 내 런닝화의 굽에 패드를 넣었다. 이것은 꼭 말해야 하는데 그 신발은 꽤 높은 굽이 있어 신발의 앞부분보다 뒷부분이 높았다. 나는 부상의 원인이 어떤 종류의 문제 때문인지 상상도 못했다.

일주일에 평균적으로 80~90마일을 달리던 때 언젠가 나의 왼쪽 아킬레스건에 통증이 발생하면서 문제가 터졌다. 훈련은 중단되었다. 코치는 "달리기를 많이 해서 그렇다. 특별한 기계적인 문제가 있다면 곧 표면으로 나타날 것이다"라고 했다. 좋은 분석이지만 쓸모없는 말이었다. 나는 달리기 훈련을 다시 본격적으로 시작하기를 간절히 원했다. 아마도 더 나은 선택은 나의 증상에 있어서 최우선적인 기계적 문제를 찾는 것이었을 것이다. 그랬다면 내 왼쪽 발뒤꿈치에 건막류도 안 생겼을지 모른다.

비록 조금 늦었지만 이제는 달리기 훈련과 연관된 이 기계적인 문제에 대처하고 있다. 또한 이 책의 Part 3에서 대략 설명된 운동인 부드러운 공을 굴리는 운동, 가동 범위를 늘리는 운동을 시행한다. 마지막 또 한 가지는 굽이 없는 신발을 신는 것이다.

나는 푹신한 굽이 있는 운동화나 런닝화를 평소에 매일 신어왔기에 신발을 바꾸는 것은 쉽지 않은 일이었다. 처음에는 부하를 가하면 20분 안에 약한 강도의 통증을 느꼈다.

굽이 없는 신발에 점차적으로 적응하기까지 몇 달이 걸렸다. 재밌는 것은 신발의 뒷부분부터 발가락 부분까지 높은 굽이 있는 신발은 이제 나에게 불편하다는 것이다. 정말 싫다. 굽이 없는 신발이 훨씬 편하다.

— TJM

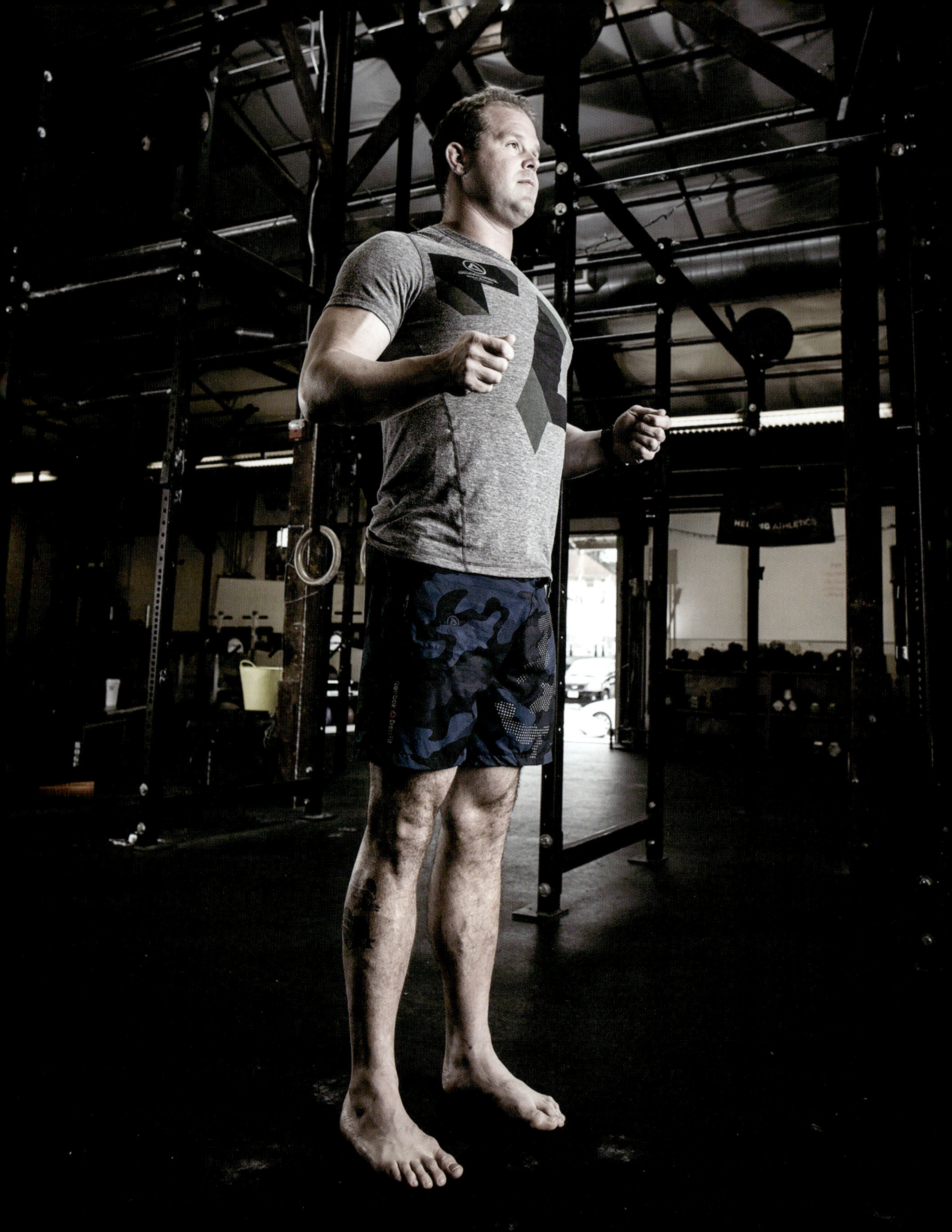

CHAPTER 6

스탠더드 #3: 유연한 흉추

Q: 흉추는 부드럽고 적절하게 구조화되어 있는가?

등에 있는 12개의 흉추를 잊어서는 안 된다. 달리기 선수들이 허리부터 발까지의 근육과 관절에 대해서는 많은 고려를 하지만, 흉추에 대해서는 그렇지 못하다. 흉추는 장거리를 달릴 때 중립적인 자세를 유지하게 해주는 필수적인 구조이다. 흉추 건강을 유지하는 데 그동안 크게 신경쓰지 못했다면(달릴 때나 앉을 때, 걷거나 말할 때, 컴퓨터를 사용하거나 문자메시지를 보낼 때, 숨 쉴 때 등등) 이제는 생각을 바꿀 때가 되었다.

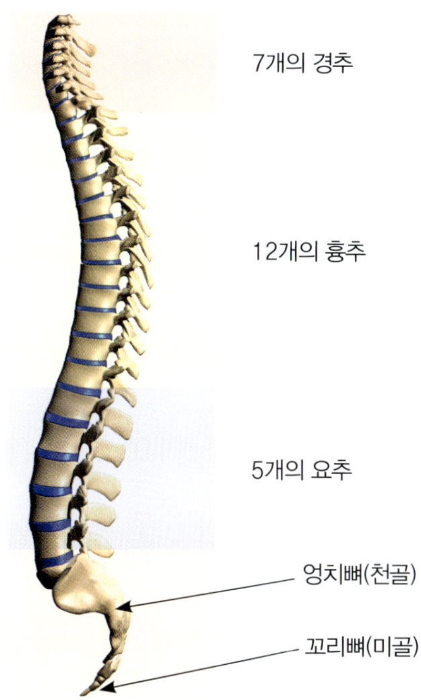

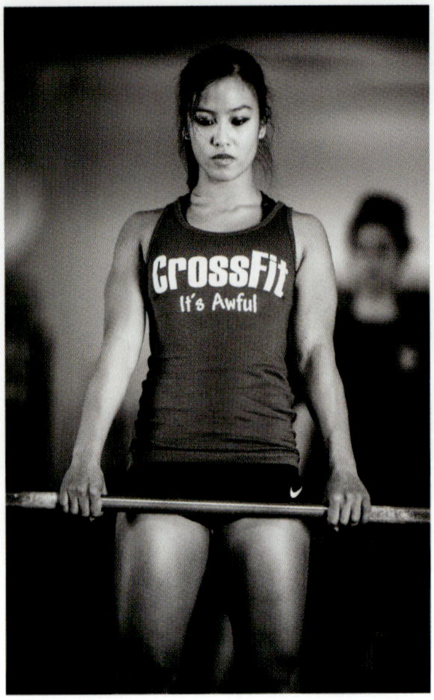

동기부여 주안점

우리는 달리기를 할 때 '코어'가 얼마나 중요한지에 대해 익히 들어왔다. 코어는 일반적으로 흉곽의 하부부터 허벅지 중간 부분까지를 일컫는데 사람마다 의견이 다르다. 그러나 흉추가 과도하게 긴장되어 있고 제 기능을 잃으면 아무리 복근의 식스팩을 만들고 엉덩이 근육을 단단히 단련했다 하더라도 그 힘을 거의 발휘하지 못하는 것을 알아야 한다. 과도하게 긴장된 흉추는 후면부 사슬을 작동하지 못하게 조일 것이고 어깨와 머리를 올바른 자세에서 벗어나게 만들어 목과 허리에 좌상을 일으킬 수 있다. 또한 고관절 기능에도 악영향을 끼쳐 무릎, 발목 그리고 발에도 서서히 피해를 누적시킨다.

더 많이 달리면 달릴수록 점점 더 망가지게 된다.

유연한 흉추를 만들기 위한 운동

이 운동들로 흉추와 어깨를 강력하게 단련하라.

- T-스파인 글로벌 스매시(248쪽)
- T-스파인 더블 볼 스트립(249쪽)
- 앤테리어 숄더(250쪽)

주요 내용

매일 아침 샌프란시스코에서는 길가에 많은 수의 고숙련 노동자들이 자신들을 실리콘밸리로 데려다줄 통근버스를 기다리고 있다. 그들은 버스를 타고 와이파이에 접속하여 랩탑 컴퓨터를 사용한다. 그러나 그들이 버스를 타기 전부터 그들은 구부정하게 어깨를 안쪽으로 모으고 머리는 아래로 떨어질 것처럼 앞으로 내밀어 아이폰이나 다른 텍스트를 보면서 버스를 기다리고 있다. 그리고 그들은 남은 일과시간에도 역시 이러한 이상한 자세를 지속적으로 유지하고 있을 것이다.

그들뿐만이 아니다. 요즘 달리기를 하는 사람들은 모두 책상 앞에 앉아서 일하는 사람들이다. 자세에 유의하지 않는다면 그것은 큰 문제이다. 이 두 이미지 중에서 어떤 것이 몸에 더 나쁠까?

요즘 달리기를 하는 사람들은 모두 책상 앞에 앉아서 일하는 사람들이다. 자세에 유의하지 않는다면 그것은 큰 문제이다.

- **인도 공사현장에서 머리 위에 벽돌이 든 바구니를 올리고 운반하는 여성 노동자.**
- **7온스짜리 야구모자를 쓰고 랩탑 컴퓨터 앞에 웅크리고 앉아 있는 컴퓨터 프로그래머. 그는 아마도 18번가 코너와 샌프란시스코 미션 디스트릭트의 돌로레스에서 '구글' 버스를 기다리고 있는 고숙련 노동자일 것이다. 그는 핸드폰에 머리를 처박고 버스에 올라타 컴퓨터를 향해 머리와 어깨를 구부리면서 일과를 보낸다.**

두 이미지를 비교해보면 벽돌을 나르는 여성은 인도식 옷인 사리를 입고 몸의 튼튼한 안정성을 뽐내고 있으며, 컴퓨터 프로그래머는 스스로를 서서히 소름끼치는 죽음으로 인도하고 있다.

그 컴퓨터 프로그래머가 하프 마라톤 훈련을 하고 있다 하더라도 그가 하루에 6시간, 8시간 혹은 더 오랫동안 모니터 스크린 앞에 구부정하게 있다면(변을 보는 강아지와 같은 자세로) 그 자세가 그가 달리는 방법에 녹아들지 않겠는가?

확실한 것은 그가 일주일에 40시간, 50시간 혹은 그 이상 달리기 연습을 하고 나면 그 망가진 자세가 자신에게는 굉장히 자연스럽게 느껴지리라는 점이다.

이것이 길거리 경주에서 등을 구부정하게 굽히고(긴장된 흉추를 의미한다) 머리를 앞으로 쭉 뺀 자세로 달리는 사람을 수없이 많이 볼 수 있는 이유이다.

긴장된 흉추로 인한 결과

긴장된 흉추와 무너진 상체, 목 그리고 머리의 자세로 인해 초래된 결과는 무엇인가? 인체는 복잡한 시스템 속에 또 시스템이 있는 형태라서 기능부전은 운동 사슬을 타고 위아래로 퍼지고 전체적인 인체를 통해서 스스로를 드러낸다.

- **목 통증:** 앞으로 쭉 빠져나온 목을 보면, 목이 앞으로 1인치가 더 나올 때마다 원래 머리 무게인 12파운드에서 10파운드씩 부하가 늘어 문제를 일으킨다.

- **어깨 가동성 문제:** 어깨가 중립 위치나 외회전 자세에 있을 때는 회전을 일으키는 에너지를 저장할 수 있는 이점이 있다. 그런데 어깨가 앞으로 둥글게 말려 있다면 그런 저장된 힘을 갖지 못한다. 그러면 더욱 큰 기계적인 부하가 연부 조직에 가해질 것이고, 어깨를 안정화하기 위해 더 많은 노력을 해야 할 것이다. 벽돌이 가득 담긴 바구니를 머리 위로 올려 운반하는 여성이 본능적으로 알았듯, 중립적인 자세로 잘 정렬된 어깨 골격은 어깨에 안정을 제공하는 구조적인 지지를 보내준다. 반면에 잘못된 자세는 연부 조직이 무리한 힘을 계속 가하게 만든다. 매일 의자에 앉아서 일하는 장거리 주자들이 머리에 짐을 싣고 나르지는 않지만 그의 자세가 흐트러져 중심선이 무너져 있다면, 어깨는 그에 따른 대

가를 치를 것이다. 주자들이 머리 위로 팔을 올리는 것이 왜 힘들까? 사실 그래서는 안 되기 때문이다.

- **허리 통증:** 긴장되고 구부정한 흉추는 전신에서 힘의 흐름을 차단시킨다. 달릴 때는 이러한 차단에 의해 더 큰 압력이 허리 혹은 척추의 허리 부분에 가해진다.

긴장되고 구부정한 흉추는 전신에서 힘의 흐름을 차단시킨다.

- **무릎 통증:** 척추가 중립적 위치를 잃으면 무릎에 가해지는 부하가 증가한다. 달리기를 하는 사람들에게 조금 더 익숙한 이상근 통증(즉 엉덩이 깊은 부위의 통증)이나 잘못된 고관절 기능에 의해 유발된 많은 무릎 질환들이 생긴다.

- **여타 문제가 되는 곳:** 다시 말하지만 인체는 복잡한 시스템 속에 또 시스템이 있는 형태이다. 몸통은 마치 포뮬러1의 경주용 자동차의 샤시와 같다. 동력을 발생시키는 두 개의 핵심 엔진은 고관절과 어깨이다. 긴장된 흉추는 안정성과 힘의 흐름을 모두 방해하므로 발이 땅에 닿는 동작을 포함하여, 달릴 때 인체를 안정시키는 복잡한 작용에 문제를 일으킨다. 그 결과는 통증이다. 통증을 느낀다는 것은 무엇인가 잘못하고 있다는 명확한 징후이다.

- **힘의 손실:** 논의할 점은 단지 통증뿐만이 아니다. 힘에 대한 논의를 놓쳐서는 안 된다. 다시 말하면 몸통은 섀시와 같고 고관절과 어깨는 엔진과 같다. 만약 어깨를 앞으로 구부리고 잘못된 등 자세와 앞으로 나온 머리를 하고 달린다면 동력을 상실할 것이다.

목에 통증이 있거나 어깨의 외회전이 부족하여 어깨가 앞쪽으로 말려 있다면, 혹은 허리와 고관절에 비정상적이고 과도한 부하가 가해져 아래쪽에 문제가 있다면, 다음에 나올 지침을 주의 깊게 보길 바란다. 유연하고 잘 정렬된 흉추가 출발점이다.

유연한 흉추 만들기를 달성하라

좋은 자세를 만들기 위해 다음의 단계를 따라보라.

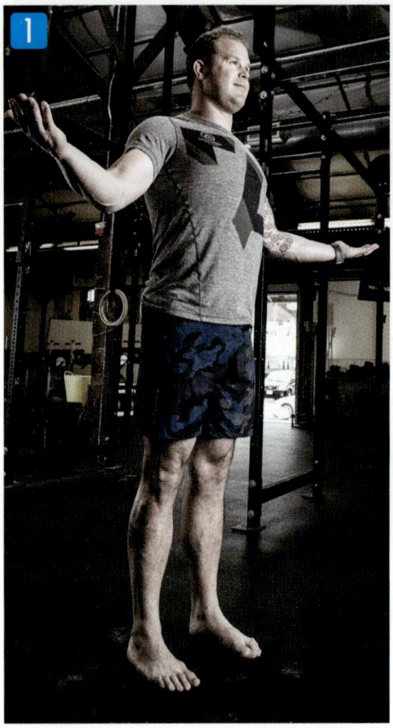

중립적인 척추 자세로 서서, 양 견갑골을 모아주는 방향으로 힘을 주어 양 어깨를 외회전 상태로 만들어라. 그러면 어깨 관절이 올바르게 자리할 것이다.

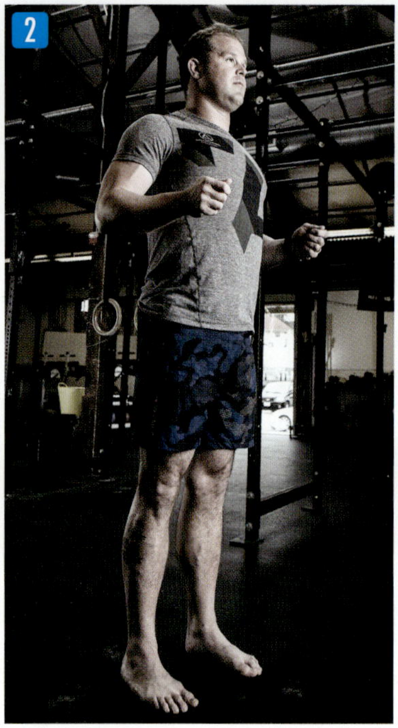

팔을 90도로 굽히고 이완된 상태로 만들어라. 그리고 중심선 안정성을 유지하고 어깨의 자세를 교정하라.

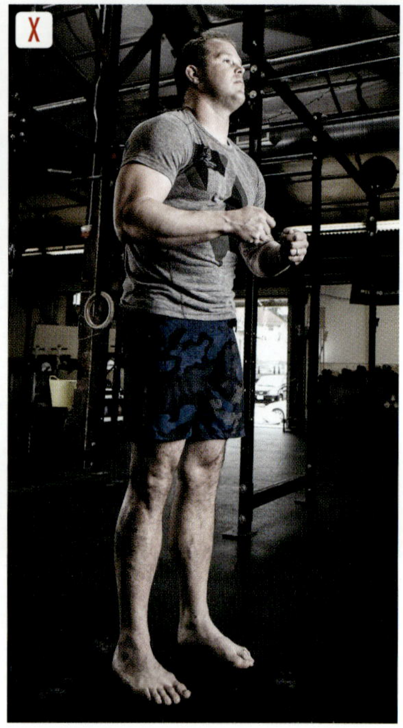

무시무시하게 앞쪽으로 말린 어깨 자세. 이것이 보이고 싶어 하지 않을 그 자세이다. 내 어깨가 바로 관절와에서 안쪽으로 회전되어 있는 것을 확인하라. 이렇게 10마일을 뛰어서는 안 되는 것이다.

69쪽에 나오는 '몸 조이기'뿐 아니라 248~249쪽에 나오는 등-허리 모빌리제이션으로 흉추에 여유를 불어넣어라.

러너가 러너에게

달릴 때의 상체 자세는 나에게 모순과 같은 것이었다. 내가 평상시에 하던 스트레칭에는 허리 위쪽 부분에 대한 운동이 전혀 없었다. 그 생각을 내가 전혀 하지 못했던 이유 중 하나는 내가 내 마라톤 개인 기록보다 훨씬 빠른 2시간 20분대의 기록을 가진 사람과 연습을 했기 때문이다. 그 사람은 만화 심슨의 미스터 번스를 떠올리게 할 정도로 어깨를 구부정하게 굽히고 뛰었다. 그리고 나는 등을 구부리고 어깨를 안쪽으로 말아 넣은 자세로도 잘 달리는 훌륭한 주자들을 알고 있다. 그런 자세가 그들의 달리기 속도를 늦추는 것 같지도 않았다. 그러니 누가 신경을 썼겠는가? 그러나 마침내 내가 신경 쓰게 되었다.

수년 동안 내가 가지고 있던 다른 질병은 나의 척추 위쪽을 길고 얇은 바늘로 쿡쿡 찌르는 듯한 목의 통증이었다. 조금 오래 걷거나 달릴 때 통증을 느끼곤 했다. 흉추 쪽 조직을 라크로스 볼로 꾹 누르면 즉시 조금 나아지긴 했다. 통증 조절뿐 아니라 흉추와 어깨를 올바르게 정렬하면 에너지 소모도 더 적다는 것을 알았다. 다시 말해, 골격이 자기 스스로의 역할을 할 수 있게 만들어주면 근육이 골격을 안정시키고 지지하는 데 소모되는 에너지가 훨씬 적게 요구되는 것이다.

— TJM

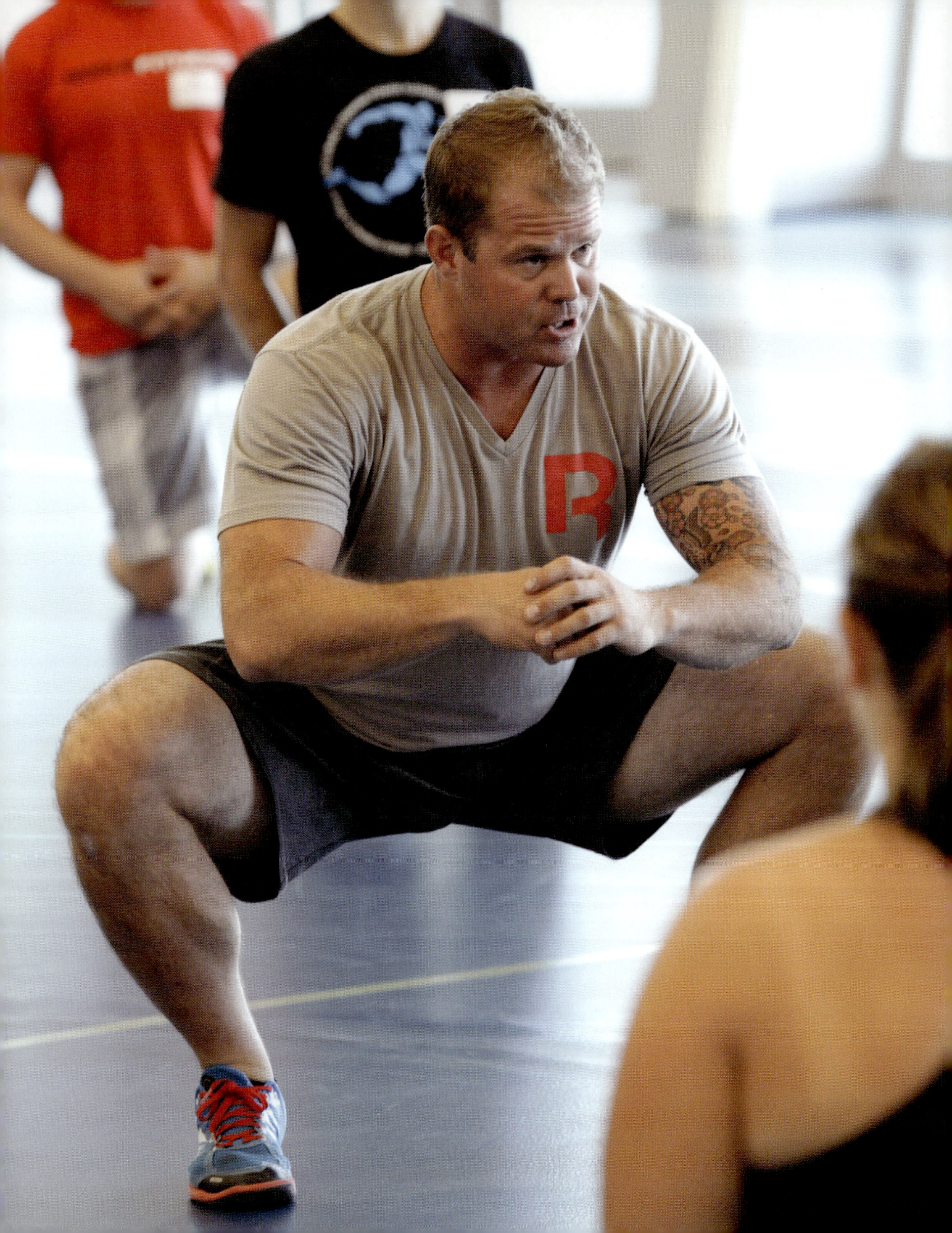

CHAPTER 7
스탠더드 #4: 효율적인 스쿼트 기술

Q: 스쿼트 운동을 올바르게 할 수 있는가?

이번 지침은 올바른 고관절 기능 및 발목 기능과 관련된 것이다. 올바른 운동 패턴을 이용한 딥 스쿼트의 수행은 달리기를 준비('Ready ro Run')하는 데 기본적인 것이다. 이 지침을 적절히 수행한다는 것은 최소한의 활동대사량을 사용하여 연속적으로 올바른 스쿼트를 시행할 수 있어야 한다는 의미이기도 하다.

이 지침에 관련된 두 가지 검사법이 있다.

- **스쿼트를 하는 데 사용되도록 만들어진 몸 패턴을 활용해서, 제대로 된 스쿼트를 시행할 수 있는가?**
- **타바타 인터벌 트레이닝 프로토콜을 따라 최소한 10회의 올바른 맨몸 스쿼트를 시행할 수 있는가? 즉 10번의 맨몸 스쿼트를 20초 동안 시행하고 10초의 휴식을 가지고 다시 시작하는 8개의 세트를 시행하는 것을 의미한다.**

동기부여 주안점

스쿼트를 제대로 할 수 있는 것은 인체 후면에서의 힘에 올바르게 접근하고 부상을 방지할 수 있는 좋은 움직임 패턴을 수행하는 기초가 된다. 이 지침을 충족한다는 것은 고관절 기능이 적절하다는 것과 올바른 역학에 대한 이해를 의미한다.

효율적인 스쿼트를 위한 가동화 운동들

스쿼트 동작을 개선시킬 수 있는 최선의 방법은 스쿼트를 많이 하고 딥 스쿼트 자세로 오랜 시간을 보내는 것이다. 그리고 이 가동화 운동들에 집중해보라.

- **카우치 스트레칭**(118쪽)
- **밴디드 앵클 모빌리제이션**(210쪽)
- **포스테리어 체인 밴디드 플로스**(242쪽)
- **로우 백 볼 스매시**(246쪽)
- **10분 스쿼트 검사**(www.mobilitywod.com/2010/08/episode-01-the-first-of-many-beat-downs/)

주요 내용

대부분의 러너들은 고관절이 약하다는 소리를 들어본 적 있을 것이다. 또 다른 사람들은 엉덩이 근육이 잘 작동하지 못하고 억제되었거나 불균형 상태에 빠져 있다고 말한다. 동기 부여를 제공하겠다. 스쿼트 능력을 분석하고 수정하고 발전시키면 달릴 때 엉덩이 근육을 최대한 가동할 수 있고 고관절 드라이브(hip drive)가 가능해질 것이다. 달릴 때 땅 위를 떠서 날아가는 듯한 기분을 느껴본 적이 있는가? 그것이 바로 고관절 드라이브이다.

또한 만성적인 부상으로 망가뜨릴지 모르는 다른 역학적인 기능 장애를 드러내기를 원하는가? 움직임 문제를 제거하는 데 스쿼트보다 더 직접적이고 효율적인 방식은 없다. 그게 다가 아니다. 유명한 달리기 코치이자 작가인 잭 다니엘스(Jack Daniels) 박사는 "달리기 부상의 위험은 레이스 중 피로할 때, 그리고 생체역학이 망가졌을 때 증가한다"고 말한다.

몸이 움직이는 패턴에 대한 이해가 어떤 쓸모가 있을까? 아는 것이 힘이다. 스쿼트 검사의 내구력을 보기 위해 약간의 부하를 더 가해서 더 많은 정보를 얻어야 한다. 이런 검사는 달리기 동작의 수행이나 그로 인한 건강 문제에 있어 중요하지만 망가지거나 놓친 움직임 패턴을 인식하게 도와줄 것이다. 올바른 움직임 패턴은 달리기의 시작점뿐 아니라 마지막 시점에서도 이루어져야 한다. 또한 올바른 스쿼트 동작을 하는 방법을 아는 것은 더욱 건강하고 여러 신체 기능을 잘 발휘할 수 있게 해준다. 그렇게 되면 이웃이 소파 옮기는 것을 도와달라고 부탁할 때 다칠까 봐 거절하지 않아도 된다. 등산을 더 잘할 수 있고, 지뢰밭을 걷는 것처럼 이상하게 걷는 사람과는 달리 계단을 잘 내려올 수 있게 될 것이다.

몇 년 전에 미국 최고의 중거리 달리기 선수가 1500미터 세계선수권대회 출전권을 얻었다. 여름 시즌에 그가 달성했던 기록들은 세계선수권에서 메달을 따기 충분했다. 그러나 그는 대회에 출전하지 못했다. 그 이유는 그가 잔디를 다듬다가 허리를 삐끗했기 때문이다.

내가 말하고 싶은 것이 바로 이런 것이다. 달리기 선수라고 해서 박스를 들거나 유모차를 밀 때 시즌아웃이 될지 모르는 부상을 당할 두려움이 있어서는 안 되는 것이다. 스쿼트 동작을 발전시키고 숙달시키는 것은 달리기 실력뿐 아니라 일상생활에도 큰 도움이 될 것이다.

다음에 나오는 두 가지 스쿼트 검사는 진단의 수단이 될 뿐 아니라 움직임을 안내할 것이다.

달리기 선수라고 해서 박스를 들거나 유모차를 밀 때 시즌아웃이 될지 모르는 부상을 당할 두려움이 있어서는 안 된다. 스쿼트 동작을 발전시키고 숙달시키는 것은 달리기 실력뿐 아니라 일상생활에도 큰 도움이 될 것이다.

테스트 #1 : 올바른 기본 맨몸 스쿼트

스쿼트 동작 메커니즘을 확인하기 위해, 핸드폰이나 카메라로 동영상을 촬영하거나 옆에서 보고 말해줄 친구를 데리고 오라. 제대로 된 스쿼트 동작은 고관절이 무릎 아래로 내려간 후에 다시 원래 자세로 올라오는 것이다. 반드시 아래에 나온 기술 특징들을 따라야 한다.

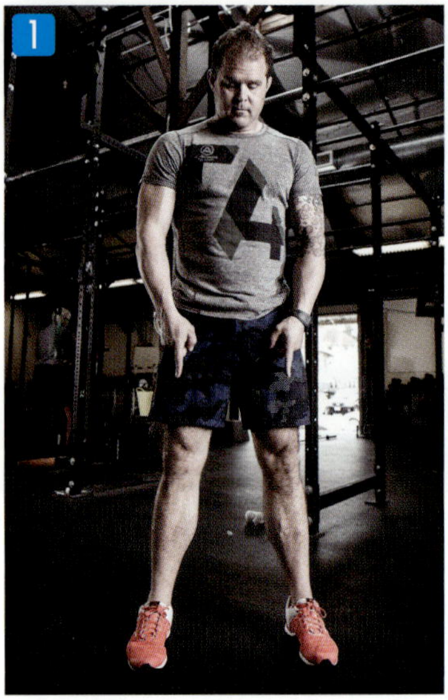

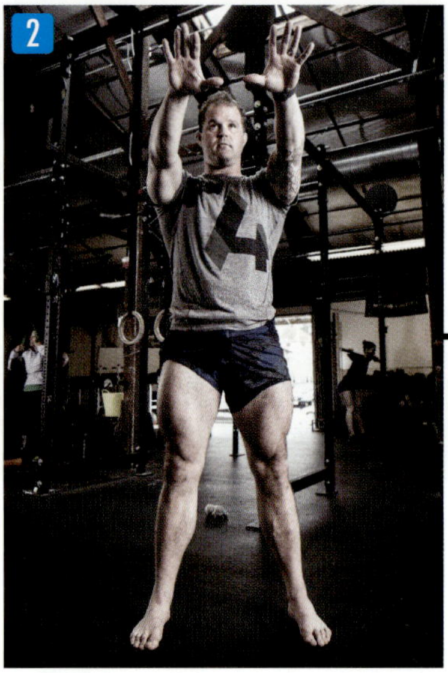

1. **발을 어깨보다 약간 넓게 벌리고 선다. 체육에서 전통적인 파워 스탠스이다.** 제자리 멀리 뛰기를 하거나 비너스 윌리엄스의 테니스 서브를 받기 위해 뛰어가려는 자세를 취한다고 상상해보라. 발은 정면을 향하거나 약간 벌어지게 놓아라. 물론 아주 약간만 벌려야 한다. 발가락이 과하게 바깥으로 벌어진 팔자걸음 자세는 잘못된 자세이다. 양 발가락이 과하게 안쪽으로 모아진 자세 또한 잘못된 것이다.

2. **엉덩이 근육과 후방 사슬을 활성화시켜라.** 발을 정면을 향해 놓고, 후방 사슬 근육(발의 아치부터 햄스트링 근육, 고관절 그리고 몸통을 지지하는 근육들까지)을 활성화시켜라. 접시 두 개를 땅에 내려놓는 동작을 가정하면서 움직이는 것이다. 왼발은 시계 반대 방향으로 회전하는 힘을 발휘하고, 오른발은 시계 방향으로 힘을 발휘할 것이다. 스쿼트 동작으로 아래로 내려갈 때 균형을 잡아줄 목적으로 팔을 앞으로 곧게 내밀어라.

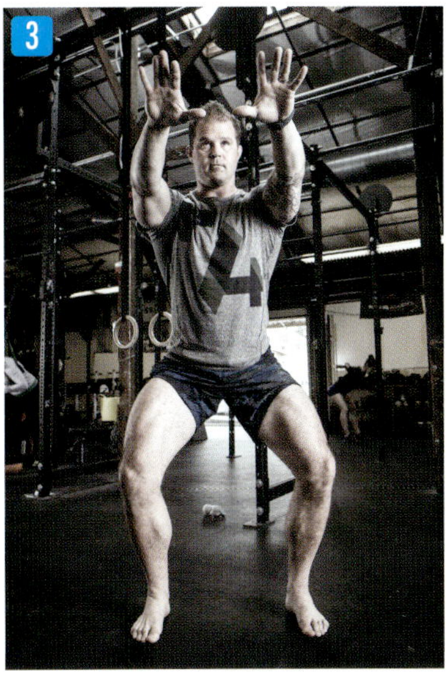

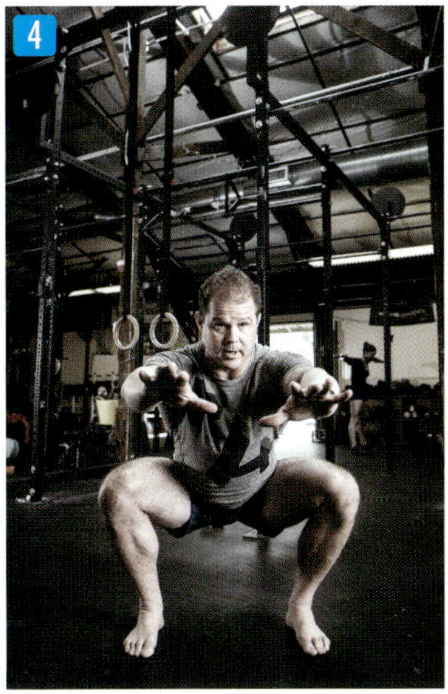

3. **무릎을 바깥쪽으로 내밀어라.** 무릎을 상하게 할 수 있는 무릎 안쪽으로의 움직임을 방지하기 위해 뒤꿈치를 바닥에 붙이고 무릎을 바깥으로 내미는 신호를 몸에 주어라.

4. **고관절을 무릎 아래로 내리고, 무릎은 발을 넘어가게 앞으로 나오지 않게 하라.** 스쿼트 동작의 깊이에 주의하라. 맨몸 스쿼트 동작은 고관절 주름이 무릎보다 충분히 아래로 내려가도록 해야 한다.

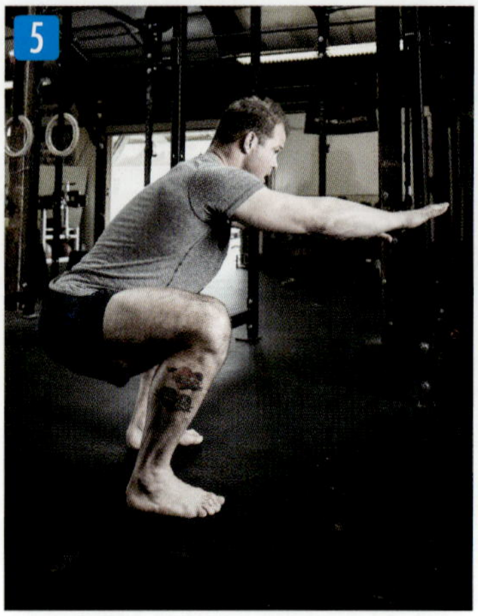

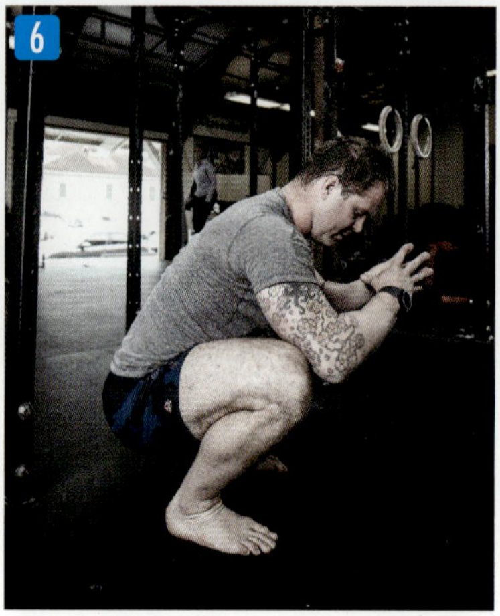

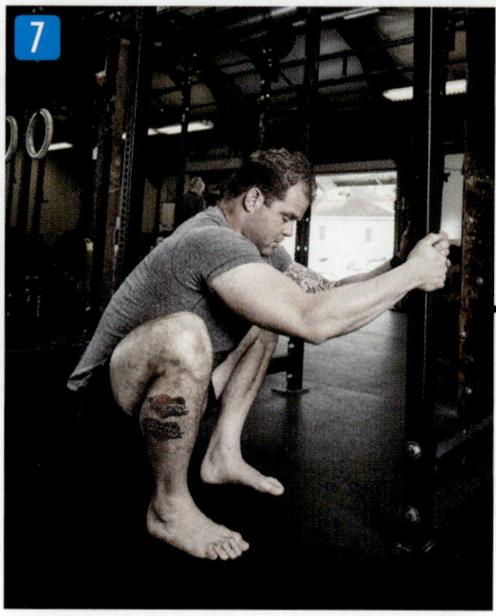

5. **무릎이 발을 넘어가지 않도록 주의해야 한다.** 스쿼트 동작을 옆에서 관찰하여 발가락 선 위로 그은 수직선을 무릎이 넘어가지 않는지 살펴보라. 발을 넘어가서 무릎이 앞으로 튀어나오는 것은 주의해야 할 큰 실수이다. 정강이를 수직으로 잘 유지한다면, 무릎에 걸리는 부하를 줄이고 고관절과 햄스트링 근육을 사용하여 스쿼트를 할 수 있다. 수직의 정강이는 후방 사슬이 발생시키는 안전한 힘과 안정성을 이용할 수 있게 해준다.

   주의해야 할 점은 무릎이 발을 넘어가는 것이고 정강이가 수직선에서 벗어나는 것이다. 그 벗어남은 무릎에 압력을 가해 큰 손상으로 이어진다. 이러한 실수를 스스로 발견했다면 정강이를 수직으로 만들고 다시 스쿼트를 하고 고관절과 햄스트링 근육에 힘을 집중시켜야 하며, 깊은 스쿼트를 할 때 무릎에 가해지는 힘을 유의해서 보아야 한다. 이렇게 하면 스쿼트 동작을 잘 수행할 수 있을 것이다.

   또한 허리의 곡선을 관찰하라. 스쿼트 동작을 시작하기 전과 동작을 수행하는 단계에서, 엉덩이 근육과 복근들은 활성화되어 단단하고 중립적인 척추와 평평한 허리를 유지해야 한다. 즉 신체 중심선이 적절히 긴장되어 단단해야 한다는 뜻이다. 이런 근육들이 약화되면 신체 후방 사슬에서 발휘되는 힘이 사라지고, 스쿼트 동작은 무너질 것이다. 이 파트의 스쿼트 검사를 통과하기 위해서는 스쿼트 동작을 하는 동안 적절하고 평평한 허리를 유지하라.

6. **스쿼트 자세를 유지하라.** 스쿼트 동작을 더 잘하기 위해 가동성을 개선시키는 방법은 무엇일까? 더 잘 달리기 위해 고관절 기능을 개선시키는 것과 같은 모빌리제이션일까? 스쿼트 동작을 유지한 채로 버티는 것이다. 나는 운동선수들에게 하루에 적어도 10분 이상 스쿼트 자세를 취하라고 독려한다.

7. **지지를 활용하라.** 만약 고관절이 약하고 뻣뻣하거나 종아리 뒤쪽 힘줄이 단축되어 있거나 그 외 다른 가동성과 근력의 제한이 있다면 스쿼트 자세를 유지하기 위해 지지대를 사용하라.

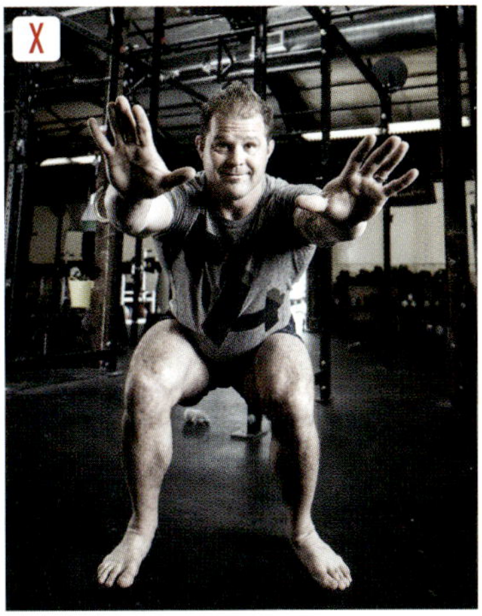

실수: 외반슬(valgus knees). 달리기 선수들이 스쿼트 테스트를 할 때 흔히 하는 실수는 무릎이 안쪽으로 무너져 위 그림처럼 되는 것이다. 이런 외반슬 자세는(특히 바벨과 같은 중량을 들 때) 무릎의 연조직을 손상시킬 수 있는 실수이다. 무릎을 주의 깊게 살펴라. 무릎이 발 앞으로 넘어가서는 안 되는 것처럼, 안쪽으로 무너져서도 안 된다. 또한 발의 아치도 주의 깊게 유지하여 안쪽으로 무너지지 않도록 하라.

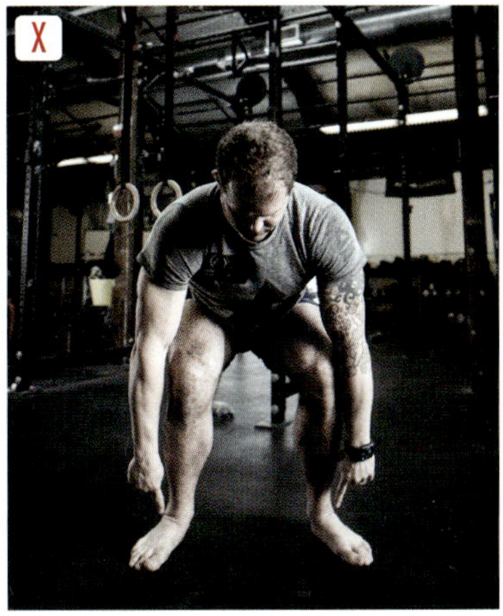

실수: 오리발(duck feet). 오리발은 전형적으로 외반슬로 이어지는 실수이다. 스쿼트 동작을 하는 동안 무릎을 바깥으로 유지하려고 노력함과 동시에 예방적인 수단으로 중립적인 발을 유지하도록 해야 한다.

테스트 #2: 피로한 상태에서 올바른 스쿼트를 수차례 할 수 있는 능력

비록 이미 이 능력을 갖추고 있을지는 몰라도, 나는 자주 이 능력을 체크해보라고 말해주고 싶다. 그것은 훈련에 영향을 줄 수 있는 다양한 변수들을 일년 내내 확인할 수 있게 해줄 것이다. 마라톤 기록을 향상시킬 수 있는 동시에 문제를 악화시킬 수도 있다. 이것은 마치 스모그(smog)검사와 같다. 그리고 어떤 것이 됐든 신속하고, 충격이 없는 운동을 하게 해줄 것이다.

나는 전방 십자인대 수술을 한 환자의 재활 지표로 타바타 스쿼트 테스트를 활용하기 시작했다. 이 테스트는 짧은 시간에 발목과 고관절의 운동 컨트롤 패턴과 가동 범위에 대해 많은 것을 드러내줄 것이다. 분명히 스스로가 생리적인 부하의 압력에서 어떻게 움직이는지 알기 위해 동영상을 찍어서 보고 싶어 할 것이며 그 동영상은 볼 수 없었던 것을 보여줄 것이다.

스쿼트를 올바르게 할 수 있는 능력을 가지고 발전시키는 것은 이번 파트의 스탠더드를 충족시키기에 훌륭한 시작이다. 나는 스쿼트 1회를 완벽하게 하는 것뿐 아니라, 올바른 스쿼트의 모든 작동 부위들을 이해하고 그 느낌을 알게 해주고 싶다. 그 이유는 그 지식이 스스로의 달리기 자세를 관찰하는 데 도움을 줄 것이기 때문이다.

타바타 스쿼트 테스트는 타바타 인터벌 프로토콜(20초 간의 짧은 운동을 8번 연속으로 하고 사이에 10초 이하의 휴식을 가지는)에 근거한 것이다. 총 4분 간의 운동 중 1분 안에 20초 동안 하는 운동을 2회 진행하고 각 운동 후에는 10초 정도의 휴식을 취한다.

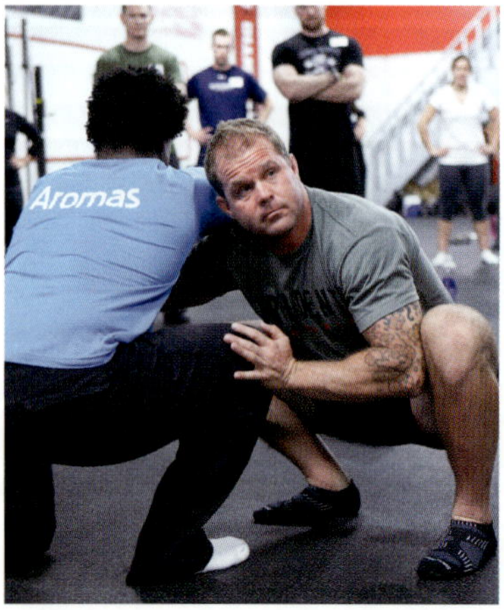

이 운동은 안전한 환경에서 취약점을 드러내는 명확한 도구이다. 타바타 스쿼트는 신속하게 피로감을 느끼게 만들지만 아무도 다치지는 않을 것이다. 가동 범위의 문제점도 나타나고 결국에는 몸이 한쪽으로 혹은 다른 방향으로 편향되어 있는지 알 수 있게 될 것이다.

또한 고관절과 햄스트링 근육이 몸의 부하를 어떻게 받아내는지 느끼게 해주는 유용한 도구이다.

스쿼트 스탠더드를 달성하기 위해서는, 철저하게 몸 풀기 운동을 한 후에 다음에 나오는 운동을 해야 한다. 4분 간의 운동 시간 동안 20초 간 맨몸 스쿼트를 최소한 10회 시행하라. 10회 이상 할 수 있다면 더 좋다. 그러나 이 스탠더드를 만족시키려면 제대로 된 스쿼트를 10회 이하로 시행해서는 안 된다.

올바른 스쿼트의 모든 작동 부위들을 이해하고 그 느낌을 아는 것은 스스로의 달리기 자세를 관찰하는 데 도움을 줄 것이다.

1. 철저한 몸 풀기 운동을 하라. 이것은 굉장히 강도가 높은 운동이므로 맨몸 스쿼트에 맞춰서 로프 점핑, 버피, 팔굽혀펴기 그리고 가동 운동으로 몸 풀기를 해야 한다. 타바타 테스트를 시행하기 전에는 몸이 덥혀져야 하고 땀이 나 있어야 한다.
2. 비디오 카메라와 시계 혹은 타이머를 설치하라(아니면 친구나 동료에게 부탁하라). 타바타 테스트에서 운동 시간과 휴식 시간은 정신없이 돌아온다. 그러니 언제 스쿼트를 하고 언제 쉬어야 하는지 확실히 인식하라.
3. 테스트를 하는 동안 발을 정면을 향하게 하라. 발이 바깥쪽으로 돌아가지 않는지 세심히 살펴보라. 만약 그렇다면 그때는 스쿼트를 총 횟수에 포함시키지 않는다.
4. 첫 20초 간의 운동을 시작하라. 제대로 된 스쿼트를 시작하고 횟수를 세기 시작하라. 20초 간 최대한 많은, 제대로 된 스쿼트를 시행하라.
5. 10초 간 휴식을 시행하라. 10초 간의 휴식은 굉장히 짧다는 것을 바로 알게 될 것이다. 잠시 쉬었다 다시 제대로 된 스쿼트를 시행할 준비를 하라.
6. 이러한 패턴을 4분 동안 반복하면서 매 시기마다 시행한 스쿼트의 개수를 세어라. 그러나 잘못된 방식으로 시행한다면(무릎이 안쪽으로 구부러지거나 발 앞쪽으로 넘어가는 경우) 횟수에 포함시키지 마라. 오직 제대로 된 스쿼트만 횟수에 포함시켜야 한다.

매 20초마다 최소한 10개의 스쿼트를 할 수 있다면 이번 스탠더드를 충족시킨 것이다. 더 많이 할 수 있도록 노력하라. 15개 이상을 목표로 노력하고 올바른 스쿼트 자세를 더욱 숙달하라.

러너가 러너에게

1980년대나 1990년대에 보았던 근력 운동 프로그램을 기억해보면 무릎의 신전, 햄스트링 근육의 굴곡, 뒤꿈치 들기 그리고 레그 프레스(leg press) 머신에서의 쿼터 스쿼트 같은 것들이다. 딥 스쿼트에 대해서는 굉장한 거부감이 있었다. 켈리는 그가 지적했듯이 과가동성이 일어나는 자세를 지지하지 않는다. '정상(normal)'이 그가 추구하는 바이다. 그것은 스쿼트에도 적용된다. 스쿼트를 반의 반만 내려가게 시행한다면 건강을 위한 중요한 키(key)가 될 수 있는 상당한 가동 범위를 잃어버리게 된다.

최근에 내가 배운 바로는, 스쿼트가 잘못된 자세로 시행되면 부하가 잘못된 부위인 무릎에 걸리기 때문에 코치들이 쿼터 스쿼트를 안전한 스쿼트로 인정했을지도 모른다. 고관절과 햄스트링 근육에 제대로 부하를 걸고 스쿼트를 시행한다면 다른 점을 느낄 것이다. 무릎에는 실제적으로 부하가 전혀 걸리지 않는다. 힘은 고관절의 큰 근육들에 의해서 발생되는 것이다. 이 근육들은 워낙 커서 금방 지쳐버리지는 않을 것이다. 나는 근래에 고관절이 무릎보다 아래로 내려가는 스쿼트 300개를 포함한 운동을 했다. 가장 부하가 많이 걸리는 부위는 나의 폐이다. 스쿼트를 더 이상 못하게 만드는 요인은 근육의 문제가 아니라 공급되어야 하는 혈류와 산소의 양 때문이다. 나는 요즘 매주 하나 혹은 다른 자세로 스쿼트를 시행하는데, 스쿼트가 너무 위험해서 달리기 선수는 하지 말아야 한다고 말했던 코치와는 달리 그 정반대의 이유로 스쿼트를 하고 있다. 즉 내가 스쿼트를 하지 않고 몇 주를 지낸다면 나의 자세는 엉성해지고 고관절 기능이 망가질 것이다. 항상 나를 괴롭히던 부상 통증을 방지하기 위해서 스쿼트가 나에게 필요한 것이다.

— TJM

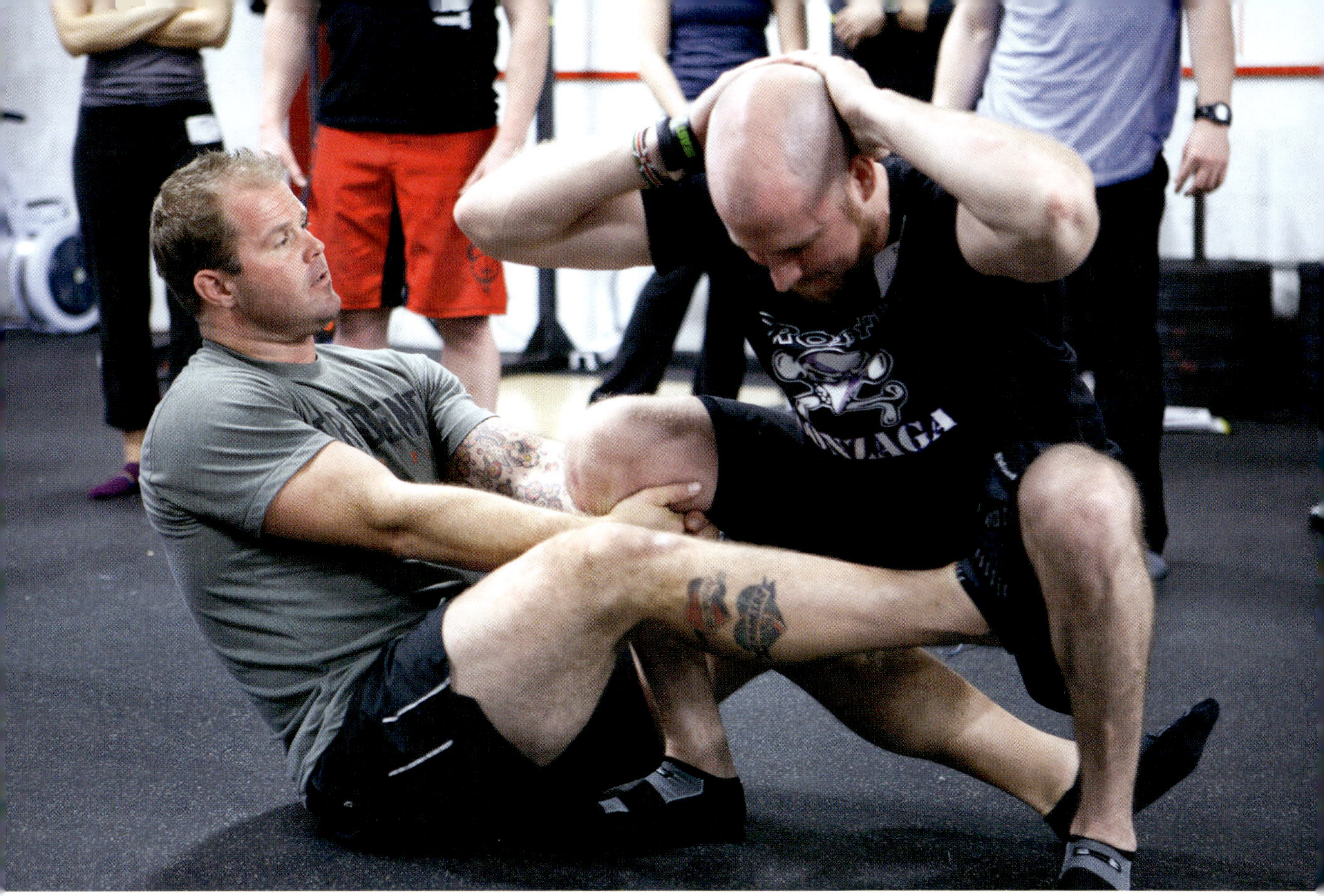

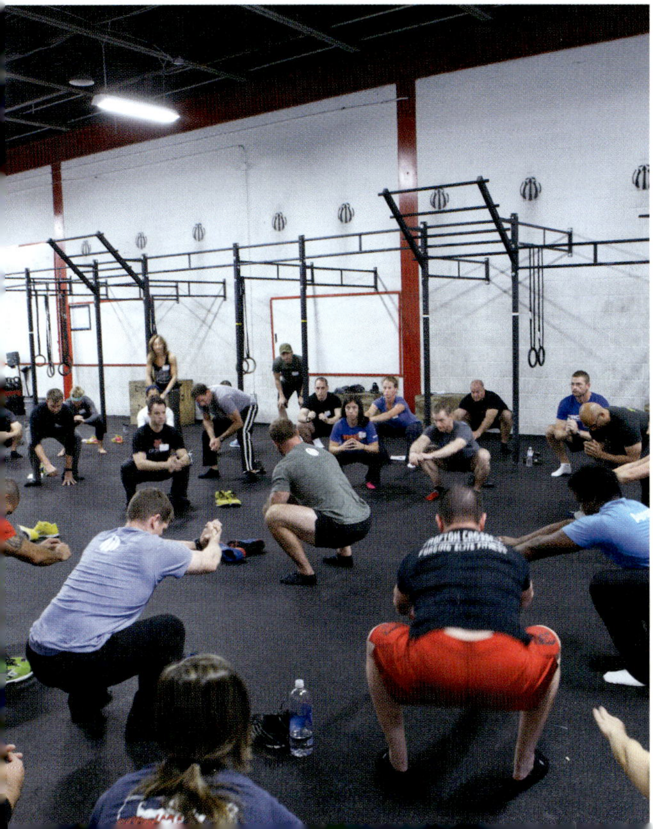

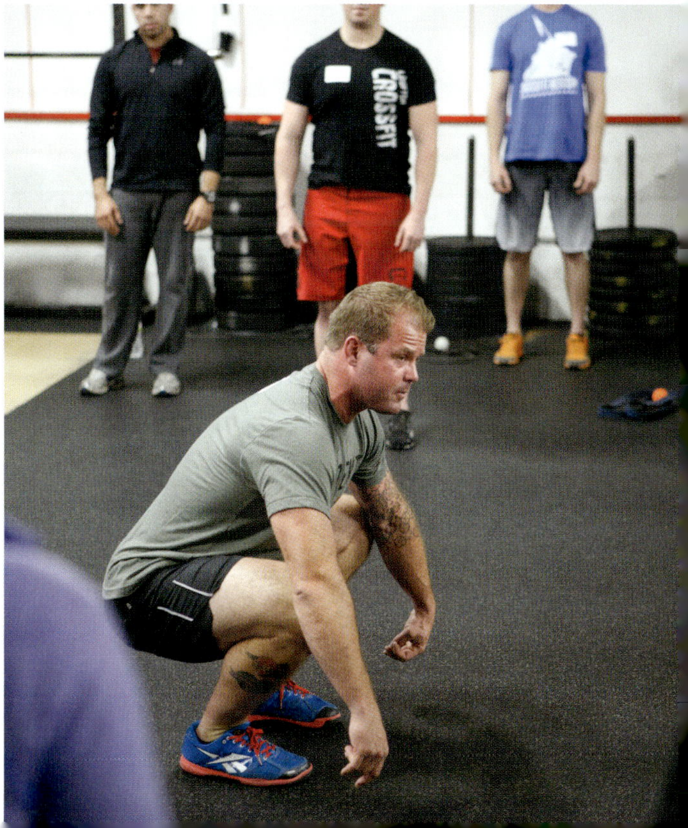
CROSSFIT

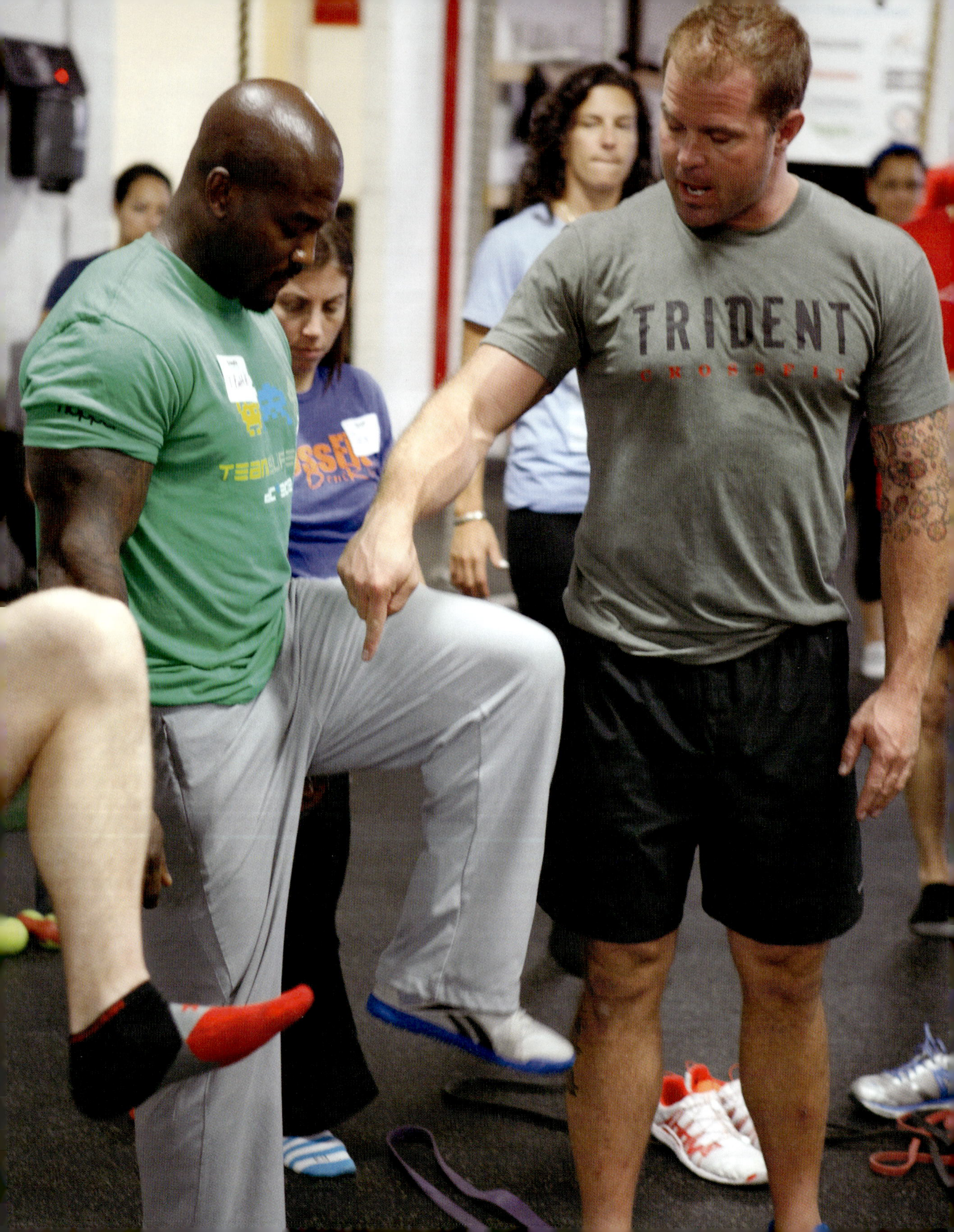
TRIDENT
CROSSFIT

CHAPTER 8
스탠더드 #5: 고관절 굴곡

Q: 외다리로 서서 오른쪽 고관절을 정상 굴곡 범위만큼 구부려 30초 간 버틸 수 있는가? 그리고 반대쪽으로도 똑같이 할 수 있는가?

최적의 고관절 기능이 무엇이냐고 물어본다면, 고관절 굴곡이 정상 범위까지 이루어지는 것이 반드시 필요하다고 말할 수 있다. 스탠더드 #5를 테스트해보면 많은 달리기 선수들이 균형 있고 강력한 고관절 기능이 많이 부족하다는 것을 명확히 알 수 있다. 운동을 많이 하고 달리기를 많이 하고 그리고/혹은 굉장히 오랜 시간을 앉아서 보낸다면, 신체 조직은 짧아질 수 있고 고관절의 정상 굴곡 범위를 방해하여 결국 고관절의 전체적인 기능이 망가질 것이다. 근력은 떨어지고 부상의 위험성은 증가하게 된다.

1970년대에서 1990년대까지도 달리기에서 발생되는 부상은 발과 직접적으로 연관되어 있을 것이라고 관습적으로 여겨졌다. 그러나 이러한 흐름은 연구자들이 고관절 기능을 연구하면서 바뀌기 시작했다. 2002년에 시행된 연구에서는(만성적인 통증이 있는 달리기 선수 30명과 건강한 선수 30명을 비교했다) 근력의 정도와 고관절에 연관된 서로 다른 6개 근육군의 균형을 관찰했다.[12] 연구자들이 확인한 것 중 하나는 부상이 있는 선수는 고관절 굴곡 근육들과 외전 근육들이 약하다는 것이다.

이것은 시작에 불과했다. 그 후로 부상과 약하고 긴장된 고관절의 과도한 회내(pronation)에 관한 연구가 축적되기 시작했다.

만약 새로운 달리기 기술을 배우는 중이라면(포즈 주법 같은) 안전하게 그 변화를 이루기 위해 고관절 기능(스쿼트, 고관절 굴곡, 고관절 신전 그리고 발목의 가동 범위)에 관련된 모든 스탠더드들에 유의해야 할 것이다.

[12] Paul E. Niemuth, Robert J. Johnson, Marcella Myers, and Thomas J. Thieman, "Hip Muscle Weakness and Overuse Injuries in Recreational Runners," *Clinical Journal of Sport Medicine* 15, no. 1(2005), 14-21.

동기부여 주안점

적절한 고관절 굴곡을 개발하고 유지하는 것은, 올바른 자세로 균형 잡힌 상태에서, 그리고 하지 후면 근육들로부터 협력을 받아 달리는 동작을 가능하게 하는 건강한 고관절 기능에 큰 기여를 한다.

고관절 가동성을 위해 추천하는 운동

아래 모빌리제이션들로 햄스트링을 작업하여 고관절의 잠김을 풀도록 한다.

- **밴디드 힙, 싱글 레그 스쿼트(235쪽)**
- **더블 밴드 힙 디스트랙션(236쪽)**
- **글루트 스매시 & 플로스(239쪽)**
- **햄스트링 스매시, 슈퍼프렌드 버전(229쪽), 햄스트링 플로스(228쪽)**

주요 내용

고관절의 정상 가동 범위와 기능을 확보할 때 이로운 점 중 하나는 한 위치에서 다른 위치로의 신체 이동을 굉장히 쉽게 할 수 있게 된다는 점이다.

달리기에 대한 좋은 견해 중 하나는 포즈 주법(Pose Method)의 창안자 니콜라스 로마노프 박사(Dr. Nicholas Romanov)에 의해 제시된 의견이다. 발이 땅에 닿는 보행 단계의 중간 지점에서 몸을 바닥에 접촉하여 중력 작용이 가해질 때 몸은 특정한 자세(pose)를 취하게 된다. 몸의 경사, 몸이 취하는 자세 그리고 체중과 중력이 상호작용하는 물리적 상황이라는 관점에서 보았을 때 우리의 몸은 최적의 자세와 위치를 가지고 싶을 것이다. 그 다음에 이어지는 것은 새로운 발의 당기 움직임이고 반대편 발의 새로운 자세이다.

마치 물리학자가 된 것처럼 이 상황에 연관된 모든 힘들을 고려해보자. 특히 한 다리로 안정된 균형을 잡는 자세에 관해서 생각해보자. 언뜻 쉬워 보이지만 그렇지 않다. 사람처럼 걸을 수 있는 기계를 만드려고 노력하는 로봇공학자에게 한번 물어보라.

나는 퍼포먼스에 사족을 못 쓴다. 효율성을 높이고 부정적인 영향을 최소화하는 자세와 운동 패턴에 대해 찾아보길 바란다.

달리는 동작에 대한 최적의 움직임 패턴을 가능하게 하기 위해서는 고관절의 작용과 모든 추진력의 작용이 필수적이다. 달릴 때 고관절의 신전과 굴곡이 부족하면, 몸은 자세를 변화시키는 데 필요한 안정성을 만들어내는 기계적인 타협점을 형성하게 한다.

고관절 신전에 대해서는 9장에서 언급했다. 그 스탠더드는 고관절 굴곡에도 해당한다.

평소에 항상 앉아 있으니 고관절 굴곡은 내가 계속적으로 연습하고 있는 게 아닌가라고 생각할지 모른다.

사실 우리의 몸은 우리가 많은 시간 동안 취하는 자세에 적응하는 경향이 있다. 매일 앉아서 시간을 보낸다면 고관절은 굴곡된 상태일 것이다.

사실 우리의 몸은 우리가 많은 시간 동안 취하는 자세에 적응하는 경향이 있다.

불행히도, 의자에 앉아 있을 때 일어나는 고관절 굴곡은 AAOS(미국정형외과학회)가 정한 정상 범위보다 짧은 가동 범위를 가진다. 똑바로 앉았을 때 고관절은 90도를 이룬다. 그것은 필요한 각도보다 30도가량 부족한 양이다. 의자에 털썩 앉아 있을 때 아이의 각도기를 빌려서 스스로의 고관절이 얼마나 짧은 각도를 이루고 있는지 측정해보라. '짧다'는 표현은 굉장히 좋은 것 같다. 앉아 있는 자세에서 고관절의 관절낭이 얼마나 단축되고 요근(psoas) 같은 연관 조직들이 얼마나 단축되었는지 잘 설명해주기 때문이다.

AAOS는 120도는 굴곡 각도가 나와야 합격점수를 받을 것이라고 말한다.

치명적인 앉아 있기: 그리고 당신의 반격

엄청난 장거리 마라토너 딘 카나시스(Dean Karnazes)는 국경을 건너고 런닝머신을 이틀 연속으로 달린 거리만큼을 뛰어서 장대한 135마일의 '배드워터(Badwater) 울트라마라톤'을 여러 번 완주해냈다. 그가 다쳤는가? 그는 다칠 시간이 없었다. 그의 비법 중 하나는 그가 말했듯이 "나는 거의 앉지 않았다"는 것이다.

대신 그는 컴퓨터를 할 때도 서서 할 수 있는 책상을 사용했고 최소한의 시간 동안만 앉아 있는 습관을 길렀다. 심지어는 컴퓨터 앞에 서서 작업을 하다가 가끔씩 맨몸 스쿼트, 팔굽혀펴기, 턱걸이 운동을 했다.

그러나 우리 모두가 서서 작업하는 책상을 만들고 의자를 던져버릴 수 있는 것은 아니다. 69쪽에 나온 조이기 전략(bracing sequence)를 활용하여 앉아 있는 자세에서 단단하고 중립적인 척추를 유지하는 데 도움을 받도록 해야 한다.

15분 정도에 한 번씩 의자에서 일어나 몸을 흔들어 풀고 복부 조이기를 시행하라. 골반을 재조정하고 척추를 정렬해줌과 동시에 엉덩이 근육과 복근들이 20% 정도의 긴장도를 유지할 수 있도록 한 후에 다시 자리에 앉도록 하라.

NOTE: 복부 조이기에 지름길은 없다. 만약 의자에 푹 주저앉는다면, 조여진 중립거인 척추를 다시 회복하기는 힘들다. 일어나서 복부 조이기를 다시 실시하라. 하루 종일 이 운동을 시행하고 시간이 지나면 오래 앉아 있음으로 인해 생겼던 근육 단축 손상을 다시 회복할 수 있을 것이다.

이 스탠더드를 통과하기 위해서는 몇 가지의 항목을 달성해야 한다.

- **선 자세에서 약간의 부하를 견디고 균형을 잡는 기능을 평가받을 것이다.**
- **양쪽 고관절에서 모두 정상적인 굴곡을 보여줄 수 있어야 한다.**

한쪽 다리로 서서 120도의 고관절 굴곡을 30초 간 버티고, 반대쪽도 동일하게 수행할 수 있다면 스탠더드를 통과한 것이다.

이것은 단지 테스트뿐만이 아니라 균형을 위한 운동이다. 3마일, 10마일 혹은 그 이상을 달릴 때 다리와 고관절이 충분히 강한 안정성을 제공해주길 기대한다면 모터 컨트롤 유닛과 신경 경로 그리고 반사들이 조화롭게 조정되어야 할 것이다. 우선 30초를 버틸 수 있게 되면 눈을 감고 추가적인 도전을 다시 시도해보라.

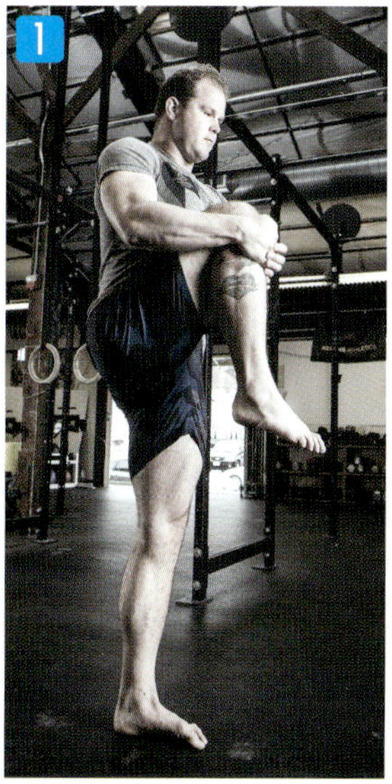

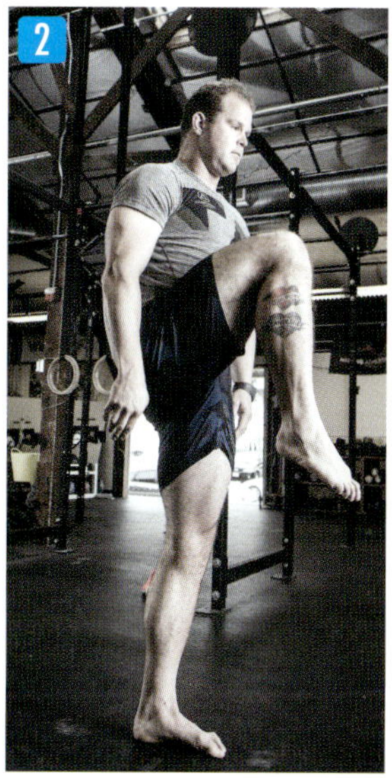

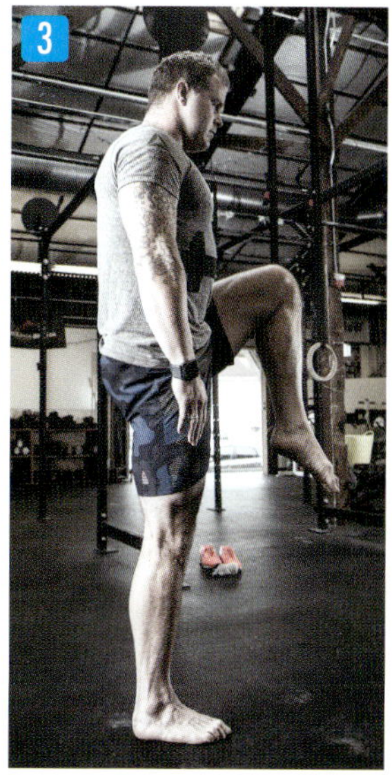

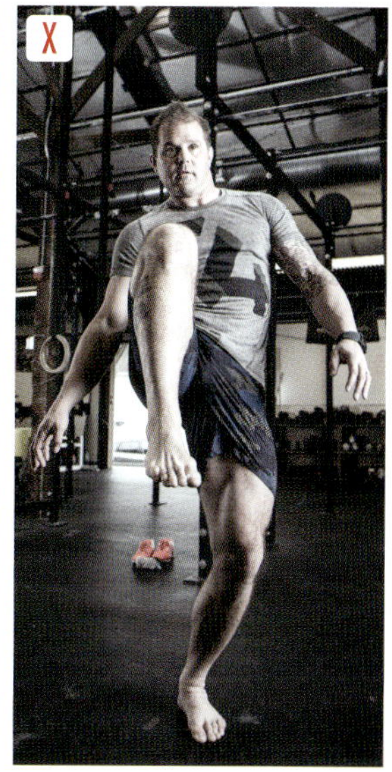

1. 척추를 잘 조이고 중립을 유지한 채 발을 정면으로 향하게 한 자세에서 한 발로 버티고 서서 반대편 무릎을 가슴에 닿을 때까지 당겨 고관절을 구부려라.

2. 양손은 아래를 향해 내려라. 이 스탠더드를 통과하기 위해서는 무릎이 고관절의 높이보다 위로 올라가서 120도 이상의 고관절 굴곡을 달성해야 한다.

3. 발은 바닥 쪽으로 족저굴곡하라. 발가락을 아래로 향하게 하는 것이다. 이 자세를 30초 간 유지하라. 그리고 다른쪽 다리도 30초 간 유지하라.

오류: 똑바로 서 있는 자세를 안정적으로 유지하고 싶을 것이다. 그러나 바다 위에서처럼 몸이 요동치면 이 스탠더드를 성공적으로 통과하지 못한 것이다.

러너가 러너에게

다른 많은 스탠더드처럼 고관절 굴곡은 건강한 고관절 기능의 구성요소이다. 모두 그런 것은 아니지만 장거리를 달리면 고관절 대부분의 구성요소들이 단축된다. 그리고 내가 크로스 핏 수업에 참석하면서, 나의 달리기 경력이(오래 앉아 있어야 하는 나의 직업과 더불어) 얼마나 내 몸에 손상을 줬을지 알게 되었다. 그 수업에서 내가 발전시켰던 것만큼, 수업에 참석한 사람들 거의 모두는 나보다 훨씬 더 나은 고관절 굴곡과 신전 기능을 가지고 있다. 고관절 굴곡 스탠더드를 달성하기 위해 노력하고 있다면, 나는 그것이 무엇이 되었든 고관절 가동 범위를 제한하는 것들을 개선하기 위해 창의적이 되길 권한다. 나의 경우는, 달리기를 할 때나 앉아 있을 때 굉장히 단축되고 긴장되는 요근(하부 요추에서 허벅지를 연결하는 큰 근육으로 고관절을 굴곡하는 기능을 한다)이 내 문제라는 것을 알게 되었다. 이전에는 전혀 바꾸려고 시도조차 해보지 않았던 것이다.

켈리가 말한 것처럼 그의 가동성 확보 프로그램은 오픈 소스 코드 타입의 방식과 같다. 그가 제시한 것을 받아들이고 그 기술들을 가지고 스스로의 방법을 탐구하라. 스탠더드에 대한 테스트를 시행한 후에 2분 이상 가동성 확보 운동을 시행하고 다시 일어나서 재검사를 해보라. 변화를 볼 수 있다면 스스로 뭔가를 깨달았음을 알게 될 것이다.

— TJM

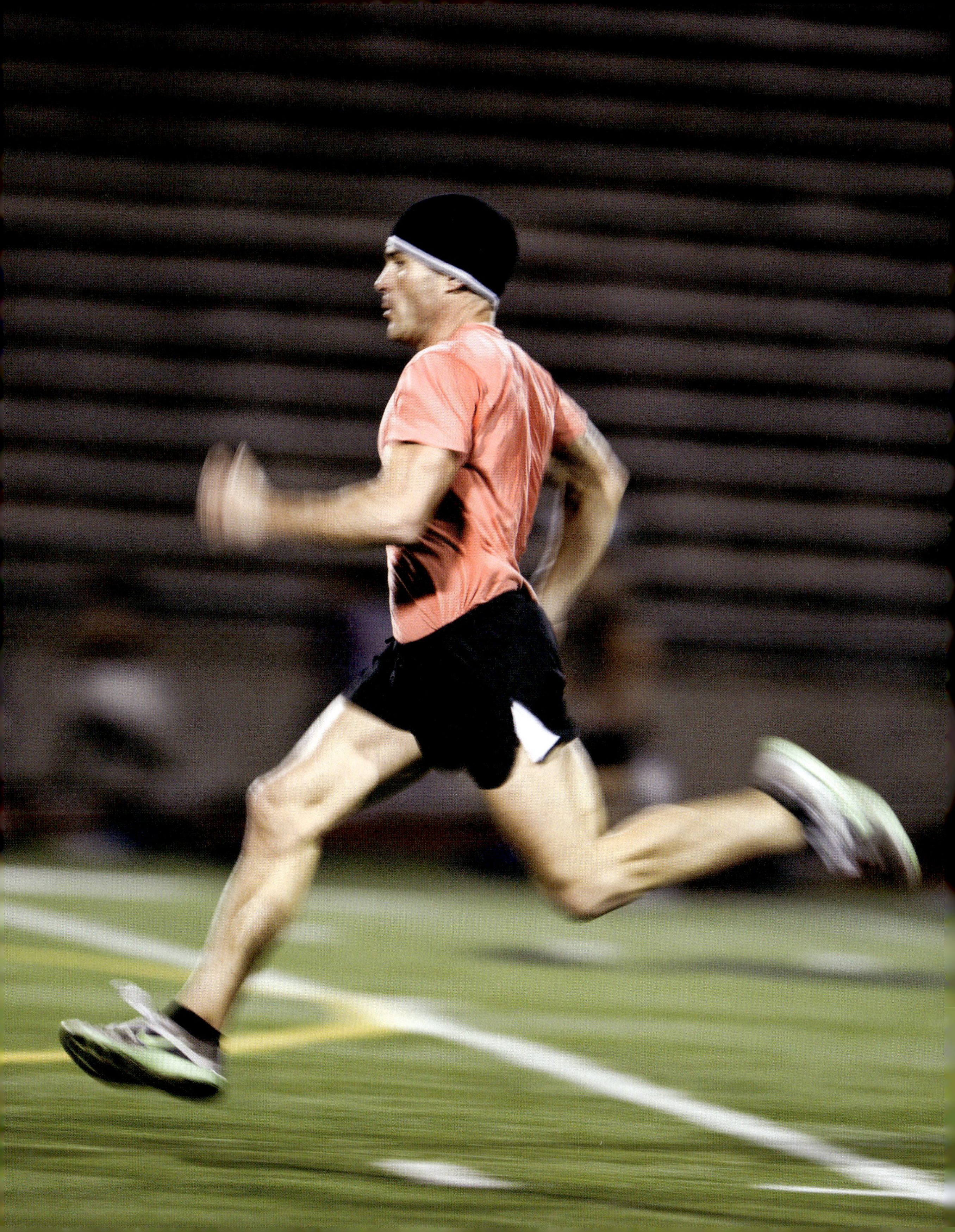

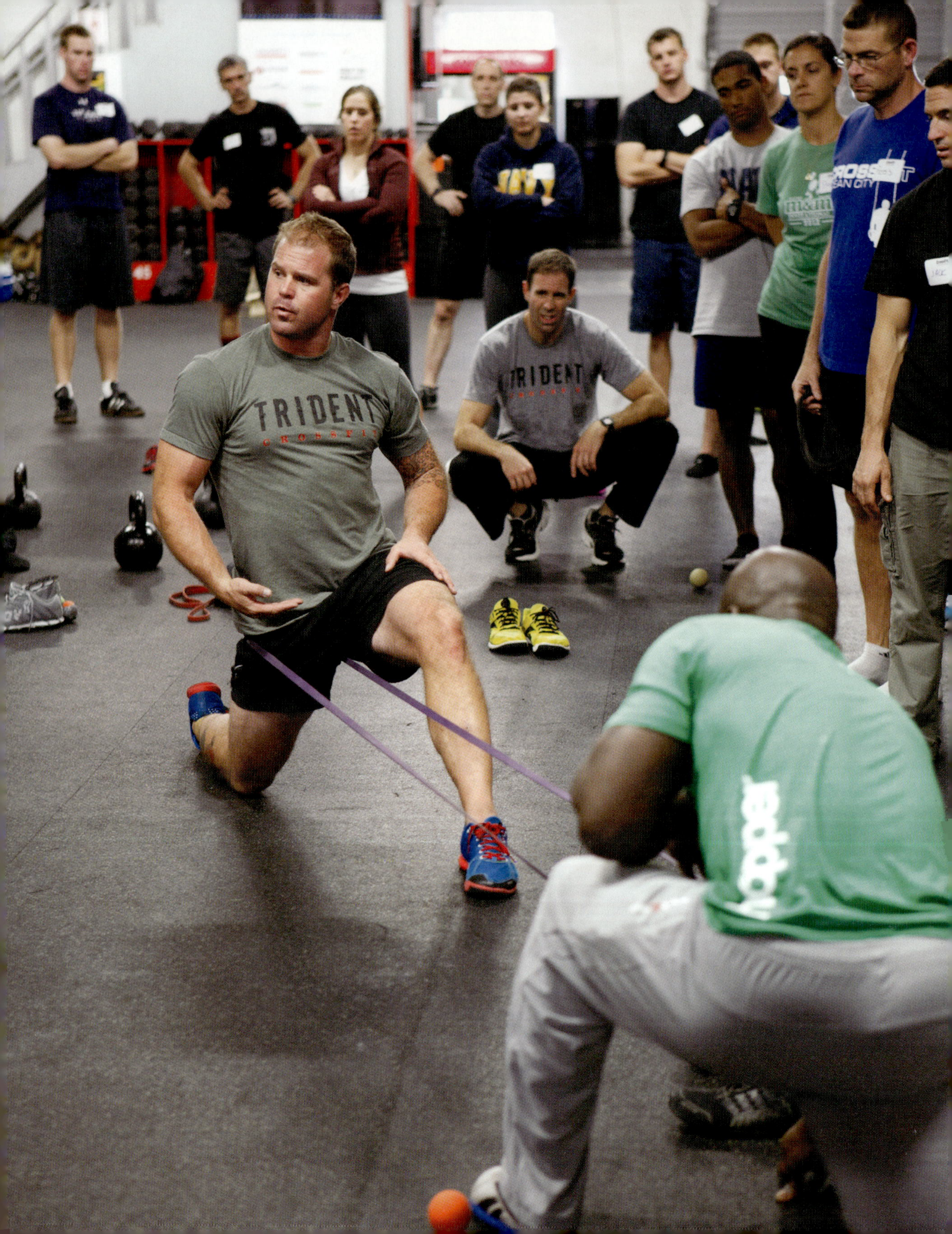
TRIDENT
CROSSFIT
TRIDENT

CHAPTER 9

스탠더드 #6: 고관절 신전

Q: 정상적인 범위의 고관절 신전이 가능한가?

이 스탠더드를 충족시킨다는 것은 고관절을 최대한 신전했을 때 고관절 앞쪽에 충분한 가동 범위가 있다는 것이다.

동기부여 주안점

대퇴사두근과 고관절 굴곡근에 주의를 기울이는 것은 건강한 고관절 기능에 도움을 줄 것이고, 무릎을 고통스럽게 하는 잘못된 힘을 무력하게 만들어줄 것이다.

고관절 신전 확보를 위해 추천하는 가동성 운동

틈을 내서 매일 카우치 스트레치(소파에 앉아서 할 수 있는 스트레칭)을 하라. 하루 중 여러 번 하면 더 좋다.

- 카우치 스트레치(118쪽)
- 밴디드 힙, 싱글 레그 스쿼트(235쪽)
- 쏘아스 스매시 & 플로스(238쪽)

주요 내용

많은 달리기 선수들에게 고관절의 앞쪽 부분은 문제를 일으키는 데 큰 비율을 차지하는 부분이다. 이 스탠더드는 고관절이 얼마나 불균형에 빠져 있는지에 따라 다르지만 스탠더드를 충족하기는 쉽지 않을 것이다. 그러나 집중해서 이 스탠더드를 충족하기 위해 지속적인 노력을 한다면 엄청난 보상을 얻을 수 있을 것이다. 고관절 기능이 개선될 것이고 자세도 좋아질 것이다. 그리고 이것이 보편적인 무릎 문제를 해결하는 핵심이 될 것이다.

평범한 실화가 하나 있다.

약 20년간 달리기와 경주에서 산전수전을 다 겪은 40대 주자가 하프 마라톤 대회의 출발선에 서 있다.[13] 이 대회의 코스는 로스엔젤레스 시내에 가까운, 언덕이 굉장히 많은 도로이다. 13마일을 달린 후에 그는 손쉽게 결승선을 통과할 것이다. 그는 달리기 전에 세미 트레일러로 운반되는 사전 준비물들을 챙기기 위해 움직이면서 다리를 절뚝거렸다. 그리고 그는 양쪽 무릎 슬개골 아래에 타는 듯한 통증을 느꼈다. 그는 그 통증을 압축된 화학 물질이 불타는 것처럼 느꼈기에 '타는 듯'이라는 말이 정확했다.

[13] 이 책의 공동 저자 T.J. 머피가 2010년에 참가한 대회

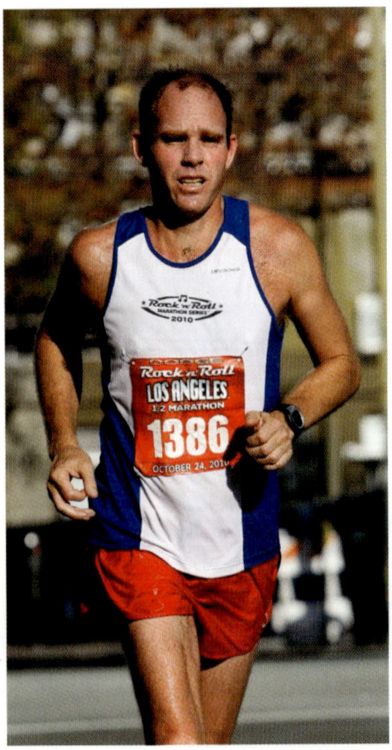

타는 느낌은 점점 악화되었고, 마침내 그는 달리다 말고 도로 한편에 앉아서 무릎을 문질렀다. 그러나 소용이 없었다. 결국 그 통증은 가라앉았지만 그 정도 강도의 관절 통증은 무릎에서 연부 조직과 관절이 심각한 마찰력을 받고 있다는 무서운 경고였다. 옆의 사진은 이 주자가 결승점에 들어오기 0.5마일 이전에 촬영된 것이다. 이 사진은 뭔가 아름답지 못하다. 그의 오른 다리는 앞으로 뻗어 있고 그의 뒤꿈치는 땅에 강하게 부딪치고, 완전히 잠긴 무릎은 뒤꿈치가 땅에 부딪치는 소름끼치는 충격을 그대로 받아내고 있었다. 이렇게 충격을 주는데 무릎이 불타고 있는 것처럼 느껴지는 것이 이상한가?

나는 자동차를 인용한 비유를 좋아하는데 그 중에 이 비유를 가장 좋아한다. 잘못된 움직임 패턴과 단축된 대퇴사두근 그리고 고관절 굴곡근들에 주의를 기울이지 않고 달리는 주자들은 연료와 브레

이크가 잘못된 자동차를 모는 것과 같다. 한쪽 발로 가속 페달을 밟을 때 다른 쪽 발은 브레이크를 밟고, RPM이 확 올라가면 브레이크에 댄 발을 떼면서 자동차가 앞으로 튀어나갈 수 있게 만든다. 그리고 그것을 반복하는 것이다. 이런 운전을 계속 유지하면 바퀴에 불이 나는 것을 볼 수 있을 것이다.

무릎 통증은 달리기 선수나 달리기를 좋아하는 사람들에게서 가장 흔히 보이는 만성적인 손상이다. 그리고 그 원인으로는 다리를 펴는 근육의 기형적인 단축과 긴장이 가장 많이 거론된다. 이러한 문제는 미묘한 방법으로 표현된다.

무릎 통증의 원인으로는 다리를 펴는 근육의 기형적인 단축과 긴장이 가장 많이 거론된다.

런닝화를 파는 국내의 신발 가게들에서는 각자에게 잘 맞는 신발을 찾기 위해 흔히 생체역학적인 특성을 알아보기 위한 보행검사를 시행한다. 런닝머신을 걷거나 인도를 가볍게 뛰어보기도 한다. 신발 판매원은 당신 특유의 패턴을 볼 것이고 때때로 그 패턴은 미묘할 수 있고 그렇게 미묘하지 않을 수도 있다.

그가 본 것은, 당신이 한 발은 땅에 딛고 다른 쪽 발은 앞으로 스윙을 하여 새로운 디딤점을 찾으려는 동작이다. 이러한 움직임에서 다리는 스윙을 하여 발을 앞으로 보낸다. 그가 본 문제점은 발이 바깥으로 회전되어 있다는 것과 발과 다리가 탁구채와 유사하게 작동한다는 점이다. 발은 정면을 향하여 직선적인 운동을 하기보다는 회전되면서 열리는 동작을 하게 되는데, 이것은 마치 도로를 걸을 때 바닥에 튀어나온 벽돌에 발가락을 부딪치지 않도록 피하려는 동작과 같다.

이러한 습관이 얼마나 흔한지는 달리기 대회에서 유심히 사람들을 살펴보면 알 수 있다. 그곳에서 실제적인 전염병과 같은 습관을 볼 수 있을 것이다. 무슨 일이 일어나고 있는 것인가?

만약 이 습관처럼 발을 구부린다면 그것은 고관절의 올바른 기능 중 한 가지 혹은 여러 가지 요소를 상실한 것이다. 고관절 앞쪽 근육 조직들인 고관절 굴곡근 그리고 대퇴사두근이 단축되고 긴장되어 올바른 고관절 신전 기능과 대퇴의 내회전을 유지할 수 있는 능력이 망가진 것이다.

이러한 대퇴 내회전의 제한은 실질적으로 골반이 열리게 만들고 결과적으로 다리를 빙 돌려서 이동하게 만든다. 그리하여 안정성과 힘은 저하되고 달리는 동작 시스템 전체가 악영향을 받게 되는 것이다. 이것은 매 걸음걸이마다 관절에 굉장히 나쁜 마찰력을 전달하는 발의 열림과 무릎의 비틀림이 생기기 아주 좋게 레드 카펫을 깔아준 꼴이 된다.

올바른 고관절 기능의 손상은 무릎과 발목의 조직에 압력을 가하고 달릴 때마다 잘못된 충격을 주게 된다. 1분에 160걸음을 달리는 속도, 1마일을 8분에 가는 속도로 달린다면 1마일 당 1200걸음 이상을 달리는 꼴이다. 계산을 좀 더 해보자면, 일주일에 50마일을 달리고 1년에 50주를 달리며 평균적으로 1마일을 8분에 달리는 속도로 달리면, 3백만 번 이상의 레이저 채찍질을 관절에 맞는 것이다.

신발과 족부 교정기는 이 문제를 해결하지 못할 것이다. 결국 이 문제는 건강한 달리기 선수로서의 미래가 종말을 앞두고 있음을 의미한다.

고관절의 적절한 신전과 내회전을 회복하여야만 한다. 지금 당장 신전과 내회전을 회복해야 하고 또한 반복적으로 계속 회복해야한다. 만약 오래 앉아 있는 습관이 있다면 이 스탠더드를 달성하고 유지하려는 노력은 특별한 주의를 필요로 한다. 새로운 습관을 만들어야 하기 때문이다.

오래 앉아 있어야 하는 사람들이 알아야 하는 두 가지 무기를 가르쳐주겠다.

- **가능한 최소한의 시간만 앉아라.** 120쪽에 나와 있는 '앉아 있는 것이 왜 몸에 해로운가?'를 보라.
- **카우치 스트레치(Couch Stretch)를 매일 시행하라.** 이 스트레칭은 치실이 이 건강에 좋듯 달리기에 좋다.

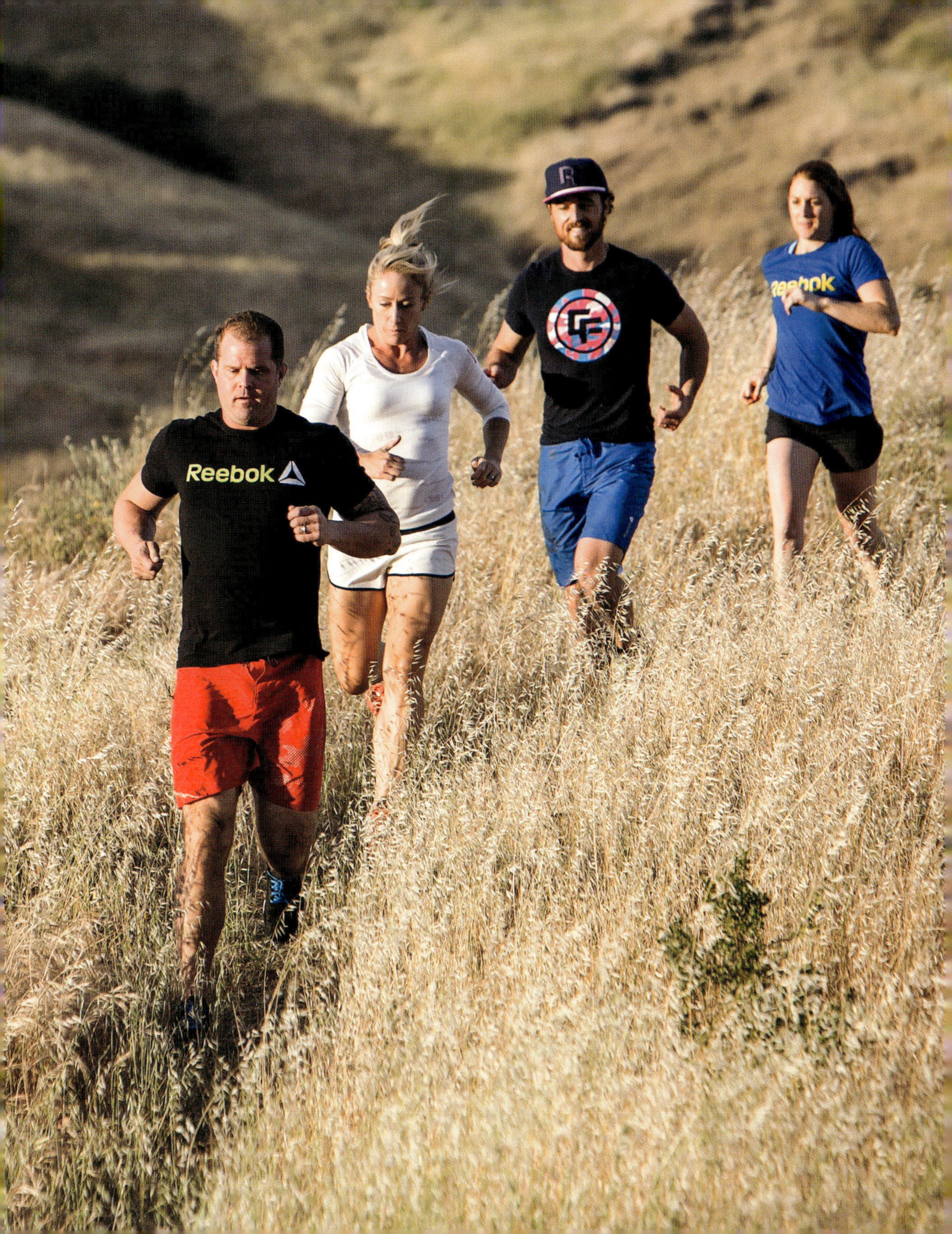
Reebok
Reebok

카우치 스트레치

카우치 스트레치는 고관절과 무릎 위 느슨한 부분을 열어주는 강력한 기법이다. 이 기법은 주자들이 흔히 겪는 일반적인 형태의 슬개건염과 같은 무릎 통증을 경감시키며, 고관절과 허리의 통증을 개선시키는 데 도움을 준다. 이 스탠더드를 충족시키면 달릴 때나 일상생활을 할 때 올바른 자세를 유지할 수 있도록 지지해줄 것이다.

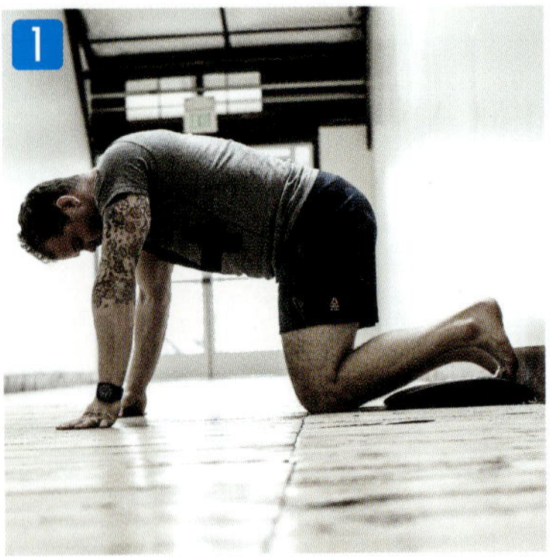

1 발을 벽 혹은 상자나 소파의 쿠션에 지지하라. 바닥이 딱딱하다면 무릎에 쿠션을 깔아라.

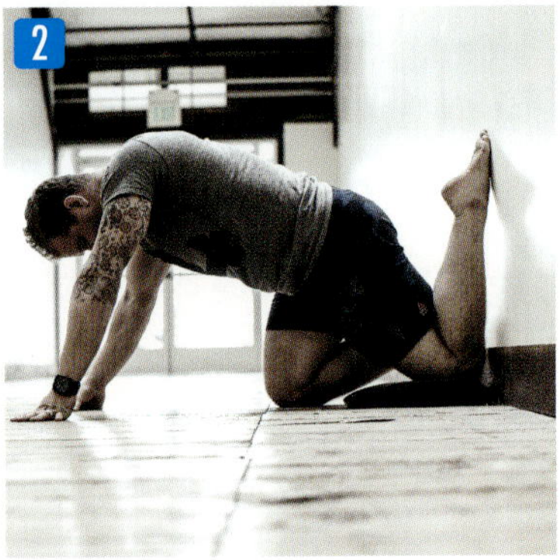

2 무릎이 벽과 바닥이 만나는 코너 지점에 닿도록 다리를 벽 위로 밀어올려라. 정강이를 벽과 수직으로 만들고 발가락은 하늘로 향하게 만들어라. **중요 사항:** 엉덩이를 수축시키는데, 특히 왼쪽 엉덩이를 수축시켜라. 움직이는 동안 수축을 유지하도록 해야 한다. 이 운동은 허리 아래쪽을 안정화시킬 것이고 고관절을 올바른 위치로 잡아줄 것이다.

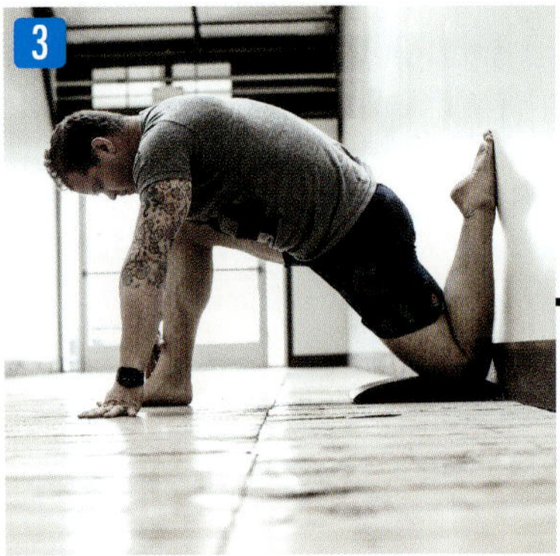

3 오른쪽 다리를 몸 앞쪽으로 끌고 와서 가슴에 붙이고 정강이는 수직으로 유지하라.

팁: 카우치 스트레치 자세를 하기에 너무 몸이 굳어 있다면 몸 앞쪽에 상자를 가져다놓고 거리를 줄인 뒤 시행하라. 이 운동을 하루에 적어도 2분씩 양쪽 다리를 시행하라. 그러면 조직에 변화를 주어 바뀌지 않던 자세를 개선하는 데 영향을 줄 것이고 이 스탠더드를 충족시키게 될 것이다.

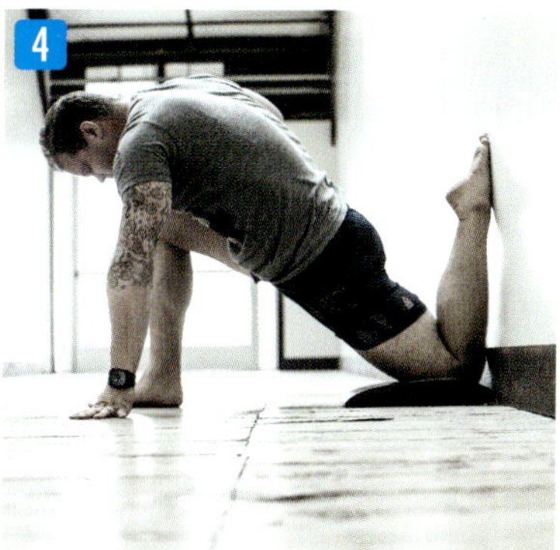

엉덩이를 수축하면서 고관절의 앞부분을 바닥 쪽으로 밀어라. 그리고 그 자세를 적어도 1분 간 유지하라.

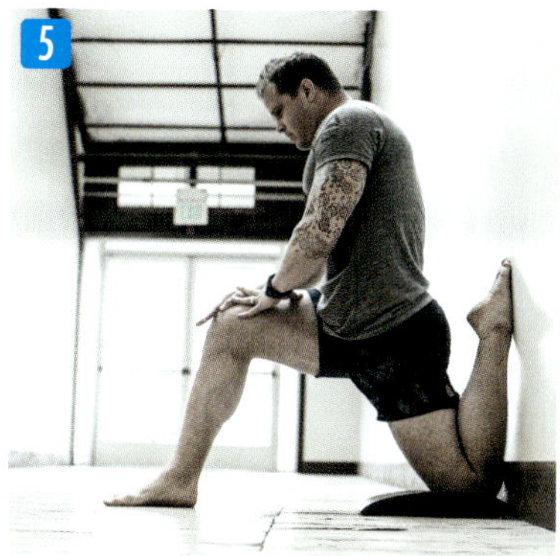

몸통을 들어올림으로써 고관절 굴곡근을 작동시켜라(엉덩이는 계속 수축시킨 상태에서). 그리고 몇 분 더 그 자세를 유지하라.

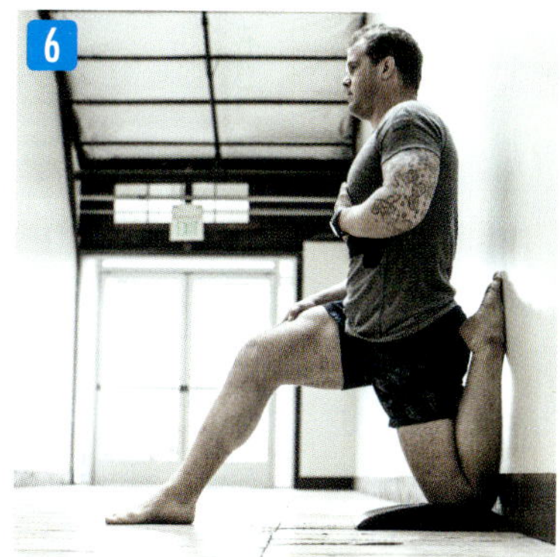

몸통을 똑바로 세우고 엉덩이와 복근은 수축하라.

앉아 있는 것이 왜 몸에 해로운가?

올바른 고관절 신전 기능과 전체적인 고관절 기능을 지지하기 위해서는 이 스탠더드에 해당되는 가동성 운동을 매일 4분씩 하는 것만으로는 부족하다. 문제를 일으킬 수 있는 습관에 대한 점검이 꼭 필요하다.

『본 투 런』이나 『케냐인과 달리기(Running with the Kenyans)』와 같은 책을 읽어보았다면 멕시코 북쪽의 타라후마라 인디언이나 케냐의 리프트밸리에 사는 사람들의 정신에는 공통점들이 있다는 것을 알게 될 것이다. 첫 번째로 그들은 학교나 세탁소를 갈 때 폭스바겐 자동차를 타고 가는 것이 아니라 항상 뛰어다녔다. 그들에게 식사를 준비한다는 것은 직접 발로 뛰어 농사를 짓고 사냥을 하는 것이다. 타하무라 인디언들은 밤에 맥주 파티를 벌이고 새벽까지 마시고 춤춘다. 또한 다음날까지 달리기를 즐긴다.

현대의 미국인과 비교해 보자. 현대 미국인의 경우 하루의 시작을 테이블에 앉아서 위티스 시리얼을 아침으로 먹는 것으로 출발한다. 그 다음 단계로 자가용, 버스 혹은 기차에 앉아서 출근과 등교를 한다. 직장이나 학교는 대부분 앉아 있기의 천국이다. 가끔 쉬는 시간에 의자에서 일어날 뿐이다. 퇴근을 하고 저녁을 먹고 나면 이제는 쇼파에 앉아서 드라마 서바이버(Survivor)를 한두 편 볼 시간이다.

이 책에서 가장 중요한 시사점은 앉아 있는 모든 시간은 고관절이 불편하고 제대로 되지 않은 굴곡 자세를 취하고 있는 시간이라는 것이다.

그 결과 고관절 굴곡근은 단축되고 달릴 때 필요한 강한 힘이 점차 사라지게 된다.

매일 앉아서 보내는 시간에 대해 경계심을 가졌으면 좋겠다. 앉아 있는 시간 동안 몸과 달리는 능력은 손상을 받는다는 점에 대해 항상 문제의식을 가지고 있어야 한다. 가능하다면 최대한 앉아 있는 것을 피하고 적극적인 노력을 시작하라. 휴대폰이나 타이머로 매 시간마다 울리게 설정을 해놓고 의자에서 일어날 수 있게 하라. 일어나서 1~2분 동안 움직이고 (만약 다시 앉아야 한다면) 엉덩이나 복근을 잘 동원하여 다시 앉도록 하라.

러너가 러너에게

육상대회에서 선수들이 출발을 알리는 소리가 들리기 전까지 스포트라이트를 받으며 대기하면서 대퇴사두근을 스트레칭하는 모습을 보았을 것이다. 한 손은 지지대를 잡고 나머지 한 손으로 발을 잡고 다리를 굽혀 대퇴사두근을 스트레칭한다. 좋다. 계속하라. 그러고 나서 카우치 스트레치 자세도 2분 간 수행하라.

이 두 가지 운동의 차이점은 다음 질문을 보면 가장 잘 알 수 있지 않을까 한다. "단순히 스트레칭을 하는 것보다 모빌리제이션이 왜 좋은 것인가요?" 아니면 "스트레칭과 모빌리제이션은 어떻게 다른가요?" 카우치 스트레치를 제대로 시행했을 경우, 단순히 애송이 주자들이 느끼는 심하게 불편한 동작이라는 느낌에 그치는 것이 아니라 절구공이 모양 관절의 깊이에 대한 가이드가 될 것이다. 이 운동은 고관절 내 대퇴골이 적절한 위치를 잡도록 도와주어서, 고관절 주위의 깊숙한 조직에 더욱 익숙해질 것이다. 대퇴사두근을 최대 범위로 스트레칭하는 것은 시행하기는 쉽지만 조금도 효과가 있지 않다. 이 책에서 오직 하나의 모빌리제이션을 고르라고 한다면 나는 아마 카우치 스트레치를 고를 것이다. 이 운동은 나의 무릎 문제를 해결해주었다.

— TJM

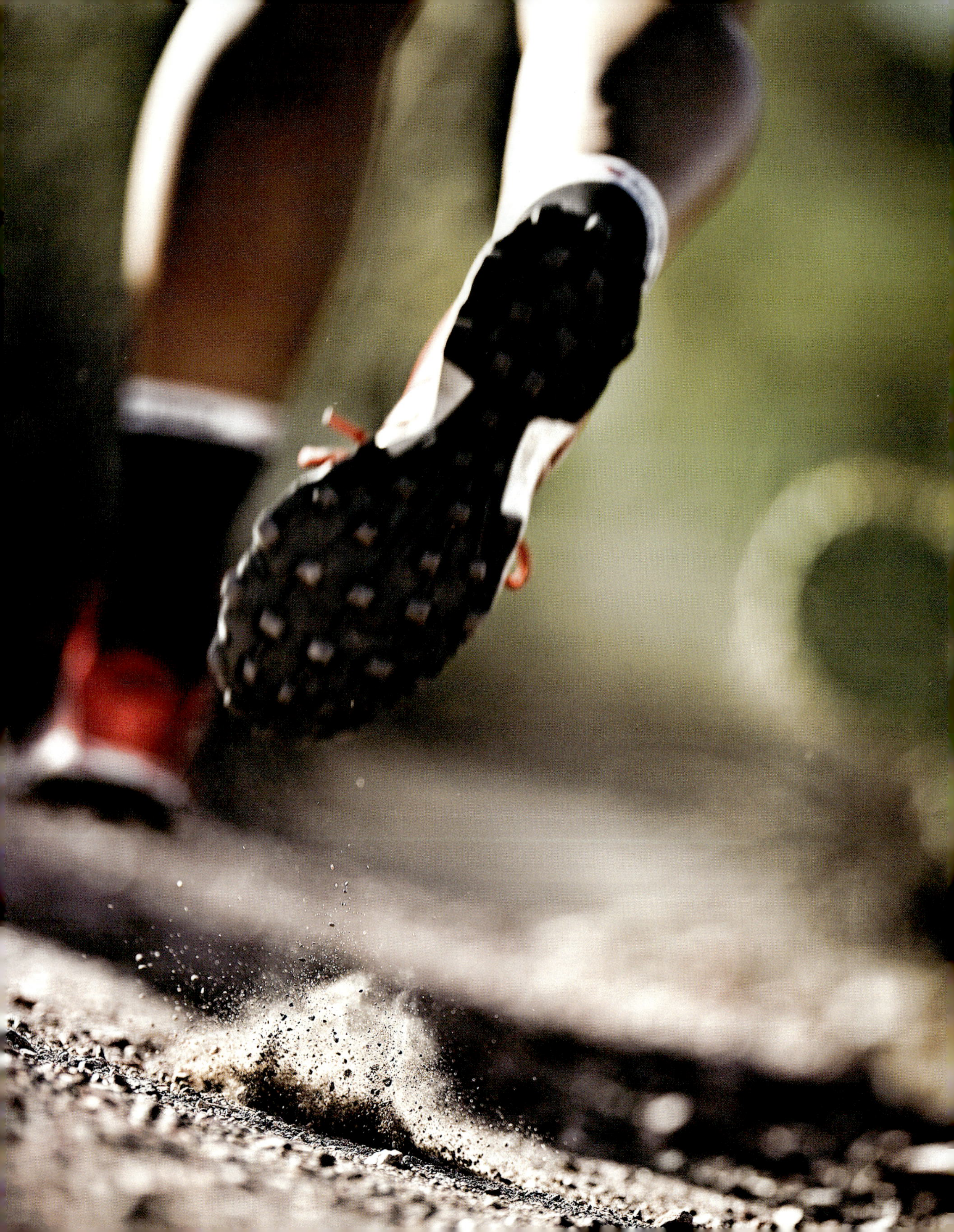

CHAPTER 10
스탠더드 #7: 발목의 가동 범위

Q: 정상적인 발목 가동 범위를 가지고 있는가?

이 스탠더드를 충족하기 위해선 체중 부하 아래에서 정상적인 발목의 가동 범위를 만들어낼 수 있어야 한다. 즉, 무릎을 꿇고 출발선에 쪼그려 앉아 있는 자세를 양쪽 다리 모두에서 취할 수 있어야 한다.

동기부여 주안점

제한 없이 유연한 발목은 최적의 패턴으로 움직일 수 있게 해주고, 달릴 때 탄력적인 반동력을 최대한 만들 수 있게 해준다.

발목의 가동 범위를 위한 가동성 운동

발과 발목은 놀라울 정도로 탄력적인 반동력을 가진 스프링과 같은 기계 조직이다. 발목을 열어주기 위해 아래와 같은 가동성 운동을 시행할 수 있다.

- 플랜타르 모빌리제이션(221쪽)
- 돌시플렉션 워크(222쪽)
- 플랜타르 플렉션 오버드라이브(223쪽)
- 앤테리어 힙 스매시(227쪽)
- 카우치 스트레치(118쪽)

주요 내용

이 스탠더드를 충족시키는 것은 많은 러너에게 상당히 어려운 도전으로 보인다. 대다수의 러너들이 무릎 아래쪽 다리를 상당히 혹사했기 때문에 요가 수업에 처음 참석한 대부분의 주자들은 발끝을 쭉 펴는데 굉장히 고생한다. 발목을 바닥 쪽으로 완전히 굴곡시킨 후 체중 전체를 발가락으로 지탱하는 모습은 날카로운 통증을 발생시킨다. 이런 문제는 러닝 라이프 스타일에서 굉장히 중요한 점으로 여겨야 한다. 발목 관절의 가동 범위 부족의 영향은 단지 요가 수업 중 얼굴이 찌푸려지는 것에 그치지 않는다. 달리기를 하는 사람들에게는, 4장에서 보았던 것처럼 발이 바깥쪽으로 돌아가는 오리발 모양의 자세가 될 수 있고 무릎이 외반되면서 무너지고, 족부의 아치가 무너지며 족저근막이 압박을 받아 골극이 생기며 건막류가 생기고 손상과 통증이 발생하여 달리기 선수를 은퇴하게 만든다.

이것이 달리기 선수들이 맞이하는 문제의 핵심이기 때문에 나는 특히 뒤꿈치 힘줄에 대하여 이야기하겠다. 그러나 우선 발목과 주위의 근막들(결합 조직들), 뼈 그리고 근육 시스템을 말해야 한다. 발과 족부 아치 그리고 무릎 아래 다리의 기계적 관계는 자동차에서 충격을 흡수하고 동력을 전달하는 강철 스프링의 역학관계와 유사하다.

뒤꿈치 힘줄이라고 말하는 아킬레스건은 발뒤꿈치 뼈에 종아리 근육을 붙여주는 6인치 정도 길이의 힘줄이다. 굉장히 단단하여 포드 '피에스타' 서스펜션(자동차에서 차체를 받쳐주는 장치)으로 사용할 수 있을지도 모른다.

아킬레스건은 굉장히 단단하여 포드 '피에스타' 차량의 서스펜션(자동차에서 차량의 차체를 받쳐주는 장치)으로 사용할 수 있을지도 모른다.

그러나 훌륭한 성적을 내고 이른 봄부터 아주 깊은 겨울까지의 기록을 충실히 작성해놓은 장거리 달리기 선수들의 경우에도 만성적인 힘줄의 병으로 퇴행되는 경우가 드물지 않다. 아킬레스건의 힘이 아무리 강하다고 해도 장거리를 달리고 빠른 속도의 달리기를 하면 힘줄이 굳어지게 된다. 더구나 굽이 높은 신발을 신거나 무릎이 안쪽으로 무너져 있는 경우, 족부 아치가 무너진 경우, 아킬레스건이 수직축에서 벗어난 경우는 더욱 심하다.

아래와 같은 경우는 더욱 긴 거리를 달린 것으로 계산해야 한다.

- **하루에 1만 번가량의 걸음걸이 횟수**
- **헬스클럽에서 전달되는 모든 부하**
- **굽이 높은 신발을 신고 상당한 시간을 보냄으로써 치러야 하는 대가**
- **사무실에서 하루에 8시간 의자에 푹 주저앉음으로써 발생하는 인체 후방 사슬 전체의 불편함**

이러한 일련의 문제들은 무릎 통증으로 고생하게 만들 수 있다.

"나쁜 강아지는 없다. 나쁜 주인만 있을 뿐이다"라는 말을 들어보았을 것이다. 이 말은 아킬레스건과 달리기 선수와의 관계에도 해당된다. 잘못된 아킬레스건은 없다. 오직 그것을 사용하는 사람이 잘못하는 것이다. 발목과 아킬레스건을 잘못 사용하면 그로 인한 악영향이 느껴질 것이고 운동 사슬을 따라 내려가게 된다.

잘못된 아킬레스건은 없다. 오직 그것을 사용하는 사람이 잘못하는 것이다.

지속적으로 이 스탠더드를 충족시키고 유지하기 위해 노력한다면 착한 강아지 주인으로 인정받을 것이다.

발목의 가동 범위 스탠더드를 충족시키는 노력을 함으로써, 건강하고 기능적이며 탄력적인 발목 복합체를 추구하고 유지하게 된다. 우수한 기록을 내는 달리기 선수이면서 정기적인 발과 발목에 대한 진찰을 시행하지 않았다면 이 스탠더드를 충족하는 데 시간과 인내가 조금 필요할 것이다.

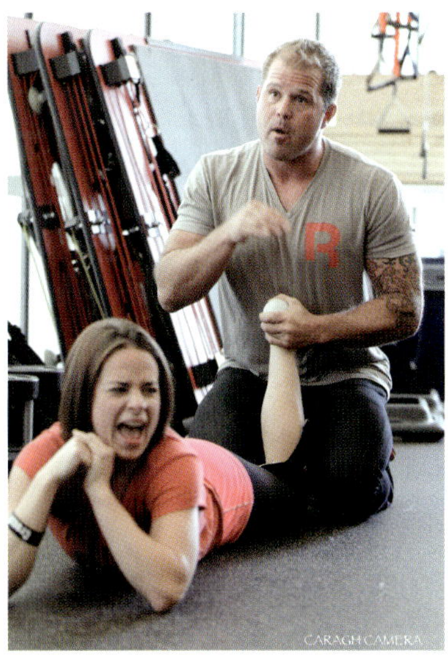

자! 그럼 처음부터 시작해보자. 이 책을 읽고 있는 당신은 아마도

- **더 뛰어난 달리기 선수가 되고 싶고**
- **달리기를 훈련 프로그램의 정기적인 부분으로 넣고 싶고**
- **직업이나 운동 종목에서 더 잘 달리고 싶고**
- **부상의 혼돈 속에서 올바른 달리기를 회복하고 싶고**
- **남은 일생동안 가능한 많은 달리기를 즐길 수 있기를 기대할 것이다.**

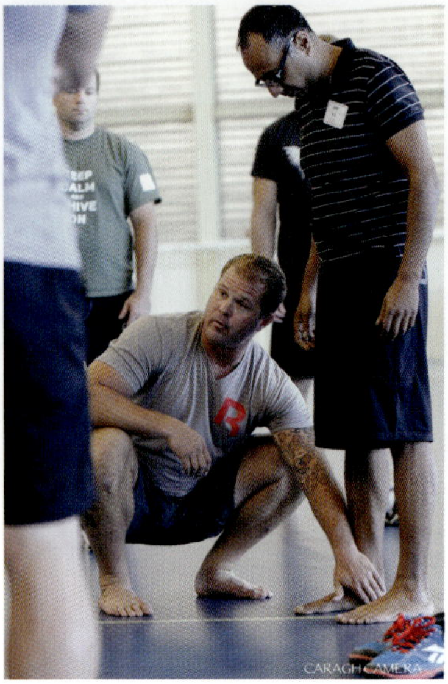

이러한 요소들이 바로 내가 이 책을 쓴 이유이다. 발목과 발의 정상적인 가동 범위를 만들기 위한 일상적인 습관을 몸에 익히면 이러한 목표를 이룰 수 있을 것이다.

육상계에서는 경직되고 고착된 발목은 운동을 하는 이라면 어쩔 수 없이 받아들여야 할 것으로 흔히 알려져 있다. 그러나 실질적으로 어쩔 수 없이 희생되는 것은 달리는 능력 자체이다. 족저굴곡(바닥 쪽으로 발목을 굽히는)과 족배굴곡(발등 쪽으로 발목을 굽히는)이 모두 제한되어 있다면, 그것은 마치 테이블 위에 금화를 한 무더기나 놓고 가버리는 것과 같다. 즉 움직임 패턴을 만드는데 가동성이란 측면에서 애초에 사용하도록 타고난 탄력적인 반동력을 포기하여, 달릴 때 필요한 힘과 속도를 잃어버리는 것이다.

달리기 선수들에게 탄력적인 반동력이 주는 가치는 내가 가장 좋아하는 영화 〈갈리폴리(Gallipoli)〉에 나오는 한 장면에서 잘 보여준다. 젊은 오스트레일리아 단거리 선수 아치가 그의 삼촌에게 코치를 받는 장면이다.

삼촌: 다리는 무엇이냐?
아치: 스프링입니다. 철로 만든 스프링.
삼촌: 그럼 그것으로 무엇을 하느냐?
아치: 나를 트랙으로 던져줍니다.
삼촌: 너는 얼마나 빨리 달릴 수 있느냐?
아치: 표범처럼 빠르게 달립니다.
삼촌: 너는 얼마나 빠르게 달릴 것이냐?
아치: 표범처럼 빠르게입니다.
삼촌: 그럼 네가 하는 것을 한번 보자.

맞다. '표범처럼 빠르게'이다. 그러나 스프링이 압박대의 역할로 탈바꿈하고 석고 깁스처럼 안정화를 촉진하는 신발의 일부분이 된다면 그런 빠른 속도는 나오지 않을 것이다. 발목의 가동 범위 제한은 굽이 높은 신발을 신을 때 나오는 부작용이다(5장에서 논의되듯이).

하지만 좋은 소식도 있다. 인체의 조직과 관절 그리고 당신은 바뀔 수 있다.

인체의 조직과 관절 그리고 당신은 바뀔 수 있다.

그러나 이는 기다린다고 저절로 바뀌는 것이 아니다. 조직과 관절에 적절한 변화를 가져오려면 지속적이고 꾸준한 노력이 며칠, 몇 주 혹은 몇 달 간 필요하다. 마법의 알약은 없다. 기껏해야 주말 워크샵 참여 정도가 최선의 방법이다.

발목 가동 범위 스탠더드를 충족시키려 노력하는 것은 마라톤을 하기 위하여 폐활량을 늘리는 노력을 하는 것과 유사하다. 같은 종류의 근성과 인내가 필요하다.

관절을 재정립하고 조직의 서로 미끌어지는 면을 회복하고 움직임 패턴을 개선하는 것은 적어도 하루에 15분의 시간이 필요하다.

운동에 푹 빠져 있는가? 그렇다면 발과 발목의 건강을 위해 매일 정기적으로 하는 운동도 잊지 않도록 하라.

이 스탠더드를 충족하기 위해서는 두 가지 검사를 통과해야 한다. 두 검사 모두 발목에 부하를 가해서 발목의 기능에 대한 검사를 시행한다. 또한 이 검사들을 통과하는 것은 건강한 고관절 기능을 가지고 있다는 것도 의미한다.

테스트 #1: 족배 굴곡(dorsiflexion)

피스톨 자세를 취할 수 있는가? 이 자세는 완전한 굴곡 싱글 레그 스쿼트이다.

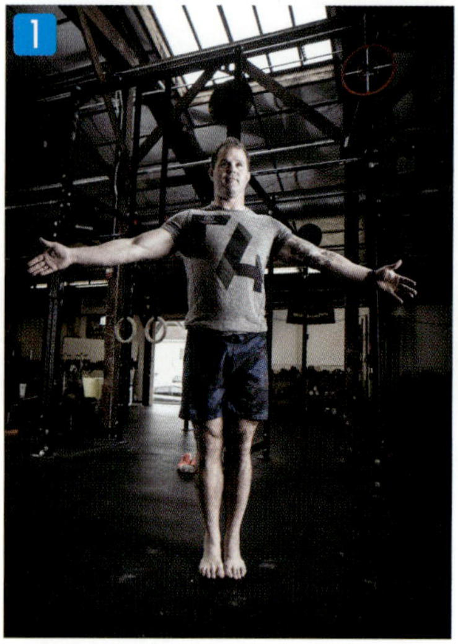

두 발을 모아서 선 자세로 시작한다.

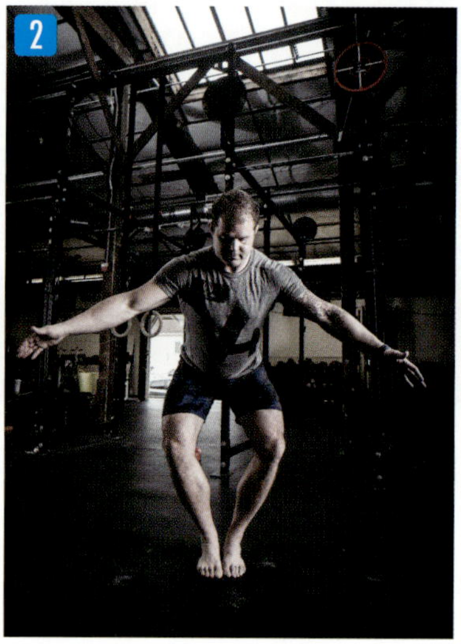

엉덩이를 바닥 쪽으로 내리면서 무릎은 바깥쪽을 향하게 한다.

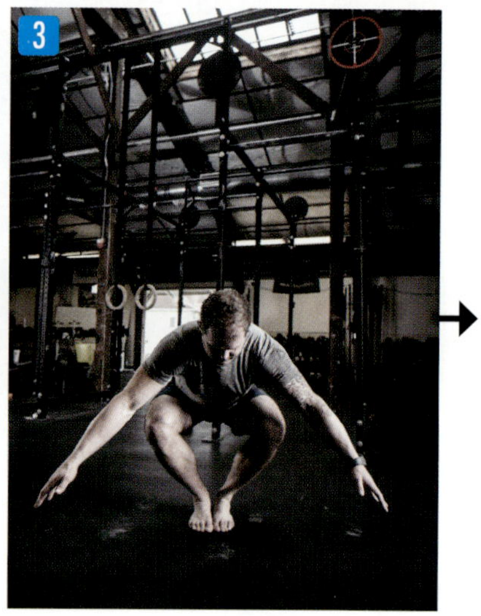

허리가 구부러지는 것은 괜찮지만 발뒤꿈치는 바닥에 꼭 붙여라. 핵심은 발목이 구부러지는 것이다.

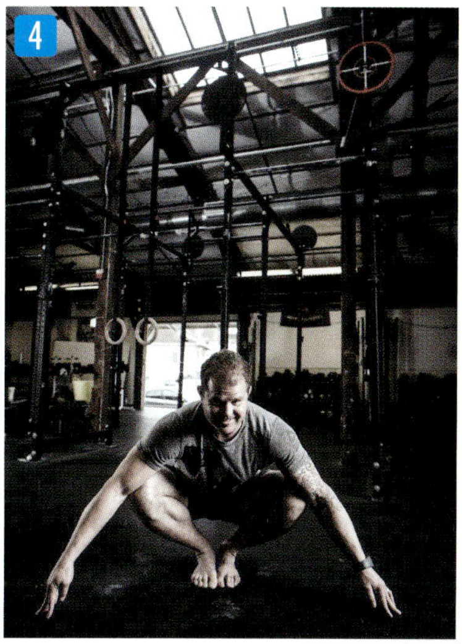

엉덩이를 내리면서 피스톨 자세를 하기 위해 오른 다리를 펼 준비를 하라.

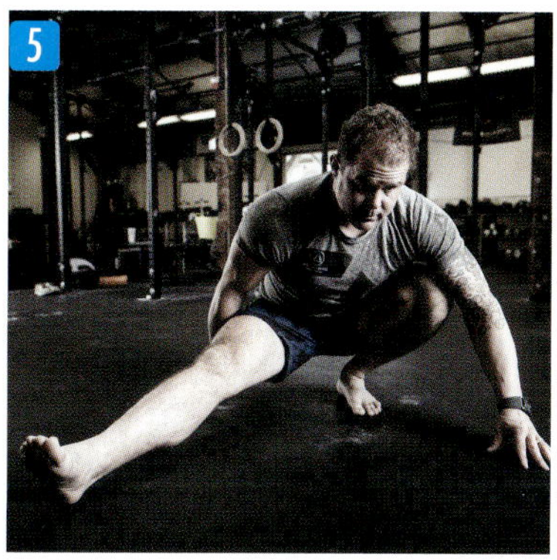

이것이 완벽한 피스톨 자세이다. 왼쪽 다리가 얼마나 굽혀 있는지 보라. 그리고 발뒤꿈치가 바닥에 잘 붙어 있는지, 무릎이 발과 동일한 선상에 있는지 확인하라.

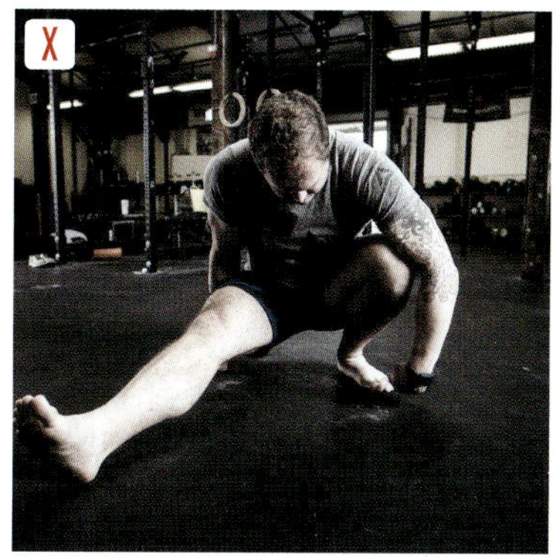

잘못된 자세: 발이 무너진 자세. 발의 아치가 무너지면 무릎도 같이 흐트러진다.

테스트 #2: 족저 굴곡(Plantar flexion)

무릎을 꿇는 자세를 취할 수 있는가?

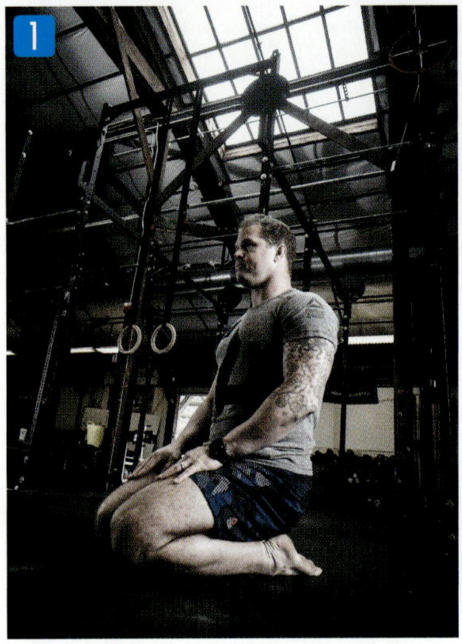

이것이 두 발을 족저굴곡하고 완전히 무릎을 꿇은 자세이다. 근막 전문가 질 밀러(Jill Miller)는 이 자세를 오래 취하면 손상을 받고 단축된 족부와 발목 주위 근막에 놀라운 일이 일어날 것이라고 말한다. 이 자세로 가만히 있는데도 땀이 나기 시작해도 놀라지 마라.

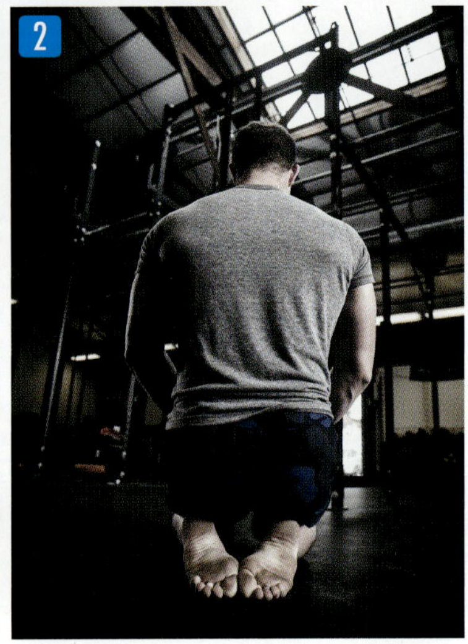

무릎 꿇기 검사를 통과하기 위해 두 발은 완전히 족저굴곡되고 똑바로 펴져야 한다.

러너가 러너에게

'레디 투 런'은 부상들에 시달려 더 이상은 힘이 없는 달리기 선수들이 원래 몸이 그렇게 달리도록 디자인된 방식으로 달릴 수 있게 해주는 다리 역할을 할 것이다. 결론에 도달하기 위한 논의 중 일부는 바로 달리는 자세에 대해 고민하는 것이다. 모든 것을 다시 시작할 수 있는 자세 기법에 대해 들어보았을 것이다. 레디 투 런에 나오는 12가지 스탠더드를 이상적으로 충족하기 위해 노력함으로써 굉장히 가치 있고 복잡하기까지 한 변화를 받아들일 수 있는 최적의 자세를 만들 수 있을 것이다.

뒤꿈치 닿기에서 발 앞부분 닿기로 전환하는 달리기 선수들이 겪는 문제 중 하나가 새로운 자세가 발생시키는 발목의 부하이다. 나는 크로스핏 인듀어런스 과정에서 시행하는 포즈 주법(Pose Running) 강의에서 그것을 처음 느꼈다. 나의 뒤꿈치 힘줄은 가끔 단축되어 있었다. 포즈 주법 강의에서는 발과 무릎 아래 다리가 두꺼운 스프링 역할을 해서 그 반동력이 달리기의 주된 재료로 사용되어야 한다고 설명한다. 그러나 발목의 가동 범위가 제한되고 뒤꿈치 힘줄이 반복되는 뒤꿈치 닿기로 인해 위축되어 약해지면 그것은 너무 과도해진다. 4주 간의 강의를 마친 후 나는 달리는 자세에서 사용되는 더 빠른 템포의 동작과 기계해머와 같은 동작들에 더욱 숙련된 나의 모습을 볼 수 있었다.

나는 더욱 더 연습을 많이 했고 왼쪽 발목에 무리가 생겨서 결국은 몇 주간 발목 부상을 가라앉힐 시간이 필요하게 되었다.

그래서 나는 준비를 하라고 조언하고 싶다. 달리는 자세를 바꾸려고 한다면 이번 파트의 스탠더드와 점핑 및 착지에 관한 스탠더드를 잘 지키도록 하라. 자세 기법에 대하여 밝힌 니콜라스 로마노프 박사는 인터뷰에서 나에게 "자세를 바꾸기 위해서는 완벽한 준비를 하라"고 말했다. 즉 달리기 훈련을 아주 서서히, 일주일에 1번 혹은 2번 가량의 횟수로 몸이 새로운 부하에 적응할 수 있도록 시행하는 것이 좋을 것이다. 켈리의 말처럼 조직은 변화할 잠재력이 충분하다. 그러나 시간이 필요하다. 운동을 통해 발뒤꿈치 힘줄이 강해지도록 만들어라.

새로운 달리기를 위한 주말 수업에 참여하기로 했다면 인내심이 필요할 것이다. 어떤 주자도 이틀 만에 자신의 주법을 바꾸고 예전으로 되돌아가지 않을 수 없을 것이다. 브라이언 맥켄지의 크로스핏 인듀어런스 웹사이트는 주말 수업을 위한 준비를 안내해줄 것이다. www.crossfitendurance.com/seminarprep(맥킨지는 그의 크로스핏 인듀어런스 세미나에서 자세 기법에 대해 강의했다.). 새로운 달리기 운동 패턴을 완전히 익히기 위해서는 1년 가까이의 시간이 필요하다. 올바른 고관절 기능뿐 아니라 적절한 인체 관절의 가동 범위, 강하고 유연한 발목은 굉장한 변화를 만들어낼 것이다.

— TJM

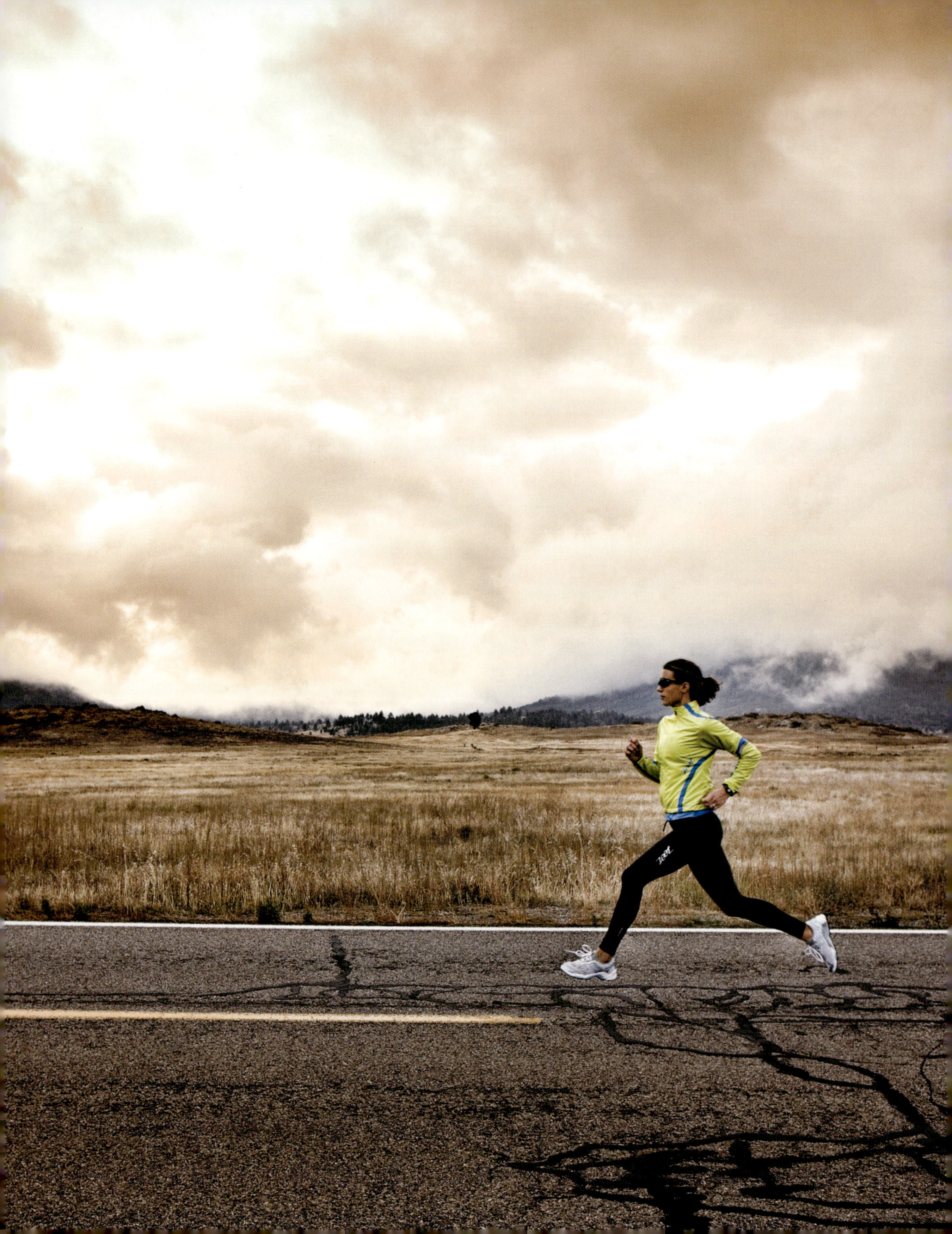

CHAPTER 11

스탠더드 #8: 워밍업과 쿨다운

Q: 달리기 전의 워밍업과 달린 후의 쿨다운을 규칙적으로 하고 있습니까?

일정이 이미 굉장히 촉박하다 하더라도 워밍업과 쿨다운을 매 달리기마다 우선시해야 하고 그것들을 매번 시행할 수 있는 방법을 생각해야 한다.

동기부여 주안점

달리기를 자주 하는 선수들은 워밍업과 쿨다운을 종종 후다닥 해치우곤 한다. 아니면 아예 하지 않기도 한다. 그러나 달리기를 포함한 운동 전후에 집중력 있게 워밍업과 쿨다운을 시행한다면 엄청난 부상 예방 효과와 훨씬 빠른 재활의 이득을 얻을 수 있을 것이다.

워밍업과 쿨다운을 위한 가동성 운동

맨몸 스쿼트(96쪽)와 로프 뛰어넘기가 인체의 관절과 조직을 사전에 풀어주는 훌륭한 운동이다. 마무리 운동으로는 가동성 문제를 풀어주는 운동을 시행하라. 아래와 같은 좋은 운동들로 운동을 마무리할 수 있다.

- **카우치 스트레치(118쪽)**
- **힙 캡슐 로테이션(241쪽)**
- **딥 스쿼트에서 시간 가지기**

주요 내용

우리는 모두 운동에 푹 빠져있다. 운동선수들의 열정과 흥미에는 기본적으로 광기가 있다. 이번 스탠더드에 대해 스스로 검사해보려면 이러한 열정과 의지가 얼마나 당신을 운동으로 몰아넣고 있는지, 철저한 워밍업이나 쿨다운을 동반하고 운동을 하는지 유심히 살펴봐야 한다. 템포런(Tempo run) 훈련이나 사람을 녹초로 만드는 메트콘(MetCon) 훈련, 축구 경기에서의 격한 몸싸움 같은 것들 말이다.

나는 인간의 육체적 한계를 시험하는 상상 가능한 거의 모든 극기 코스를 참석해보았다. 대학 수업부터 크로스핏 훈련, 직업적이고 국가적인 훈련 시설과 군사 훈련 코스까지 말이다. 대부분의 이러한 훈련소에서는 폼 롤러를 굉장히 많이 구비해놓았다. 그리고 단체 운동을 시작하기 전에 몇 명의 선수들이 바닥에 누워 무턱대고 마음대로 폼 롤러를 사용하는 것을 자주 목격했다. 또한 그와는 극명하게 대립되는 몇 명은 실제 운동에서만큼 열심히 워밍업을 하고 있었다. 줄넘기를 했고 관절과 근육군을 준비시키기 위한 가동성 운동을 시행했고 그들의 약한 부분을 보강하는 운동을 했다.

이러한 대립되는 모습을 철인 3종 경기에서도 볼 수 있다. 어떤 선수들은 필드에 서서 친구들과 잡담을 나누고 어슬렁거리며 시간을 허비하며 시작 시간을 기다렸다. 그러나 어떤 선수들은 달리기 훈련을 하고 관절을 가동시키고 런지나 버피 같은 전신의 기능적 움직임을 수행하여 인체 조직들을 따뜻하게 만들고 순환계가 작동하도록 했다.

훈련은 운동을 어떻게 준비하고 마무리 할지에 대한 것도 포함된다.

훈련은 오직 운동 자체에 국한되는 것이 아니라 그것을 어떻게 준비하고 마무리할 것인지를 포함한다. 훈련은 몸을 더욱 강하고 빠르고 단단하게 만들어 더 오랜 운동도 버틸 수 있도록 한다. 육체적인 적응도를 높이기 위해 훈련을 하는 것이다. 이 스탠더드를 충족하기 위해서는 트랙을 몇 바퀴 뛰는 것, 400미터 달리기와 15번의 오버헤드 스쿼트 5라운드를 얼마나 빨리 수행하는가(낸시[Nancy]라고 불리는 크로스핏 워크아웃) 등의 이상을 생각해야 한다. 운동선수로서의

24시간을 모두 고려해야 하는 것이다.

- **하루 동안 호흡은 얼마나 원활히 하고 있는가?**
- **충분한 수면을 취하고 있는가?**
- **최소한의 시간만 앉아 있는가? 앉아 있어야 한다면 그 영향력을 최소화하기 위해 잠깐씩 가동화 운동을 시행하는가?**

이제는 운동 전에 적절한 워밍업과 운동 후 쿨다운을 할 시간을 확보해야 한다. 훈련에는 많은 에너지를 소모하면서 운동 전후에는 훈련의 효용을 극대화하고 다치지 않기 위해 거의 아무것도 하지 않는다면, 열심히 운동한 효과를 오히려 덜 보게 될 것이다. 최적의 적응을 얻지 못할 것이며 부상의 위험도 상승하게 된다.

포뮬러1의 자동차 레이서가 단지 차를 타고 안전벨트를 하자마자 악셀을 바닥까지 밟는가? 켄터키 더비를 우승한 기수가 결승선을 통과하자마자 말 안장에서 뛰어내리는가? 물론 아니다. 페라리 F14T를 타는 드라이버는 엔진을 점화하기 전에 익스터널 히터로 예열을 한다. 말도 쿨다운을 하는가? 《트레이너 매거진(Trainer Magazine)》에 실린 내용을 보자.

> "마무리 운동의 목적은 점차적인 운동 강도의 감소로 서서히 혈류를 재분배하고 근육의 젖산 제거를 촉진하며 대류와 증발을 통한 체열의 하락을 유도하는 것이다. 말이 경주 후에 부적절하게 마무리되면 잔여 젖산이 단시간 내에 이루어지는 재경기에 영향을 미치게 된다. 찬물을 바르는 것은 피부에서 물로 전달되는 열의 전도로 열 손실을 일으켜 체온을 내린다. 또한 활동적인 마무리 운동은 정상 호흡과 심박수로 효과적으로 돌아가게 해준다."[14]

[14] "The importance of warm-up and cool-down in the racehorse," *Trainer Magazine,* June 27, 2008, accessed via http://trainermagazine.com/published-articles/2013/8/8/theimportance-of-warm-up-and-cooldown-in-the-racehorse

이러한 모습과 점심시간에 짬을 낸 달리기를 비교해보자. 점심시간 달리기는 굉장히 시간이 촉박한 도전이다. 빠른 속도로 직장에서 운동하는 곳으로 이동해서 달리기를 하거나 운동을 한 후에 또 다시 재빠르게 직장으로 돌아와야 한다. 이런 상황에서는 우선순위를 정해야 한다. 즉 워밍업이나 쿨다운은 팽개쳐지고 시행하기 힘든 사치스러운 것으로 여겨지게 된다.

이 문제는 농업사회 이후, 정보산업사회 이후의 현대 운동선수들이 직면하는 문제와 같다. 하루에 운동을 하는 한 시간 정도의 시간을 제외하고는 항상 앉아 있는 생활 방식으로 살아간다. 그것은 우리 몸이 애초에 디자인된 삶의 방식이 아니다.

진화와 생물학의 관점에서 보면 우리의 몸은 장기간의 보행과 생존을 위한 많은 양의 움직임에 맞춰 만들어져 있다. 그러나 현대 사회에서 우리는 체육관에 가는 시간을 제외하고는 육체적으로 무기력한 상태이다. 일을 할 때, 자가용이나 버스를 탈 때는 물론이고, 식사 또한 우리는 앉아서 한다.

비슷한 이야기가 또 있다. 아침에 조깅을 하는 사람이 있을 수 있다. 아침에 일어나 커피 한 잔을 하고 밖으로 나온다. 그리고 운동을 시작하기 전에 워밍업을 할 것이다. 그러나 문제는 아직 굳어 있는 관절과 결합 조직 그리고 근육으로 단단하게 포장된 도로에 부딪히는 방식으로 몸을 푼다는 점이다. 큰 문제가 없을 것 같지만 이것을 생각해 보라. 새벽 5시에 사랑하는 페라리 자동차가 추운 바깥에 밤새 서 있었음에도 바로 시동을 걸고 고속도로를 달리는 것이 아무런 문제가 없겠는가?

운동을 한 후의 쿨다운으로 최악인 것은 바로 그냥 의자에 오래 앉아서 쉬는 것이다. 굉장히 큰 자극을 몸에 준 후에 갑자기 책상에 앉아서 모든 활동을 멈추는 것이다. 앉기는 근육의 수축을 정지시킨다. 그런데 근육이 수축되어야 순환을 통해 막혀 있던 것을 인체 시스템 바깥으로 내보내줄 수 있다. 즉 앉기는 훈련 적응에 꼭 필요한 회복 메커니즘을 차단시키는 것이다. 순환력이 크게 손상을 받은 것이며 림프계 또한 그렇다. 이는 마치 물이 나오는 호스에 매듭을 묶어놓은 것과 같다.

내가 말하고 싶은 것은 근육과 근막, 인대와 힘줄들, 연골 그리고 신경에 대해서도 경주마나 경주용 자동차만큼이나, 혹은 그 이상 신경을 써야 한다는 점이다.

그런데 시간이 없다면 어떻게 할 것인가? 워밍업과 쿨다운을 의례적으로라도 시행하라. 그럼 절반은 이룬 것이다.

근육과 근막, 인대와 힘줄들, 연골 그리고 신경에 대해서도 경주마나 경주용 자동차만큼이나, 혹은 그 이상 신경을 써야 한다.

워밍업: 준비 운동

매번 운동을 시작하기 전에, 전신에 혈액을 흐르게 하기 위해 몇 분간 걷기 운동을 시행하라. 그 후에는 좀 더 활동적이고 비선형적이며 전신적인 움직임을 시행하라. 암 서클(arm circle)이나 런지 혹은 버피 같은 동작들이다. 이 책의 Part 3에 나오는 가동화 운동을 한두 가지 시행하여 2분 간 주요 관절을 가동시키고 가동 범위에 문제가 있는 곳에 운동을 시행하라. 마지막으로 소개해줄 유용한 운동은 줄넘기다. 줄넘기는

- 발을 강화시키고
- 발이 땅에 닿는 움직임을 일깨우게 만들어주고
- 심장을 뛰게 하고 체액이 인체에 흐르도록 하며
- 발과 발목 주위에 있는 중요한 연부 조직(종아리까지 이어지는)의 온도를 높여준다.

쿨다운: 마무리 운동

저녁 8시에 운동을 빠른 속도로 끝내고 마치 철인 3종 경기 선수처럼 샤워를 하고 나서 바로 양복을 입고 푹신한 의자에 앉아서 남은 하루를 보내서는 안 된다. 그 대신에 이렇게 할 것을 추천한다. 달리는 거리의 마지막 0.5마일에서 걷기로 강도를 전환하라. 그리고 유명한 경주마인 시비스킷(Seabiscuit)을 소유하고 있다고 상상하면서 소중한 투자금을 보호해야 한다고 생각해보라. 걸으면서 다리를 흔들고 팔

을 돌리면서 몸통을 이리저리 비틀어라. 이것이 운동 효과를 최대화하는 방법이다.

이게 쿨다운을 할 수 있는 시간의 전부라면, 이것만으로도 굉장히 훌륭하다. 그러나 5분 정도의 시간을 더 투자해서 라크로스 볼이나 롤러와 같은 다른 운동 기구들로 가동성 운동을 해서 다른 스탠더드들도 충족을 시킨다면 그것은 더욱 좋을 것이다.

그리고 할 수 있는 한 많은 시간 동안 수분을 섭취하고 앉아 있기보다는 움직여라. 의자를 항상 경계하라. 꼭 앉아야만 한다면 가능한 자주 일어나서 조이기 기법을 활용하라(69쪽) 할 수 있는 만큼은 자주 움직이는 시간을 가지라는 의미이다.

여기 좋은 마무리 운동이 있다. 나는 10~15분을 추천한다. 그러나 5분밖에 시간이 없다면 그것도 괜찮다.

- **가벼운 로잉 머신 운동을 10~15분 시행하라.**
- **동네 주위를 가볍게 자전거로 돌아라.**
- **걸어라. 가능하다면 맨발로 하면 더 좋다.**
- **체중을 이용한 움직임, 런지나 팔벌려뛰기 그리고 팔다리돌리기와 같은 운동을 하라.**

몸을 준비하는 시간

워밍업과 쿨다운은 본 운동의 강도가 강할수록 더욱 필요하다.

워밍업과 쿨다운에 대한 마지막 조언을 하겠다. 아마도 이미 이것을 이해하고 있을지 모르지만 밑줄을 그으면서 들을 만큼 중요한 이야기이다. '워밍업과 쿨다운은 본 운동의 강도가 강할수록 더욱 필요하다.'

훈련이 800m 트랙을 6번 도는 5km의 레이스를 포함하고 있다면, 이것은 육체적으로나 정신적으로 힘든 운동이다. 처음 운동을 시작하기 전에 몸을 완전한 준비 상태로 만드려면 30분에서 45분의 시간이 필요하다. 만약 중장년의 달리기 선수거나 혹은 부상 전력이 있다면 몸 푸는 시간을 더욱 많이 가질 것이다. 단거리 선수처럼 몸을 풀어야 한다. 단거리 선수는 오직 10초에서 20초 간의 달리기를 하지만 그들은 워밍업과 쿨다운 운동을 열심히 그리고 오래 시행한다. 좋은 단거리 선수는 그들이 철저한 워밍업과 쿨다운 운동 없이는 전력을 다해 최고의 속도로 달릴 수 없다는 것을 잘 안다.

워밍업 시간과 경기의 지속 시간과의 반비례 관계는 중요한 원칙이다. 경기가 짧을수록 더 빠른 속도와 강한 힘, 그리고 더 많은 몸 풀기 시간이 요구된다. 단시간 아주 활동적인 운동인 프란(Fran)과 같은 크로스핏을 준비하는 선수는 머프(Murph) 같은 운동을 준비하는 선수보다 더욱 많은 시간을 워밍업에 투자하는 것이 현명하다.[15] 이와 유사하게 평지를 달리는 마라톤을 준비하는 워밍업과 3마일의 크로스컨트리를 롤러코스터와 같은 코스에서 시행하는 운동을 준비하는 워밍업은 아주 다르다.

힘들고 강도 높은 훈련을 위해서는 5분 이상의 워밍업을 하고 5분 이상의 쿨다운 운동을 해야 한다. 고강도 무산소 운동을 위해서는 워밍업과 쿨다운 모두 20분을 하는 것이 더욱 좋다.

[15] 프란은 21-15-9회의 반복적인 쓰러스터(thruster)와 턱걸이로 구성된다. 세계 최고의 크로스핏 선수들은 이 코스를 2~3분에 끝낸다. 머프는 1마일의 달리기와 100회의 턱걸이, 200개의 팔굽혀펴기, 300개의 스쿼트 그리고 1마일의 달리기를 한번 더 하는데 모든 운동 중에는 20파운드짜리 무게의 조끼를 입어야 한다. 그리고 거의 모든 선수들이 이 코스를 다 수행하는데 적어도 1시간이 소요된다.

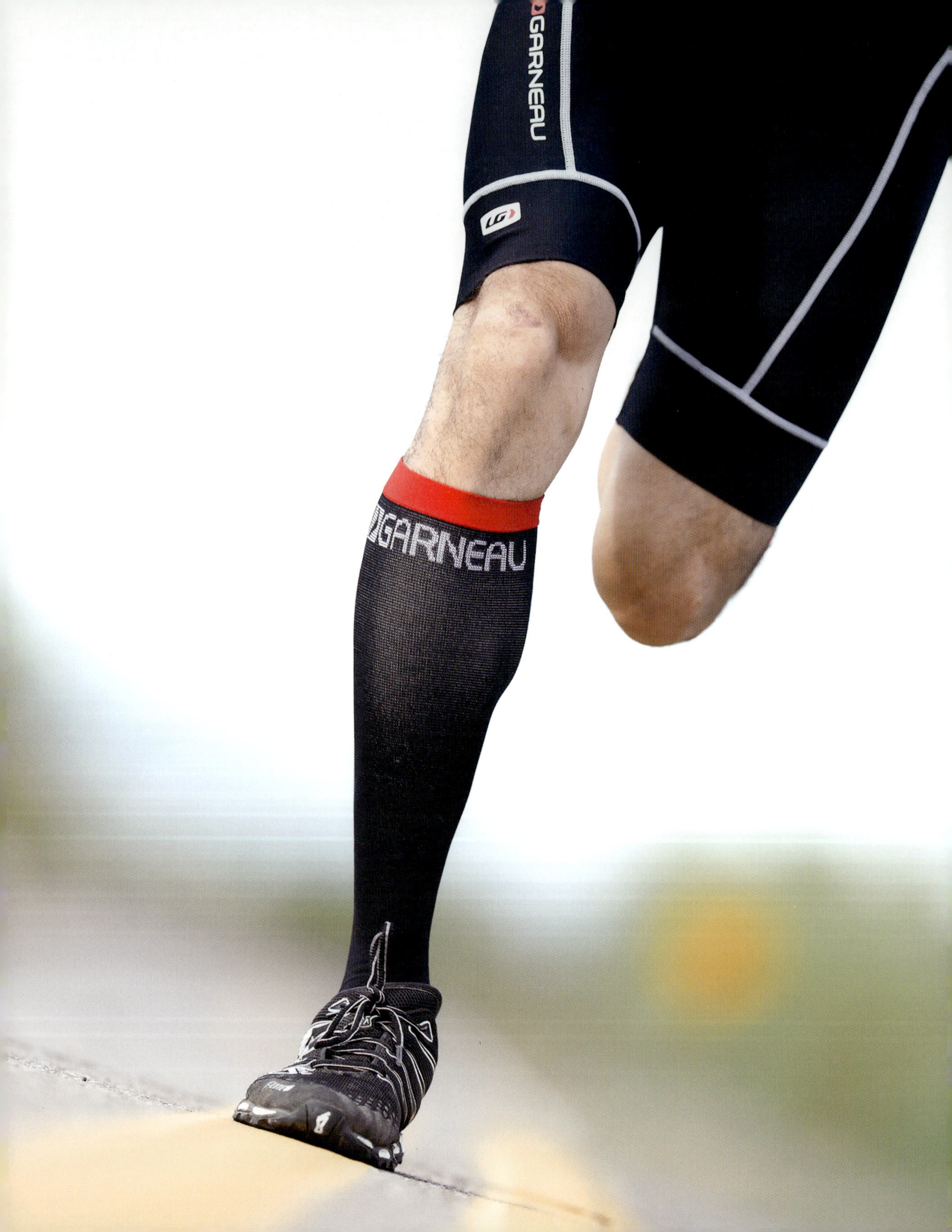
GARNEAU
GARNEAU

CHAPTER 12

스탠더드 #9: 컴프레션

Q: 컴프레션 양말을 신습니까?

의사들은 지난 반세기 이상 동안 혈액순환을 촉진할 필요가 있는 환자들에게 압박양말을 처방해왔다. 압박양말은 처음엔 정맥류로 고생하는 사람들을 위해 개발되었지만, 선수들에게도 도움이 된다.

동기부여 주안점

컴프레션(압박)은 인체의 혈액순환과 림프계를 보조하여 운동을 한 조직들의 회복에 상대적으로 쉽고 효과적으로 도움을 준다.

주요 내용

이번 내용에서는 많은 디테일을 다루지 않는다. 핵심은 다음과 같다. 당신이 선수라는 것이다. 미국 미식축구 프로팀인 그린 베이 패커스(Green Bay Packers)의 와이드 리시버 포지션인 선수를 살펴보자. 그는 훈련과 연습, 그리고 경기에서 입는 수많은 충격으로부터 회복하기 위해 세계적인 수준의 훈련 스태프들과 수많은 제품들을 접한다. 그와 같은 수준의 지원을 받지는 못하겠지만, 당신 역시 달리기를 할 때 충격을 받고 있을 것이다(물론 NFL 선수만큼은 아니겠지만 몸에도 상당한 충격이 쌓여있을 것이다). 그렇다면 취할 수 있는 한 가지 방법은 무엇일까? 그건 아마도 컴프레션 양말일 것이다. 컴프레션 양말을 신는 데는 많은 시간이 들어가는 것도 아니며 그렇게 큰 비용이 드는 컴프레션 양말은 좋은 친구가 될 것이다. 이 양말 한 켤레를 구입하고 가능한 자주 신어 버릇하라.

것도 아니다. 게다가 효과도 있다. 다른 일들도 산더미같이 쌓여 있고, 매주 마사지를 받을 수 있는 시간과 경제적 여유도 없을 수 있다. 그러한 당신에게 컴프레션 양말은 좋은 친구가 될 것이다. 이 양말 한 켤레를 구입하고 가능한 자주 신어 버릇하라.

다음과 같은 예를 생각해 보자. 뉴욕시 주최의 마라톤 대회에 참가하기 위해 당신은 9개월 간의 훈련을 마쳤다. 보잉 757비행기의 좁디좁은 좌석에 몸을 끼워넣고 뉴욕의 JFK공항으로 향한다. 베개 대신 재킷을 둘둘 말아서 머리 뒤에 놓고 잠을 청한다. 비행기에서 내리기 위해 처음 몸을 일으켰을 때, 마치 자동차 사고를 당한 듯한 몸 상태를 경험하게 될 것이다. 하지만 이것도 몇 시간 뒤 다리가 겪게 될 일에 비해선 약과일 것이다.

마라톤 경기는 다음날 아침 뉴욕의 베라치노 다리에서 시작되었다. 4만8천여 명의 다른 선수들과 함께, 당신은 뉴욕의 5행정구역을 돌아 마지막으로 센트럴파크에 들어오기까지 42.195km를 달린다. 축하행사가 시작되고, 축배를 들고 잠자리에 들 것이다.

다음날, 다른 비행기의 또 다른 창가쪽 좁은 좌석에 몸을 구겨넣어 집으로 돌아 간다. 두 다리의 욱씬거리는 통증에 힘들어 한다. 경기는 이미 끝났는데, 왜 이제 와서 이렇게 아픈 것인가?

만약 달리기 선수라면 이미 문제를 알아차렸으리라 생각한다. 대부분의 선수들은 장시간의 비행이 몸의 탈수화를 가속시킨다는 사실을 잘 알고 있기 때문에, 물병을 들고 다닌다(이때 물에 약간의 소금을 타는 것이 더 좋다. 166쪽을 참고하라). 그리고 몸의 혈관과 림프계의 안팎과 세포 주변의 작용을 돕기 위해 비행중 가능한 자주 물을 섭취한다.

고도로 훈련 받은 선수들이 큰 경기를 위해 장기간 비행을 할 때 실수하는 것 중 하나는 이러한 선수들이 인체의 조직과 그 인체 내부의 화학적 환경을 간과하는 것이다. 이는 단지 다음날 더 좋은 컨디션을 유지하기 위해서뿐만 아니라, 장기적인 미래를 위해서 필요하다. 경기를 마치고 나면 인체 조직들은 지옥과 같은 상태에 처하는데, 이때 영양이 풍부한 음식을 섭취하는 것보다 중요한 것은, 물을 섭취하고, 몸을 움직이는 데 시간을 들이고, 마사지를 하고, 필요한 조직을 문지르는 것이다. 그리고 인체 시스템이 회복 작업을 수행할 수 있도록 좋은 휴식을 취하는 것이다.

몇몇 선수들은 평소에도 이와 같은 사항들을 지키지 못하는 모습을 보인다. 예를 들어 아침 러닝 후 벌일 수 있는 가장 최악의 실수는 운동 후 적절한 후속 작업을 하지 않고, 또 하루 종일 앉아 있는 것이다(이러한 개념을 이 책 전반에서 다루고 있다는 것을 알고 있을 것이다). 왜 문제가 되냐고? 오래 앉아 있는 것은 림프 시스템을 고장 내고 인체 세포들의 정화 기능과 회복 시스템을 멈추게 하기 때문이다.

아, 물론 그럴 시간이 충분치 않다는 것을 알고 있다. 한 시간 동안 근육을 조이며 달리는 것은 쉽지 않다. 이러한 스탠더드는 시간 기록의 압박을 받는 선수들에게 해당하는 것이며, 할 수 있는 손쉬운 방법은 따로 있다.

컴프레션 양말을 사용하라. 최소한 매일 몇 차례 정도는 이 양말을 신는 전략을 사용하라.

컴프레션 의류가 달리기 능력에 영향을 미치는지에 대한 여부는 논란이 있지만, 매일 운동을 마친 후, 또는 장기간 비행을 할 때 컴프레션 양말을 신는 것(이 두 시기가 바로 컴프레션이 가장 도움이 되는 시기이다)에 대해서는 어떠한 논쟁거리도 되지 않는다.

약 25달러면 인터넷이나 동네 스포츠용품점에서 컴프레션 양말 한 켤레를 구입할 수 있을 것이다. 충분한 값어치를 할 것이다. 이 도구는 사용하기도 편하다. 그저 달리고 난 뒤나 비행기를 타기 전에 신기만 하면 된다. 물론, 레깅스나 유사한 컴프레션 의류를 입을 수도 있다. 그러나 내가 말하고자 하는 핵심은 컴프레션 '양말'을 신으라는 것이다. 컴프레션웨어를 입은 모습이 부끄럽다면 그 위에 일상복을 입을 수도 있다(컴프레션 양말에 슬리퍼를 신는 것은 선택 사항이다).

마라톤 후 대륙을 건너는 장거리 비행을 해야 하는가? 그럼 충분한 컴프레션 의류를 챙겨 입도록 하라.

컴프레션(압박)은 강력한 무기가 될 것이다. 사실, 이번 챕터에서 소개한 컴프레션은 다음에 소개할 내용인 '핫스팟 끄기'에서도 주된 요소이다.

러너가 러너에게

회복을 돕기 위한 컴프레션 웨어가 논란의 대상이 되는 건 이상한 일이다. 컴프레션 웨어는 혈액의 흐름을 향상시켜 트레이닝으로부터의 회복을 가속화시키는 기능이 있으며, 이에 관한 연구들도 분명하다.[16] 번(Byrne)에 의한 연구에 따르면, 컴프레션 양말을 신으면 20mmHg 정도의 압박력으로 혈액의 흐름에 도움을 준다고 한다(mmHg: 수은주 밀리미터, 압력을 재는 단위).

컴프레션 웨어의 효과를 비판하는 사람들도 많지만, 이미 수많은 러너들, 트라이애슬론 선수들, 그리고 크로스피터들이 이 장비를 애용하고 있다. 어떤 연구적인 측정으로 이러한 경향을 나타낼 순 없긴 하지만, 매년 참가하는 하와이 철인 3종 경기를 참가하기 위해 비행기를 탈 때, 트라이애슬론 선수들의 컴프레션 양말 착용 비율이 높아지는 것을 확인할 수 있었다(주위에서 철인 3종 경기에 참가하는 선수들을 찾는 건 매우 쉬운 일이다. 그들은 선글라스, 참가 경기 티셔츠를 착용하고 있고, 아이언맨 타투, 자전거 바퀴를 보관하는 캐리어, 그리고 면도한 다리 등의 특징을 가지고 있기 때문이다). 트라이애슬론 선수들은 웃겨 보이는 물건들일 지라도 경기력 향상을 위해서라면 무엇이든(공기역학에 따른 핸드바같이 우스꽝 스러운 제품이라도) 시도해보는 얼리어답터로 유명한 사람들이다.

나는 달리기와 관련한 고강도 워크아웃 직후에도 컴프레션 양말을 신는다. 나는 그동안 인터벌 달리기와 장거리 달리기를 한 후에 항상 종아리에 쥐가 나서 고생을 했는데, 종아리에 쥐가 나면 누군가 내 종아리에 송곳을 찌르는 듯한 통증을 느낀다. 이런 고통을 피하기 위해 영양학, 모빌리티 작업, 또는 회복에 관련한 모든 기술들을 동원하고 있다.

-TJM

[16] Belinda Byrne, RN, "Deep vein thrombosis prophylaxis: The effectiveness and implications of using below-knee or thigh-length graduated compression stockings," *Heart and Lung* 30 (2001), 277-84.

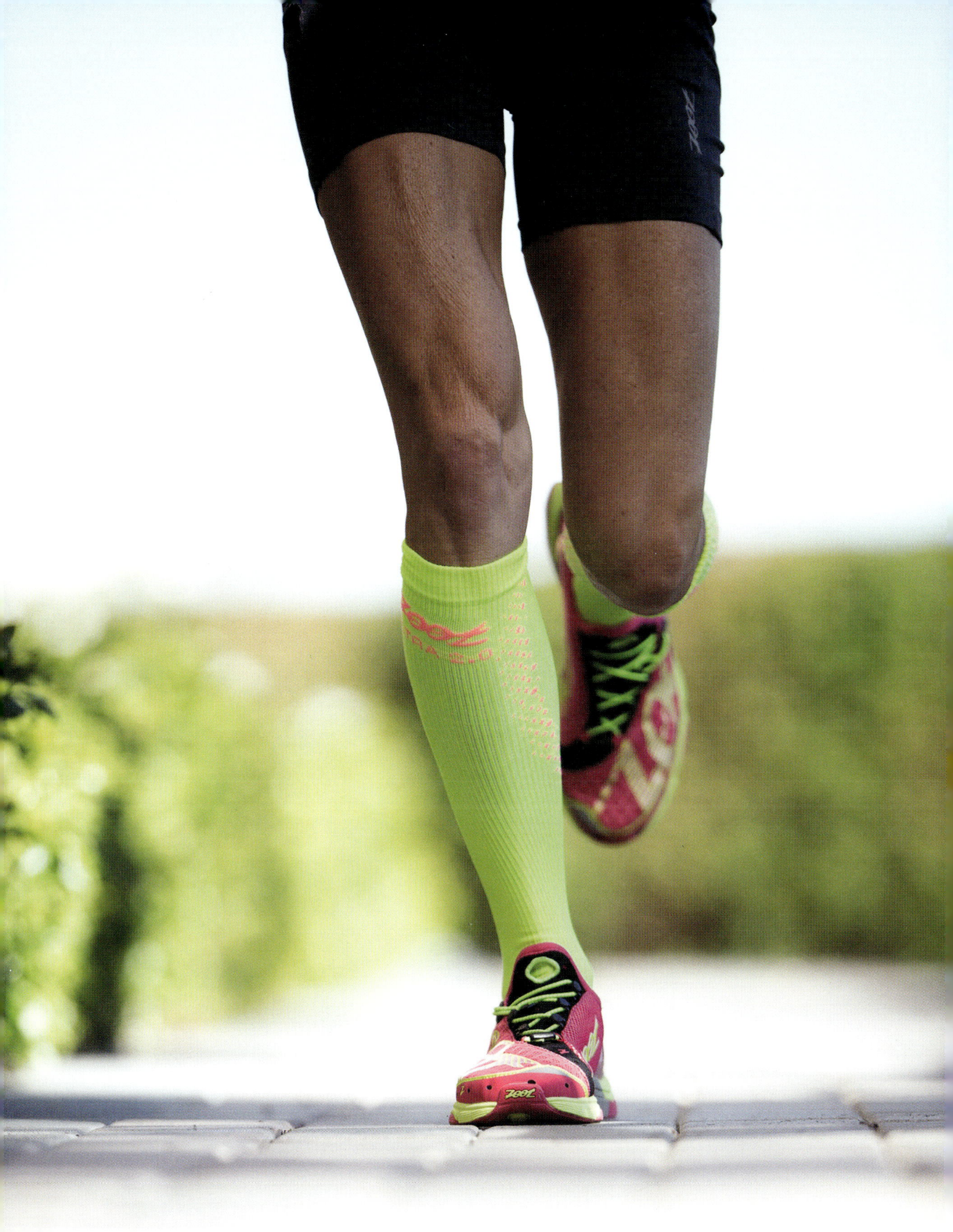

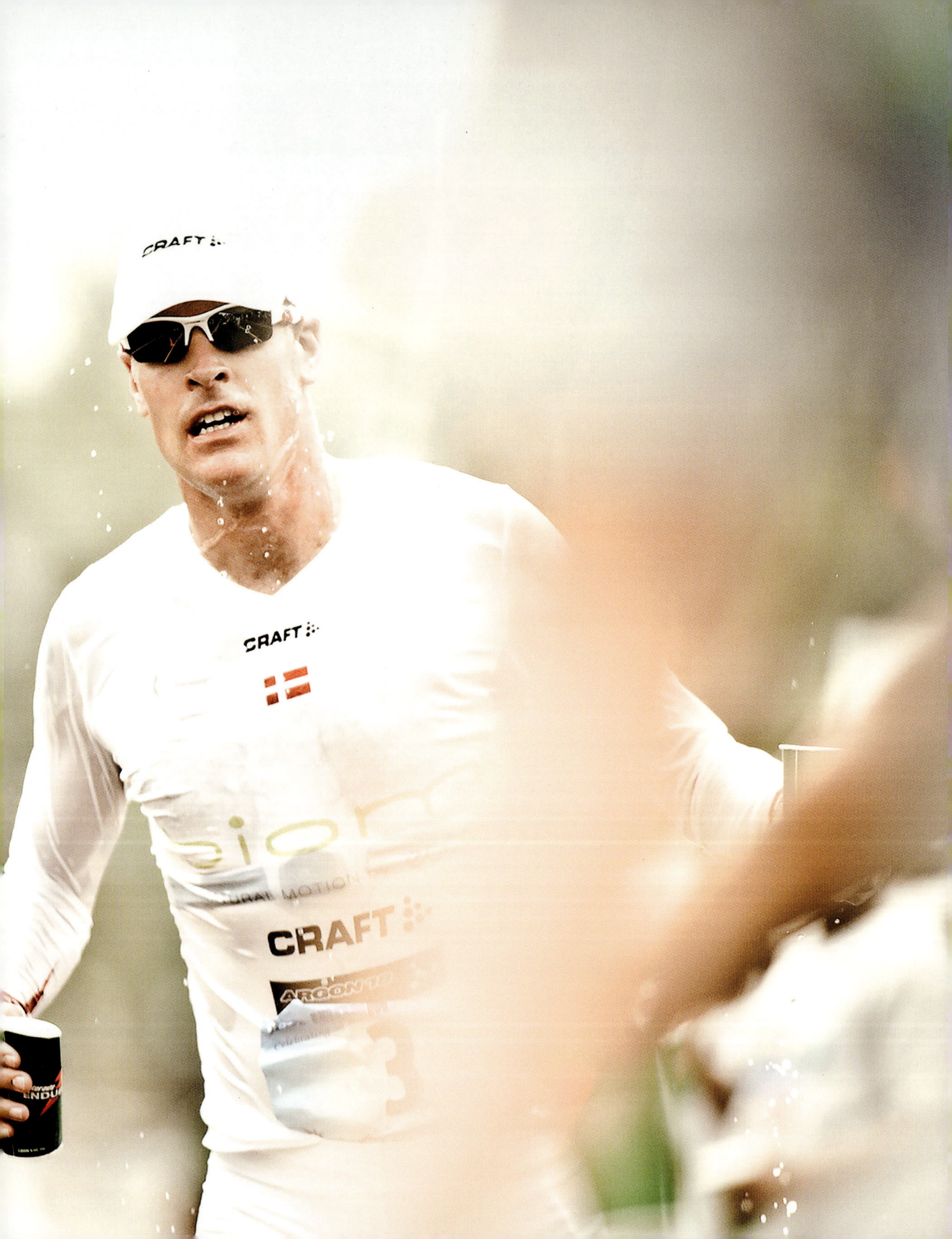
CRAFT
CRAFT
CRAFT

CHAPTER 13

스탠더드 #10: 핫스팟 없애기

Q: 통증의 핫스팟으로부터 자유롭습니까?

몸에 대한 정기적인 보수 작업이 최신 기술로 무장되어 있고, 조직이나 관절에 문제가 없을 때, 달릴 준비가 된 것이다.

동기부여 주안점

이번 챕터의 목적은 아침에 활기차게 달리는 것으로 시작하지 못하고 그저 신문이나 읽게 되는 삶으로 살아가는 것을 막는 것이다. 통증과 부상을 가진 채로 달리는 것은 우리 몸에 나쁜 결과를 가져온다. 몸이 점점 더 망가지게 될 것이다. 핫스팟(문제점)을 고쳐야 지금 당장, 그리고 앞으로도 쭉 달리기를 즐길 수 있을 것이다.

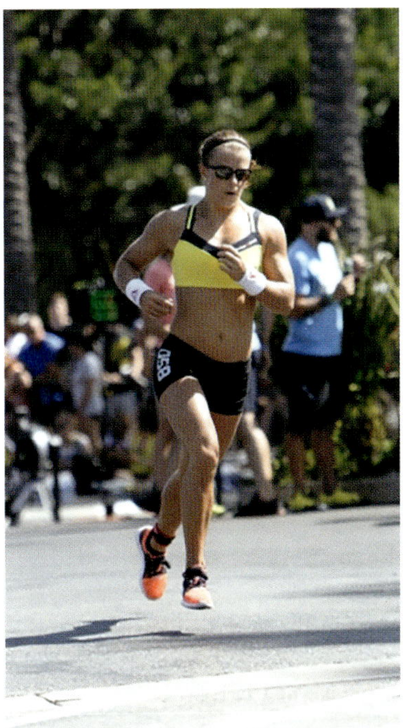

주요 내용

개인 기록을 달성하기 위한 6개월 간의 프로그램에서 3개월 차에 접어들었다고 생각해보자. 장거리 달리기, 빨리 달리기, 그리고 몇 차례의 경기들(5km나 10km)을 하는 등을 조합한 강한 훈련을 하고 있을 것이다.

지금까지 잘해오고 있다. 경기 기록은 향상되고 있으며, 장거리에도 익숙해지고 있다. 그러나 몇 가지 신경 쓰이는 작은 통증들을 무시하지는 못한 상황에 처해 있을 것이다.

달리기 초반 왼쪽 발뒤꿈치에서 타는 듯한 통증이 나타난다. 달리기를 마치고 난 뒤 오른쪽 골반 깊숙한 곳에서 나타나는 통증은 사라질 기미가 보이지 않는다.

몇 주가 지나면서 통증은 사라지지 않고 점점 더욱 심해진다. 문제는 심각해져만 간다. 크로스 트레이닝을 해야 할지 아니면 수영장에서 보조 기구를 착용한 채로 지루한 재활에 들어가야 할지 고민하게 될 것이다.

한편 당신이 속해 있는 달리기 동호회에는 울트라러닝(ultrarunning) 스타가 있다. 사람들이 생각하는 울트라 마라톤이란 50마일 달리기, 100km 주행 경기, 또는 무더운 날 죽음의 계곡을 가로지르는 135마일 달리기와 같은 경기이다. 당신이 속해 있는 동호회의 그 선수는 바로 그런 경기에 출전하는 사람이다. 아니 그 이상의 경기력을 가지고 있다. 그는 일년에 한 차례 6일 레이스를 한다. 출발 신호가 울리고 난 뒤, 6일 간 달린 거리의 총합이 가장 긴 사람이 우승하는 경기말이다. 이 사람은 매년 이러한 경기들 중 하나에서 우승을 차지하는 사람이다. 그래서 이렇게 생각한다. 그에게는 당연히 부상들을 이겨내는 비법이 있을 거라고. 훈련으로 일주일에 160마일(약 257.49km)을 달리고, 6일 간 110마일(약 177km)을 달려 경기에 우승하는 사람은 부상을 관리하는 특별한 통찰력을 가지고 있을 것이다. 그래서 한 신발가게에서 그를 우연히 만나게 되면 이렇게 물어볼 것이다.

"당신은 부상 관리를 어떻게 하나요?"

그 울트라 러너는 제다이 마스터의 눈길로 당신을 바라보고는 답한다.

"나는 당신의 질문에 답을 해줄 수 있는 사람이 아닙니다."

그는 자신이 부상을 견디는 능력은 부상 통증을 무시하는 것과 관련이 있다고 설명한다. 즉, 그는 그저 참고 달리는 것일 뿐이었던 것이다.

무슨 말인지 알겠는가? 이러한 상황에 참여하기 위해 첫 번째로 알아둬야 할 것은 평균적인 달리기 선수들이 불편감을 어떻게 참고 있는가?이다. 여기에는 스타워즈의 초인적 기사들인 제다이의 파워가 필요하다. 마라톤에서 4~5km만 남은 지점에서부터 극한의 상태에 접어들게 된다. 계속 달려야 할 뿐만 아니라, 고통에 가득 찬 상태에서도 페이스를 유지해야 하며, 레이스가 끝날 것 같지 않은 상황에 처해 있다. 정신력이 지배하는 상태인 것이다.

그러나 이렇게 인내하는 파워에는 어두운 면이 존재한다. 달리기나 다른 종목의 선수들은 이러한 파워를 휘둘러 경기와 힘든 워크아웃 도중 맞닥뜨리는 불편감을 버텨내며 내면의 인내력을 키워나가는데, 이는 결국 신체 깊숙한 곳에서부터 이미 진행되고 있는 손상에 대한 신호들을 무시하게 만들기 때문이다.

발뒤꿈치가 아픈가? 무릎이 쑤시는가? 아니면 엉덩이를 칼로 찌르는 듯한 통증이 있는가? 여기에는 신체역학적 문제, 또는 살펴봐야 하는 기능부전이 있을 수 있다.

지금 당장의 통증을 참고 달릴 수 있는가? 일시적으론 그렇다고 할 수 있다. 우리의 몸은 당장 직면한 일을 처리해내는 놀라운 힘을 가지고 있다. 우리의 정신력과 신체의 신비는 초인적인 역량을 발휘하기도 한다. 우리 몸은 예기치 못한 갑작스러운 사태에 부딪히면 급히 새로운 전략을 세워 문제를 모면할 수 있는 기능이 있다.

하지만 이런 방식으로 부상을 해결하지 않고 우회하는 방식으로 밀어붙이면서 그저 그 상황만 모면하려 하면 결국 전체 시스템이 망가지게 될 것이다. 6일 간의 울트라 마라톤 챔피언에게도 정확히 이와 같은 상황이 벌어질 수 있다. 이상근으로 인한 좌골신경통성 증상(다리로 내려가는 엉덩이 깊은 곳의 통증)으로 인해 그는 머리를 숙이고 이를 버티며 달린다. 이윽고 그의 몸은 망가지고, 그는 영원히 달릴 수 없게 되는 것이다.

부상을 해결하지 않고 우회하는 방식으로 밀어붙이면서 그저 그 상황만 모면하려 하면 결국 전체 시스템이 망가지게 될 것이다.

'지구력'과 관련된 모든 스포츠 종목들에서는 통증에 대한 인내를 미덕으로 생각하는 경향이 있다. 얼마나 지구력을 발휘할 수 있는지에 관련된 선수 평가가 실시되는 경우에 문제는 더 심각해진다. 핫스팟을 가진 채 몇 달이고 몇 년이고 달리면 돌이킬 수 없는 결과를 가져올 것이다. 몇몇 심각한 경우엔, 발목에서 비골건 수술을 받을 수도 있고, 너덜너덜해진 무릎 연골을 잘라내야 하는 수술을 받거나, 고관절 치환술을 받아야 할 경우도 생길 것이다.

지구력 관련 스포츠에서 보이는 이러한 경향뿐만 아니라, 러니들이 운동을 쉬지 않고 매일 하려는 성향 또한 문제를 가중하는 원인이다. 러너들은 지난 수십 년 간 자신의 부상 상태에도 불구하고 운동을 멈추려 하지 않았다. 다음은 고관절 치환술을 받은 러너들에 대한 웹사이트인 www.hiprunner.com에서 '아만다 D(Amanda D)'라는 사람이 올린 글이다.

> "나는 지난 몇 개월 동안 스스로와 주변 사람들에게 내가 가진 통증에 대해 거짓말을 해왔습니다. 그리고 나는 스스로 달리기 원한다는 마음에 너무 집중하였고 몸에서 생기는 통증을 무시하고 있었습니다. 결국 마침내 저는 지난주 정형외과 의사들을 찾게 되었고, 그들은 모두 내 왼쪽 고관절의 관절염 상태를 보고 그동안 어떻게 뛰어다니도록 내버려두고 있었냐고 충격을 받은 목소리로 말했습니다."

이 책 서두에서 말했듯, 나는 전적으로 당신 편이다. 나는 당신이 이 세상을 떠나는 그 순간까지 잘 달리기를 바란다. 단, 움직임에 대한 기본적인 법칙을 이해하지 못한다면, 좋아하는 러닝을 그만둬야 할 것이다.

움직이는 동안 또는 움직인 후에 통증이 느껴진다면, 그 뒤에 무슨 행동을 하던 그것은 기능적인 움직임이 아니다.

달리기는 복합적이고 기능적인 움직임이며 우리 인간은 매일 일상적으로 이 움직임을 할 수 있도록 설계되어 있다. 만약 핫스팟으로 인해 통증을 느끼거나 절름거리는 보행을 한다면, 이는 분명 문제가 있는 것이다.

내가 늘 이야기하듯, 이상한 느낌이 들면 이상한 상태인 것이다. 만약 연부 조직이 눌리는 상황에서 쓰라린 느낌이 든다면 무엇이겠는가? 아마 연부 조직에 손상이 있다는 것이다. 만약 쓰라리고, 쑤시고, 또는 타는 듯한 느낌이든다면, 몇 걸음 물러나 문제를 먼저 해결해야 할 것이다.

이렇게 해야 몸 상태를 잘 조절할 수 있으며 몸에서 보내는 모든 신호들에 즉각적으로 반응할 수 있다. 만약 통증이나 부종이 심각해져, '으악! 뭔가 조치를 취해야 돼!'라고 될 때까지 기다린다면 너무 늦다. 이는 군인이 자신의 소총을 미리 점검하지 않고 전쟁 통에 총알이 날아다닐 때 후회하는 것과 마찬가지인 상황인 것이다.

핫스팟 고치기

무엇보다도 먼저, 신발과 사고방식에 대한 접근부터 생각해보자. 이 문제에 대해선 이미 앞서 설명했으나, 너무 만연해 있고 쉽게 발생하는 일들이기에 한 번 더 언급하려 한다. 다음은 달리기 부상에서 가장 흔히 일어나는 상황의 예이다.

1. **달리기 선수가 달리기를 한다.**
2. **이 선수는 달리는 도중 뭔가 문제가 발생했음을 깨닫는다. _______ 달리기를 지속하면 쓰라리고, 타는 듯 하며, 쑤시는 듯한 통증이 점점 더 심각해진다.**
3. **이러한 통증이 달리기를 마치고 난 뒤에도 지속된다. 이 선수는 통증 부위에 냉찜질을 하고, '그 부위를 스트레칭' 한다.**
4. **이 선수는 생각한다. '문제를 해결해줄 다른 신발이 필요해.'**

다음은 달리기 부상에 임하는 새로운 모델이다.

1. **달리기 선수는 달리기 전 전체적인 워밍업을 수행한다(137쪽 참고). 이 워밍업에는 특별한 주의가 필요한 부위에 대한 모빌리티 작업이 포함된다(Part 3. 참고).**
2. **달리는 도중 뭔가 문제가 발생했음을 발견한다. __________ 통증이 시작되자마자 이 선수는 즉각 달리기를 멈춘다.**
3. **집으로 돌아와, 핫스팟 근처에 컴프레션 작업하는 데 집중하기 시작한다(다음에 소개할 '응급처치를 위한 부두 플로스 밴드 컴프레션[VooDoo Floss Band compression]' 참고).**

4. 문제 부위의 위아래에 모빌리제이션 기술을 적용한다. 이 책의 Part 3에서 제시하는 모빌리티 운동들을 핫스팟 위아래 지점에 한다. 각 모빌리제이션은 최소한 2분은 수행한다. 예를 들어 만약 핫스팟이 무릎이라면, 아래 다리와 허벅지에 모빌리제이션을 한다.

응급 처치를 위한 부두 플로스 밴드 컴프레션

컴프레션은 장기적인 회복을 관리하는 목적의 도구가 아니다. 뭔가 문제가 생기고 관절이 부풀어올랐을 때, 이에 대한 다이나믹한 도움을 주는 도구이다. 제대로 사용하면 관절 가동 범위를 회복시키고 인체 조직들 사이 미끄럼 면의 문제를 회복시켜주는 데 깜짝 놀랄 만한 효과를 발휘할 것이다.

예를 들어 발꿈치가 아프고 쓰라린다고 가정해보자. '레디 투 런' 접근법에서는 이러한 문제 기저에 있는 역학적인 상태를 이해하고 그 근본에서부터 문제를 해결하는 것을 핵심으로 삼는다. 이러한 방법들은 다음과 같은 것들을 포함할 수 있다.

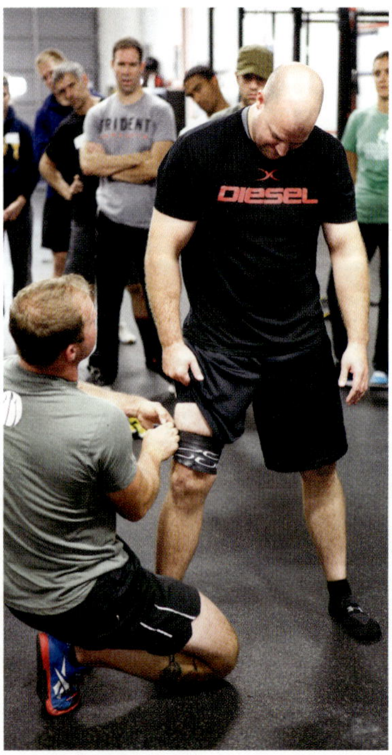

- **발과 발 아치의 스트렝스 회복**
- **바닥이 편평한 신발에 적응**
- **자세를 개선**
- **인체 후면 사슬에서부터 나오는 힘의 경로 개선**

물론 문제가 발생한 발꿈치에 즉각적이고 집중적인 처치가 필요하기도 한다. 이때 즉각적으로 핫스팟 위아래에 깊숙한 압박을 적용하라.

이러한 압박 적용 기술을 '부두(VooDoo, 주술적인)'라고 부르는데, 이 기법이 관절 부종이나 부어오른 근육을 다양한 방향으로 공략하기 때문이다. 이 기법의 원리는 이해하기 힘들 수도 있겠지만, 곧 이 기법의 효과에 대해선 확인할 수 있을 것이다.

부두 플로스 밴드 컴프레션의 효과는 다음과 같다.

- 조직 미끄럼 면의 기능을 회복하여 유착된 조직들을 효과적으로 뜯어낸다.
- 관절의 가동 범위를 회복한다.
- 해당 부위에 혈액 흐름을 발생시킨다. 감았던 밴드를 풀었을 때, 영양 성분을 함유한 혈액들이 밴드를 감았던 곳으로 흘러들어온다. 이를 통해 특히 혈액 흐름이 원활하지 못했던 결합 조직으로 혈액을 이동시킬 수 있다.
- 관절의 붓기를 줄이고 기능을 회복시킨다. 관절이 부어 있다면, 고유수용성 감각에서 보내는 자연적인 정보의 흐름이 소실되고 신경이 둔화된다. 이에 따라 관절역학에 문제가 생기는 것이다. 부두 플로스 밴드 컴프레션은 관절 부종을 림프계로 되돌려 보낸다.

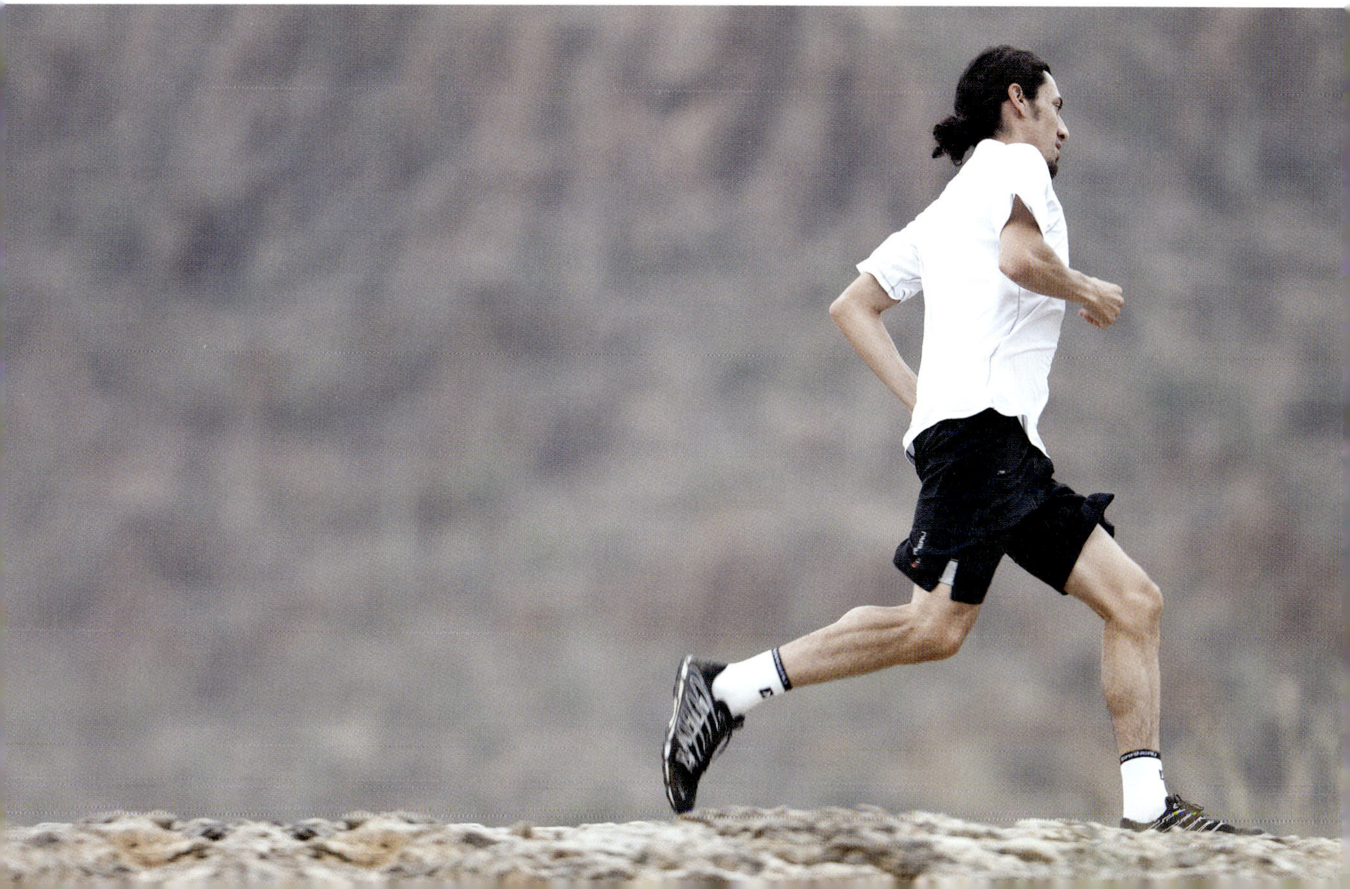

부두 플로스 밴드 컴프레션 테크닉

미리 경고하지만 부두 플로스 밴드 컴프레션은 스웨덴식 마사지처럼 안락한 느낌 대신 매우 불편한 느낌을 줄 것이다. 하지만 다음과 같은 원칙을 꼭 기억하면 문제를 피할 수 있다. 지나친 통증이 발생한 것은 정말로 문제가 발생한 것이다. 불편한 정도는 몰라도 뭔가 아니다 싶은 통증은 잘못된 것이니 주의하고 너무 밀어붙이지 않는다.

다음은 막 발생한 핫스팟에 적용하는 부두 플로스 밴드 컴프레션 방법에 대한 요약이다.

1. 핫스팟에서부터 몇 인치 낮은 지점에서 시작한다.
2. 밴드는 심장 방향으로 감는다. 예를 들어 무릎을 감는다면, 무릎 아래에서부터 시작한다.
3. 밴드는 1/2인치씩 겹치게 감는다.
4. 문제 지점을 감을 때는 밴드의 75% 장력으로 감도록 한다. 문제 지점 위아래는 50% 정도의 장력을 적용한다.
5. 밴드를 거의 다 감기 시작하면 고정하여 묶기 위하여 밴드 끝은 약간 남겨놓는다.
6. 밴드를 다 감고 나면, 즉시 해당 관절이나 팔다리 전체를 완전 가동 범위로 움직인다.
7. 밴드를 감은 부위의 느낌이 둔해지기 시작하거나, 불필요한 정도의 통증이 발생하기 시작하면, 밴드를 푼다. 밴드를 감은 지 2분 정도면 이러한 상황이 벌어질 것이다.
8. 밴드를 풀고 났을 때, 피부가 시체 피부처럼 하얗게 변했다고 해도 놀라지 마라. 곧 신선한 피가 돌아와 평소의 피부빛을 띠게 될 것이다.

조직의 미끄럼 면을 회복하기 위한 목적이라면, 하루에 두세 차례 정도면 충분할 것이다. 만약 부종에 적용하려 한다면 하루에 5~10차례 정도가 맞을 것이다.

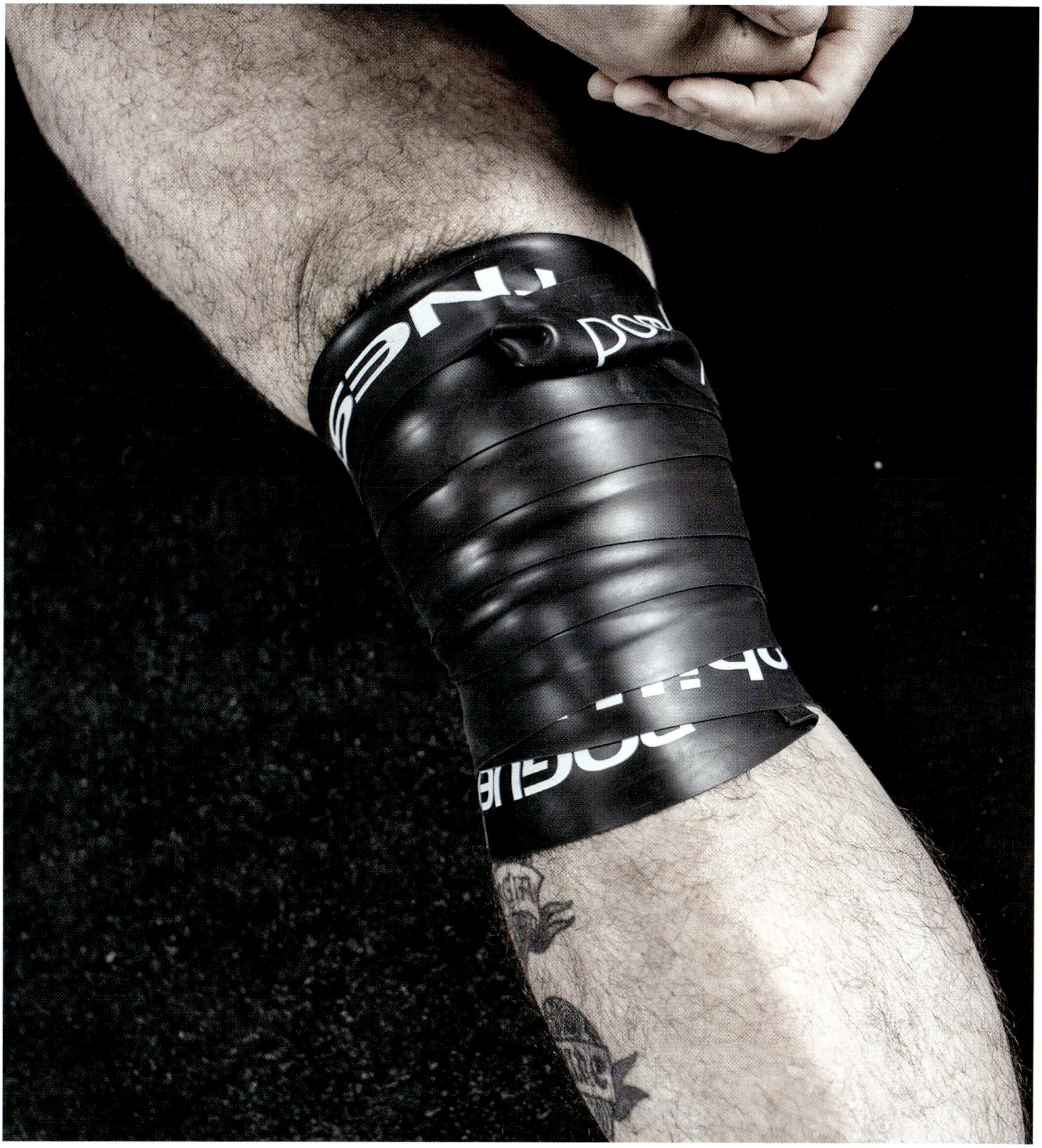

부두 플로스 밴드 컴프레션 예 1: 무릎 통증

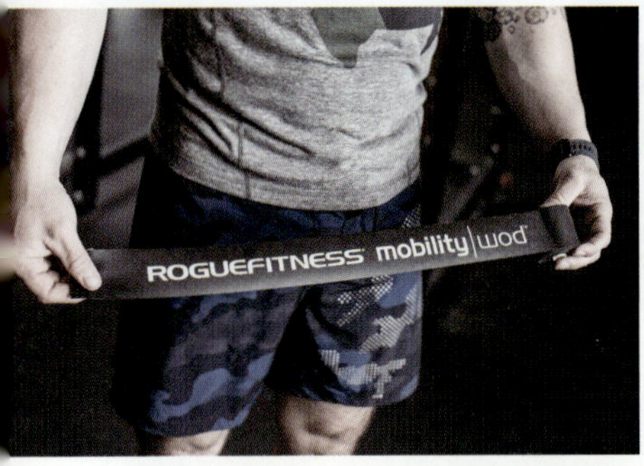

다음은 달리기 선수들이 흔히 겪는 슬개골 아래 통증에 부두 플로스 밴드 컴프레션을 적용하는 예시이다. 무릎 아래에서부터 심장 방향으로 밴드를 감기 시작한다. 밴드의 장력은 약 75% 정도, 밴드 폭이 약 1~2cm씩 겹쳐지게 감는다. 밴드 끝을 잘 마무리하고 2분 동안 발목을 구부렸다 폈다 한다.

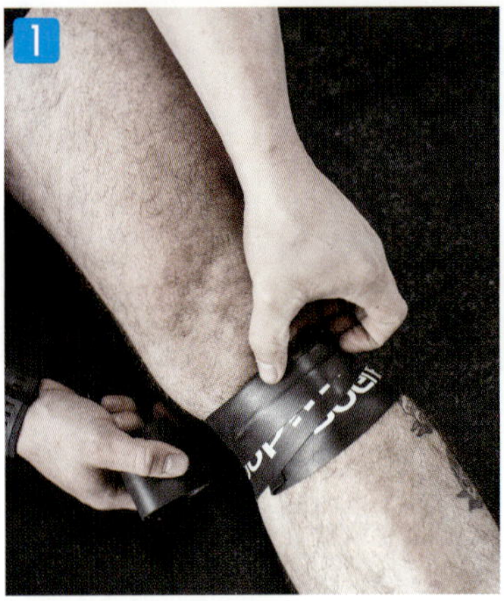

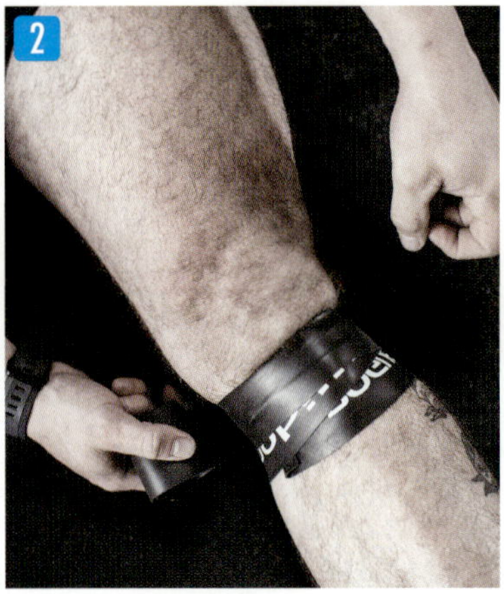

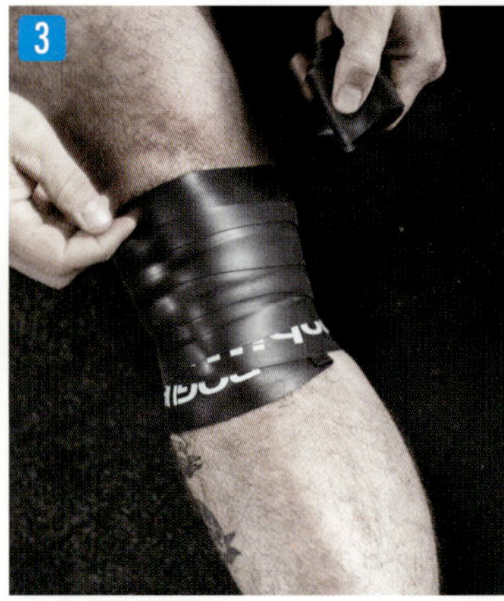

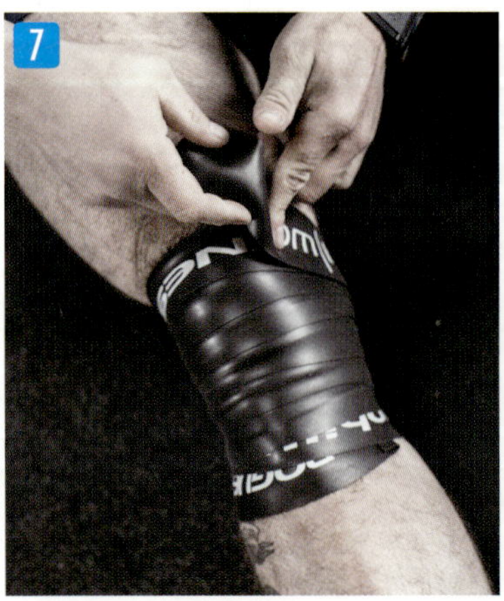

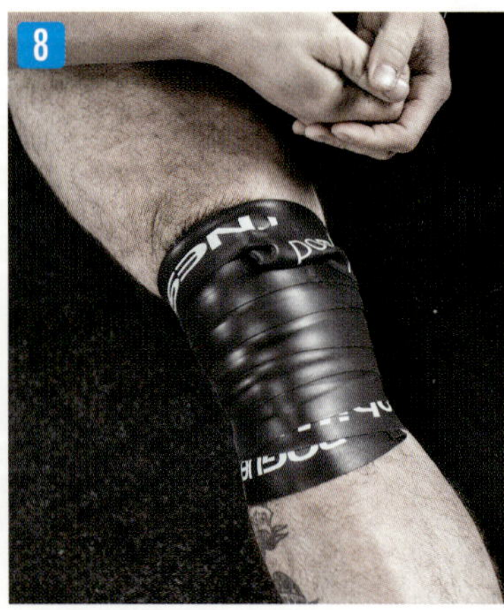

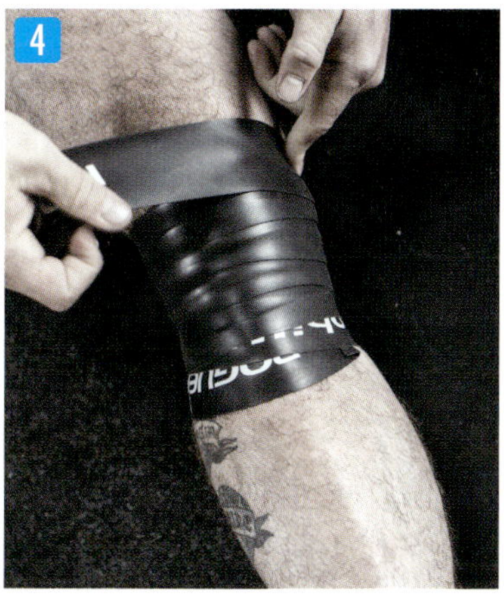
4
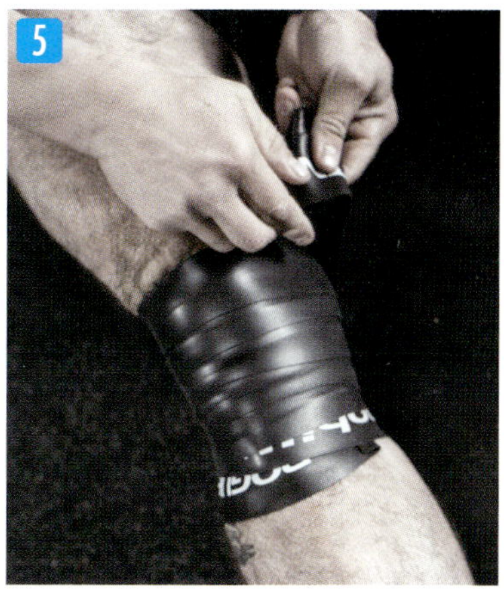
5
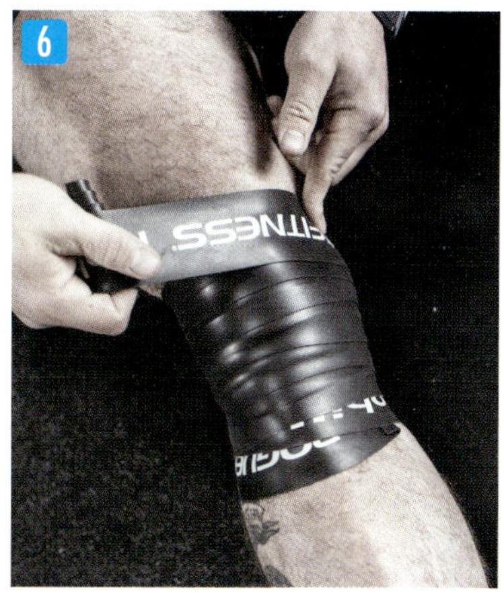
6
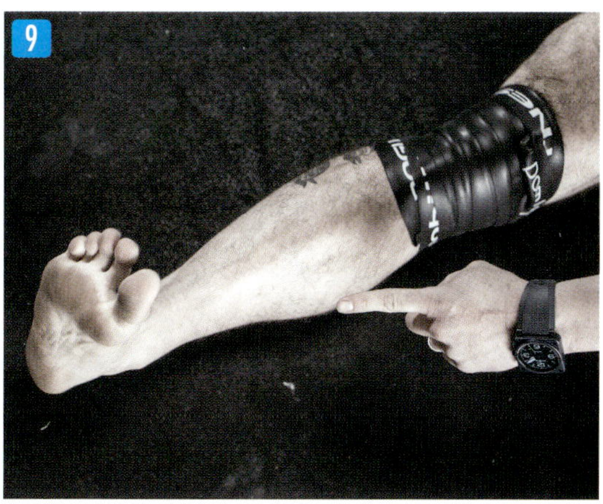
9
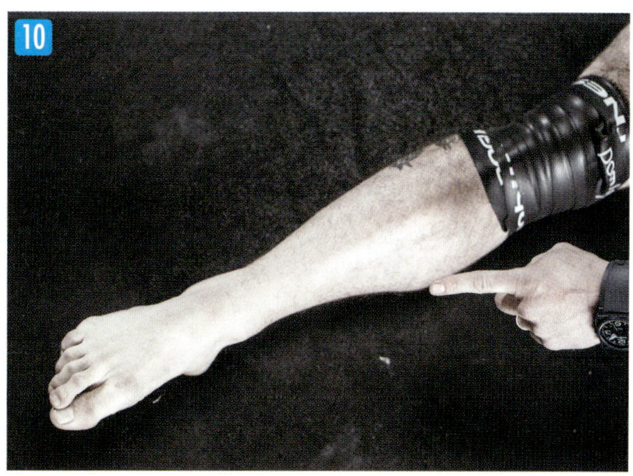
10

부두 플로스 밴드 컴프레션 예 2: 장경인대 통증

다음은 무릎 바깥과 슬개골 위쪽 통증에 적용하는 방법의 예이다. 밴드를 감고 난 뒤, 스쿼트를 하여 관절, 햄스트링, 그리고 대퇴사두근을 풀어내도록 한다. 바른 자세로 깊게 앉기 위해 동작 보조를 사용해도 된다.

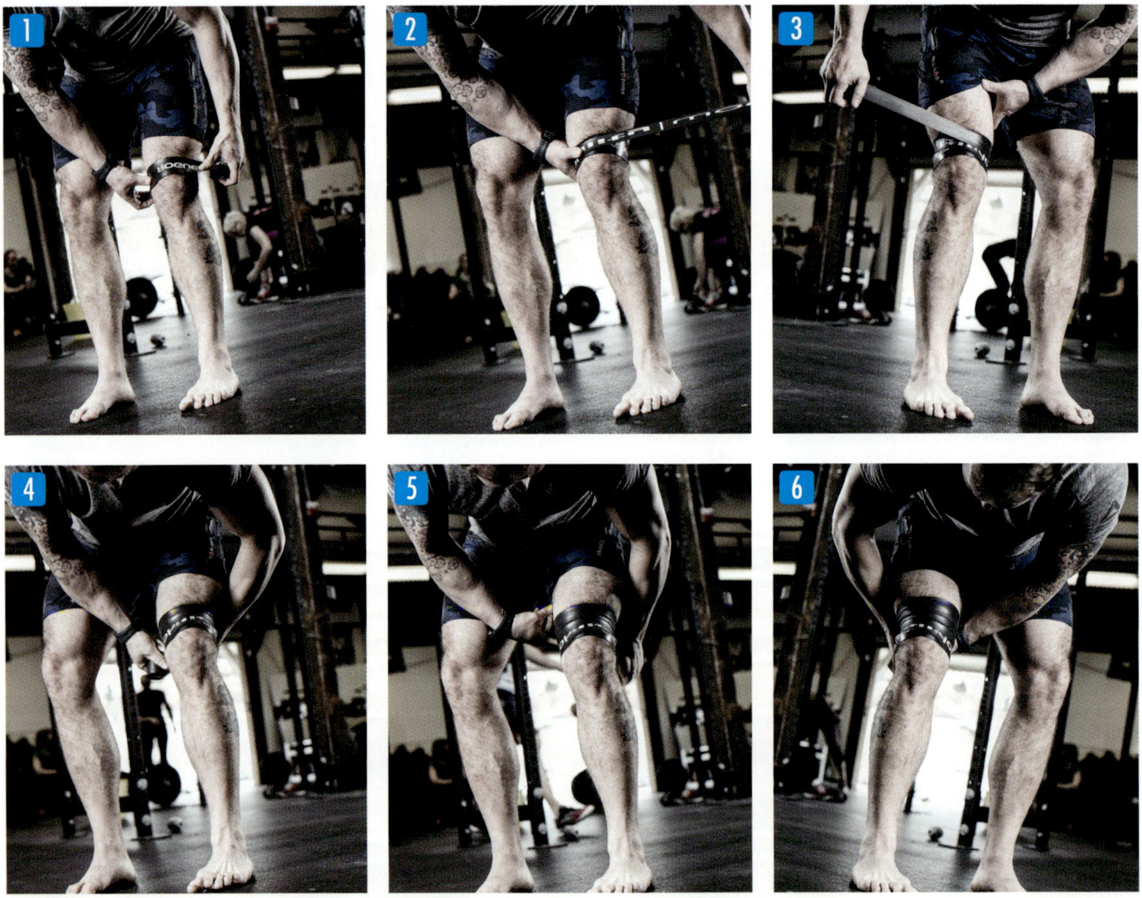

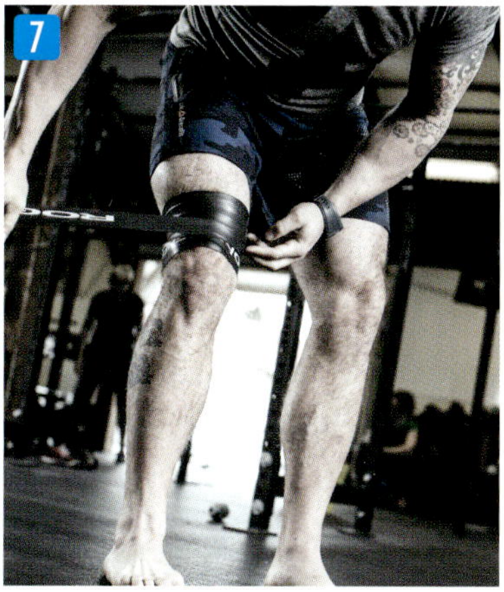
7
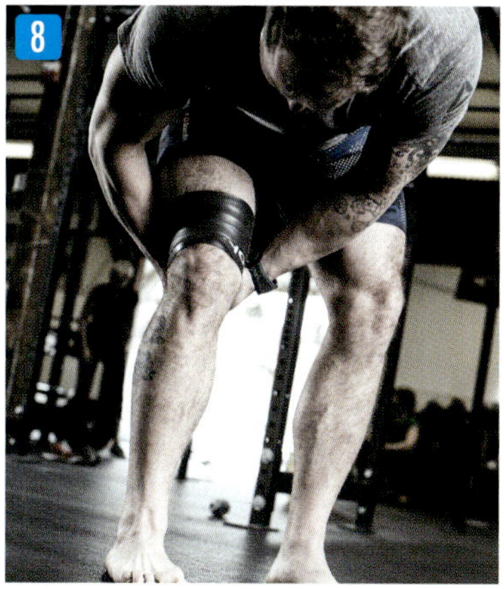
8
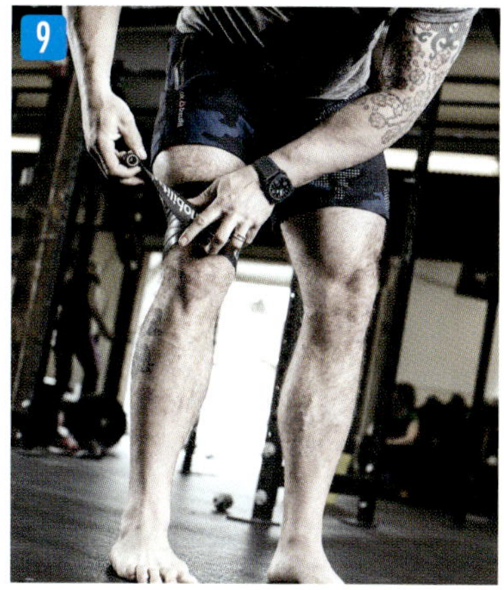
9
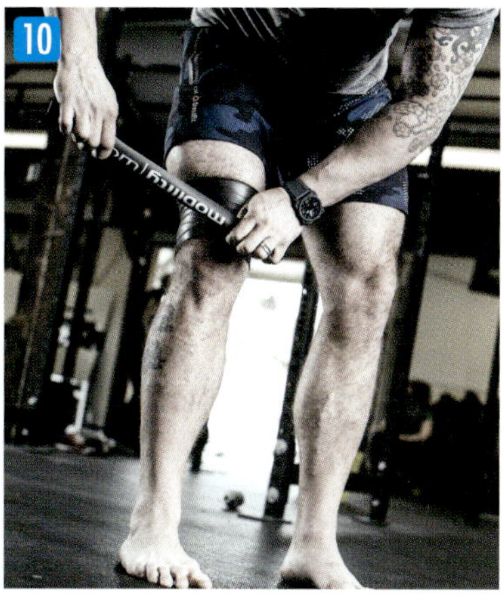
10
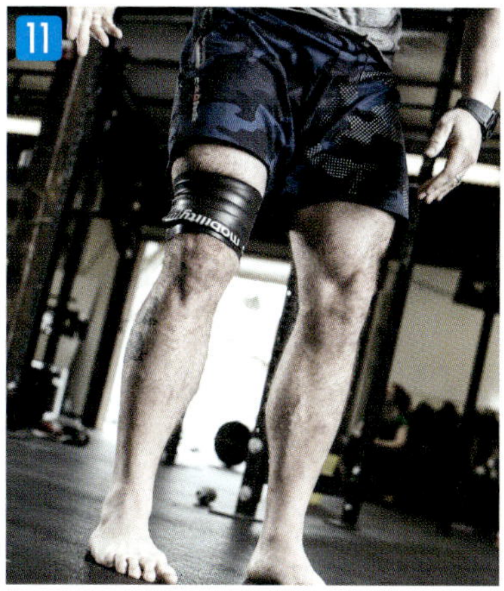
11
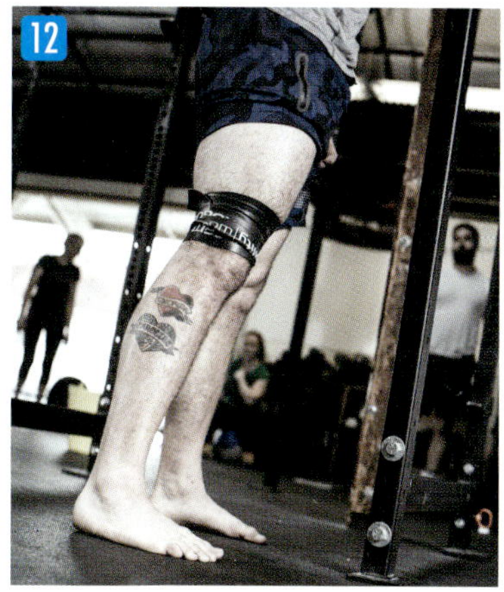
12
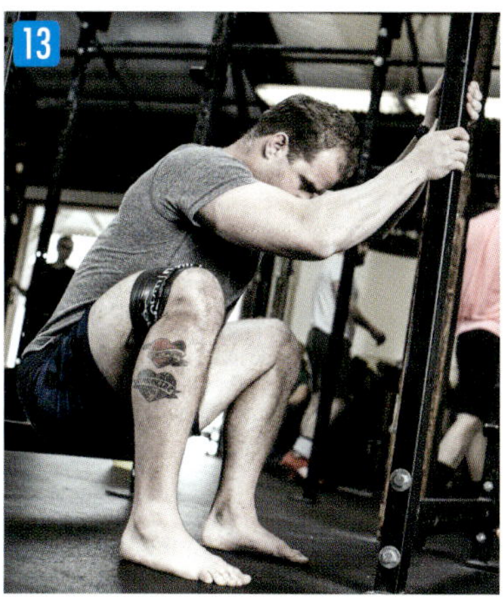
13

부두 플로스 밴드 컴프레션 예 3: 햄스트링 통증

가장 지긋지긋하면서도 만성적인 햄스트링 통증의 경우 문제 부위, 즉 햄스트링 중간 부위를 감도록 한다.

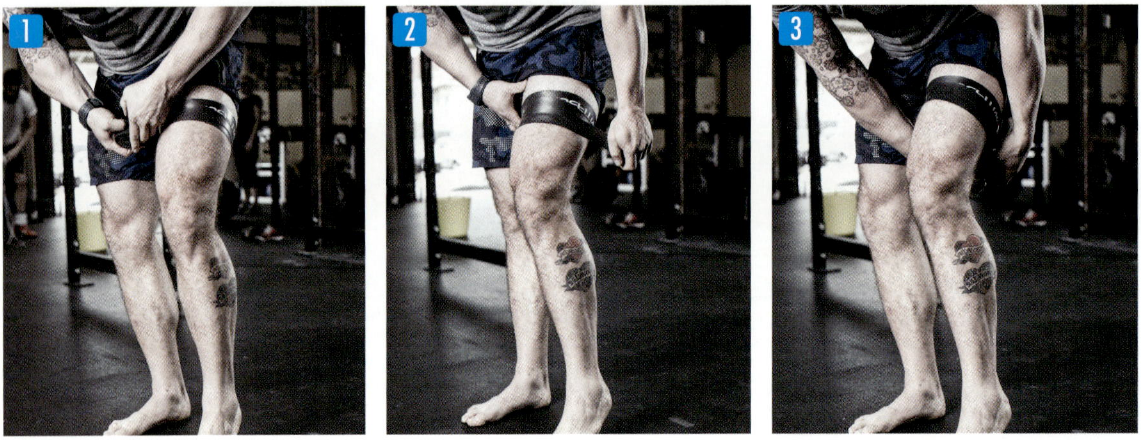

부두 플로스 밴드 컴프레션 예 4: 아킬레스건 부위

아래 사진과 같이 밴드를 감은 뒤, 발을 구부렸다 펴면서 조직을 풀어낸다. 이 부위 조직들의 미끄럼 면들이 밴드 아래서 움직이는 것을 느낄 수 있을 것이다.

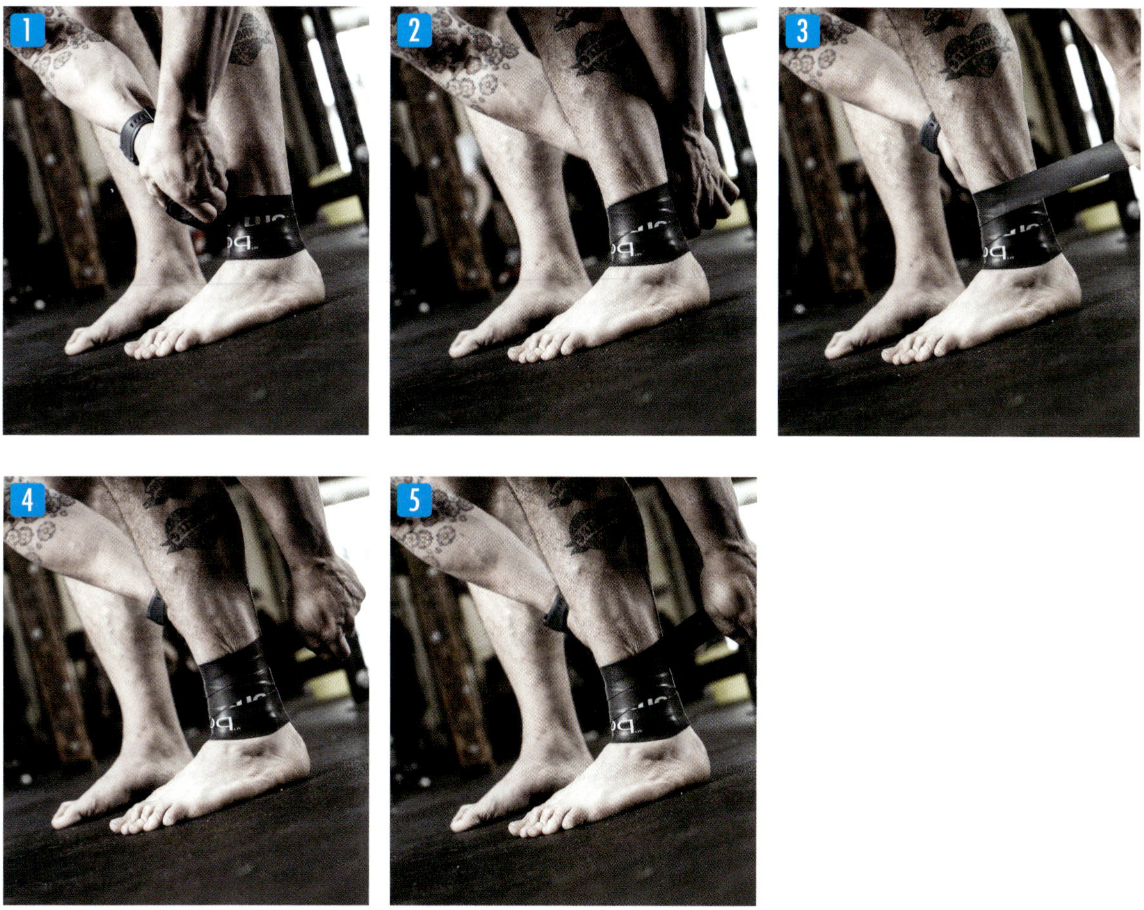

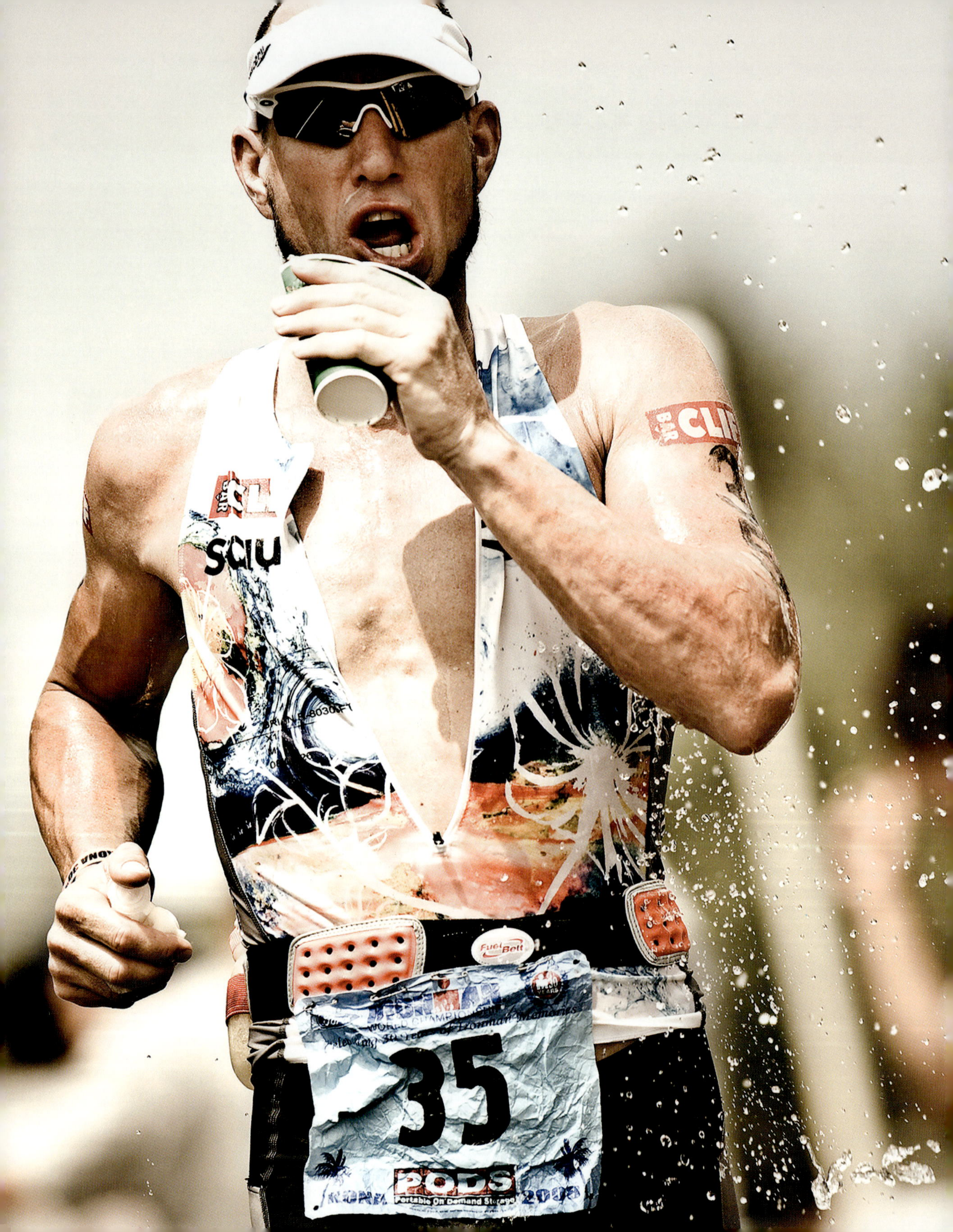
FuelBelt
35
PODS
Portable On Demand Storage
KONA

CHAPTER 14
스탠더드 #11: 수분 보충

Q: 수분 상태는 어떻습니까?

충분한 수분 상태를 위해 우리는 매일 좀 더 적극적으로 수분을 섭취해야 한다. 이를 위해선 하루에 적어도 2~3리터의 물을 마셔야 한다. 수분을 음식과 함께 섭취하지 못하는 때에는 흡수를 위해 전해질을 물에 첨가해야 할 것이다.

동기부여 주안점

하드 트레이닝을 하는 선수들이 양호한 수분 상태를 유지해야 하는 몇 가지 이유가 있다. 적절한 수분 상태를 유지하지 못한다면 VO_2 max(달리기 파워의 출력을 유지하기 위해 몸이 얼마만큼의 산소를 사용할 수 있는지에 대한 지표)가 최대 11% 감소할 수 있으며, 또한 관절의 기능과 인체 조직들 사이 미끄럼 면의 기능 역시 손상받을 수 있다. 그리고 문제는 더 심각해질 것이다. 단지 올바른 수분 보충을 충분히 함으로써 다음과 같은 일들을 예방할 수 있다.

- **지구력이 쉽게 고갈되는 것을 막으며,**
- **달리는 데 중요한 근육들과 결합 조직들이 바싹 마르는 것을 막는다.**

주요 내용

달리기 선수라면 수분 부족 상태를 피해야 할 것이다. 체내 총수분량이 떨어지는 것은 순환을 위해 사용 가능한 혈액의 양 역시 줄어든다는 뜻이다. 순환에 쓰이는 혈액량이 감소하면 신체 조직으로의 산소와 영양 공급이 줄어든다. 근육으로 가는 산소의 양이 줄어든다는 것은 곧 퍼포먼스 하락을 의미한다.

수분은 체온 조절 시스템에 있어 핵심적인 요소이다. 우리는 하루 동안 호흡, 땀, 그리고 소변을 통해 3리터 정도의 물을 배출한다. 발바닥 땀만으로도 거의 3컵 분량의 수분이 배출된다. 여기서 달리는 활동을 더하면 그 소모량이 증가하게 된다.

우리 몸과 퍼포먼스에 있어 물은 다양한 역할을 한다. 물은 노폐물을 치우고, 순환 작용을 하며, 문제를 해결한다.

이제 우리 몸의 조직들에 대해서 이야기해보자. 이 놀라운 조직들은 협력하여 우리가 장거리를 달릴 수 있도록 한다. 이 고마운 조직들을 보살피고, 고치며, 강화하는 수많은 방법들이 있는데 이 모든 방법들의 시작은 적절한 수분을 공급하는 데서 시작한다. 여기서 말하는 수분은 세포 내 미토콘드리아들이 에너지를 생성할 수 있는 환경을 제공하는 세포 내 수분만을 말하는 것이 아니다. 즉 세포들 사이의 간질액과 전해질을 비롯한 다양한 물질들의 균형을 잡아주는 수분 모두를 의미한다.

조직의 미끄럼 면을 좋은 상태로 유지하는 것에 대한 여러 가지 장점, 특히 관절에 대해 이미 설명하였다. 그리고 어떻게 여러 종류의 조직들(피부, 신경, 근육, 그리고 결합 조직들)이 작용하는지에 대해 이야기하고자 한다. 신경들은 근육 사이로 잘 움직이고 있는가? 피부는 뼈 위에서 잘 움직이는가? 조직들은 어떻게 상호작용하는 조직들끼리 잘 미끄러지며 움직이는가? 수분이 부족하게 되는 것은 이러한 미끄럼 면들을 서로 달라붙게 만드는 요소 중 하나이며, 발목과 같은 관절의 가동 범위를 제한하는 핵심적인 원인이기도 하다.

관절과 관절 사이의 연골 조직에 대해 살펴보자. 관절 연골의 수분 함량이 적절하면 관절은 잘 미끄러져 움직인다. 관절 연골의 수분 함량이 부족해지면? 관절은 서로 부딪혀 갈릴 것이다. 관절통으로부터 벗어나고 싶은가? 그럼 어디에서부터 시작해야 할까? 이미 잘 알고 있을 것이다. 물을 마시고 잘 움직이도록 하는 것이다.

지구력 종목의 선수들이 수분 섭취를 하는 것이 열사병을 예방하는 것에만 국한되어 있진 않다. 수분 섭취는 훈련하는 방법과 훈련을 소화하는 데 요구되는 모든 사항에 관여한다.

그렇다. 물은 우리의 몸과 퍼포먼스에 있어 최고의 무기다. 물질들이 녹아 있게 하고, 체액을 순환시키며, 노폐물을 제거한다. 바닷물에서 물이 그러하든 수분은 우리의 체액에서도 용매이다. 효소들의 작용은 체내 수분 환경에서 일어나며, 물은 항체, 단백질, 영양성분, 호르몬들을 이동시켜 인체 능력의 기간이 되고, 강력한 작용을 하는 산소들은 혈액과 림프 시스템을 통해 움직인다.

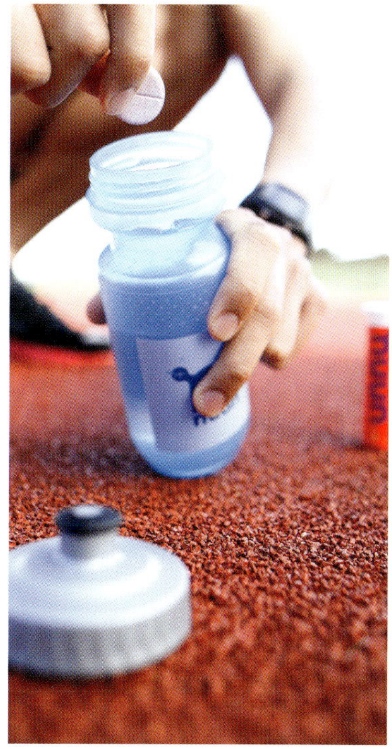

1996년 《생화학 저널(Biochemistry Journal)》[17]에 출간된 논문을 보면 탈수 상태에서 발생하는 우리 몸의 기능 저하에 대해 알 수 있다. 수분이 부족한 근육 세포들은 단백질과 다른 영양소들의 적절한 대사 작용에 실패하고 적절한 재생성을 할 수 없다. 전해질의 균형은 악화되어 내버려지고, 전기화학적 반응이 나빠져 세포들을 가로지르는 아미노산들의 움직임 역시 둔해진다. 만성적인 탈수 상태는 에너지와 근육들을 앗아갈 것이다.

[17] "The role of cellular hydration in the regulation of cell function," *Biochemistry Journal* 313 (1996), 697-710.

만약 몸이 가뭄과 같은 상태에 처해 있다면 일단 남은 수분을 배급하는 문제가 발생할 것이다. 우리의 몸과 두뇌는 끊임없이 다양한 항상성 체계를 수행하고 있으며, 수분의 배급 형태는 가용성과 우선 사항들에 기초하여 이루어진다. 만약 수분 부족 상태 그리고/또는 전해질 부족 상태에서 신체가 기능한다면, 뇌는 한쪽에 빚을 져 다른 쪽의 빚을 갚는 상황을 취하게 될 것이다. 예를 들어 만약 새로운 골수를 만들기 위해 이쪽에 물을 공급해야 하면, 관절 연골들에선 수분이 희생당한다. 전해질이 부족해도 이와 유사한 일들이 일어난다.

이런 일들이 일어난 뒤엔, 퍼포먼스의 하락이 따라온다. 적절한 수분 상태에서 2% 정도만 부족한 상태가 된다면, VO_2max 파워는 최대 11%까지도 감소한다. 수분이 부족하면, 피의 점성이 높아져 산소 운반량이 줄어들기 때문이다. 또한 전체 체수분 양이 낮아지면, 근

수축으로 인한 체온 상승을 막는 시스템이 곤란해진다. 즉, 혈액이 근육보다 체 표면으로 더 몰리게 되는 것이다.

수분 관리에 대한 원칙은 매일매일 꾸준해야 한다는 것이다. 2~3리터 정도의 물을 마시길 권한다. 물론 전해질을 첨가하는 것이 이상적이겠지만, 이 정도 양의 물을 섭취하는 것을 스탠더드로 삼는 것이 가장 쉽고도 중요한 스탠더드가 될 것이다.

전해질을 첨가하는 것이 이상적이겠지만, 이 정도 양의 물을 섭취하는 것을 스탠더드로 삼는 것이 가장 쉽고도 중요한 스탠더드가 될 것이다.

약간의 소금을 첨가하여 수분을 보충하라

오스모(Osmo) 회사를 시작한 운동생리학자이자 수분 보충 분야의 전문가인 스테이시 심스(Stacy Sims) 박사는 운동선수들이 무심코 하는 실수에 대해 이야기했다. 선수들은 물통에 물을 항상 채우면서 매시간 물을 챙겨마신다. 이때 두 가지 일이 발생하는데, 하나는 화장실을 들락거리는 횟수가 늘어나는 것이고, 또 하나는 여전히 목이 마르다는 것이다.

심스 박사에 따르면, 목마름은 체내 수분이 부족하다는 증거라고 한다. 소변색이 투명하더라도, 수분 부족 상태일 수 있다. 심스 박사는 이에 대한 해결책으로 약간의 소금을 제안한다. 소금을 첨가하여 물을 마시면, 인체의 소화 시스템은 수분을 인체 조직에 공급한다.

이러한 방법은 음식을 섭취하는 것과는 조금 다른 방향을 취한다. 음식에 소금을 첨가하는 것(심스 박사의 표현으로는 나트륨 첨가 식품을 먹는 것)은 순수한 물을 더 필요로 하는 것이며 이때는 순수한 물을 마시는 것이 좋다. 수분이 많은 과일과 채소 역시 마찬가지이다. 그러나 음식과 함께 섭취하는 것이 아니라면, 물에 약간의 소금을 넣도록 하자.

맛 첨가하기

책상 위에 놓인 물병 속의 물이 그저 몸속을 빠져나가는 게 아니라 흡수되게 하기 위해선 약간의 소금이 필요하다는 사실을 꼭 기억해 두어야 할 것이다. 몇 천원을 투자해 구입한 소금으로 필요한 수분 양을 오래도록 충족시킬 수 있을 것이다.

만약 물에 다른 맛이나 기능을 넣고 싶다면 다음에 소개하는 몇몇 사항들을 고려해보도록 하라. 연구에 따르면, 물에 맛을 첨가하면 수분섭취량이 조금 더 늘어난다고 한다(더 자세한 내용을 보고 싶다면, 다음 쪽에서 T.J.가 《러너 투 러너》에 기고한 기사를 살펴보라). 이는 스스로 실험해볼 수 있는 이론이다.

- **눈 하이드레이션 타블렛**(Nuun hydration tablets): '눈'은 지나치게 단 스포츠 음료의 세계에서 해결책으로 쓰일 수 있는 스포츠 드링크용 제품이다. 오늘날 이러한 수분 보충 타블렛 제품은 러닝화 전문점에서 쉽게 볼 수 있으며 여러 가지 다양한 맛을 제공한다. U Natural이나 All Day Hydration 타블렛도 고려할 만하다.
- **뉴트리포스 스포츠 사의 하이드레이션 파우더**(Nutriforce Sports Balanced Hydration powder): (내가 이 제품 개발에 참여하였음을 알려둔다.) 여러 전해질들에 더불어, 이 파우더는 서스타민(Sustamine: 수분 흡수를 위해 L-알라닌과 L-글루타민으로 구성된 디펩타이드)을 함유하고 있다.
- **카멜백 엘릭서 타블렛**(Camelbak Elixir tablets): 이 제품은 본래 음수용 백팩(이동하면서 수분을 섭취할 수 있는 수통을 넣은 백팩) 용으로 제작되었지만, 24온스짜리 큰 물병에 넣고 사용해도 좋다.
- **오스모 뉴트리션**(Osmo Nutrition): 스테이시 심스 박사의 회사 제품이다. 그녀의 제품들은 여성과 남성 사이의 수분 필요량과 섭취 능력 차이를 고려하여 설계되어 있다.

러너가 러너에게

1998년, 나는 일리노이주의 베링턴에 위치한 게토레이스포츠과학연구소에서 근무하는 한 운동과학자와 대화를 나누었다. 그는 한 실험실을 구경시켜주었는데, 그 방에는 여러 자전거 기구들이 설치되어 있었고, 온도와 습도를 설정할 수 있었다. 그는 여러 가지 이야기 중 매우 일리 있는 한 가지 사실을 말해주었다. 뜨거운 방에서 장시간 자전거를 탄 실험군들의 경우 음료에 맛을 첨가하면 더 많은 수분을 마신다는 것이다. 또한 만약 여러 가지 맛이라는 선택사항이 주어진 경우 이보다 더 많은 수분을 섭취한다는 사실도 알려주었다.

즉, 만약 100마일을 달리는 중이라면, 한 가지 이상의 맛을 선택할 수 있는 경우 수분 섭취 전략을 지키기 더 용이하다는 것이다. 이는 개인마다 다를 수 있지만, 매우 일리 있는 이야기이다. 사실 그 과학자가 이 이야기를 내게 해주었을 때, 나는 매우 더운 날 와일드플라워에서 있었던 하프 철인 3종 경기를 뛰었던 기억이 떠올랐다. 그 대회의 구급소에는 물과 레몬라임 맛 게토레이를 구비하고 있었다. 경기가 중반을 지났을 무렵, 나는 레몬라임 맛에 질려서 더 이상 마시지 못했다. 그날 이후 나는 음료에 첨가하는 제품들을 따로 챙기고 무설탕 전해질 음료를 만들어 마신다. 이러한 타블렛(알약)들은, 특히 레이스가 장기간 지속되는 경우에 여러 맛들이 혼합되어야 할 것이다.

— TMJ

인체 수분량은 안녕한가?

만약 투명한 소변색이 충분한 체수분량을 대표하는 지표가 되지 못한다면, 어떻게 우리 몸의 수분 상태를 알 수 있을까? 약 12달러 정도의 비용이면 RRUD(Rapid Response Urine Dipstick)와 같은 체수분 상태를 확인할 수 있는 소변 테스트 스트립 약 100개 정도를 구매할 수 있다. 이와 같은 테스트 스트립 하나로 많은 정보들을 알 수 있지만, 체수분 상태를 확인하고자 할 때 봐야 하는 것은 비중(Specific Gravity, SG) 지표이다. 스테이시 심스 박사는 비중 지표를 읽는 방법과 적절한 수치에 대해 다음과 같은 정보를 제공하였다.

- **정상 수분 상태는 1.005~1.015이다.**
- **1.020에 가깝다면, 정상 범위에서 모자라는 것이다. 적절한 총체 수분의 양에서 1% 정도가 부족한 상태이다.**
- **1.025? 더 나쁜 상태이다. 수분을 섭취하라.**

RRUD 스트립은 워크아웃으로부터 얼마나 잘 회복될 수 있는지에 대한 더욱 객관적인 데이터를 제시하는데, 이로써 오버트레이닝의 위험을 모면할 수 있을 것이다. 심스 박사는 테스트 스트립에서 얻을 수 있는 정보들을 설명하였다.

- **백혈구**(LEU, Leukocytes): 색깔의 변화가 없다는 것은 백혈구가 나오지 않았다는 것이다. 만약 양성 반응을 보인다면, 시험 스트립은 보라색(심각한 경우라면 어두운 보라색)을 띠게 된다. 정말 힘든 트레이닝을 마친 다음날 LEU 테스트에서 보라색이 보인다면, 하루는 푹 쉬어야 한다는 뜻이다. 충분한 수면, 수분 섭취, 면역체계를 활성화시키는 비타민과 미네랄들, 그리고 심박수와 백혈구 수치를 점검하다.
- **단백질**(PRO, Protein): 노란색은 정상이다. 시약에서 녹색을 보인다면 단백질 항목에서 양성 반응을 보인 것이다. 워크아웃을 한지 수시간 후 녹색을 보이는 것은 정상일 수 있다. 그러나 다음날 아침에도 시약에서 여전히 녹색을 보인다면, 완전 회복이 된 것은 아니다. 다음날 훈련은 가볍게 하거나 하루를 쉬는 것이 현명할 것이다.

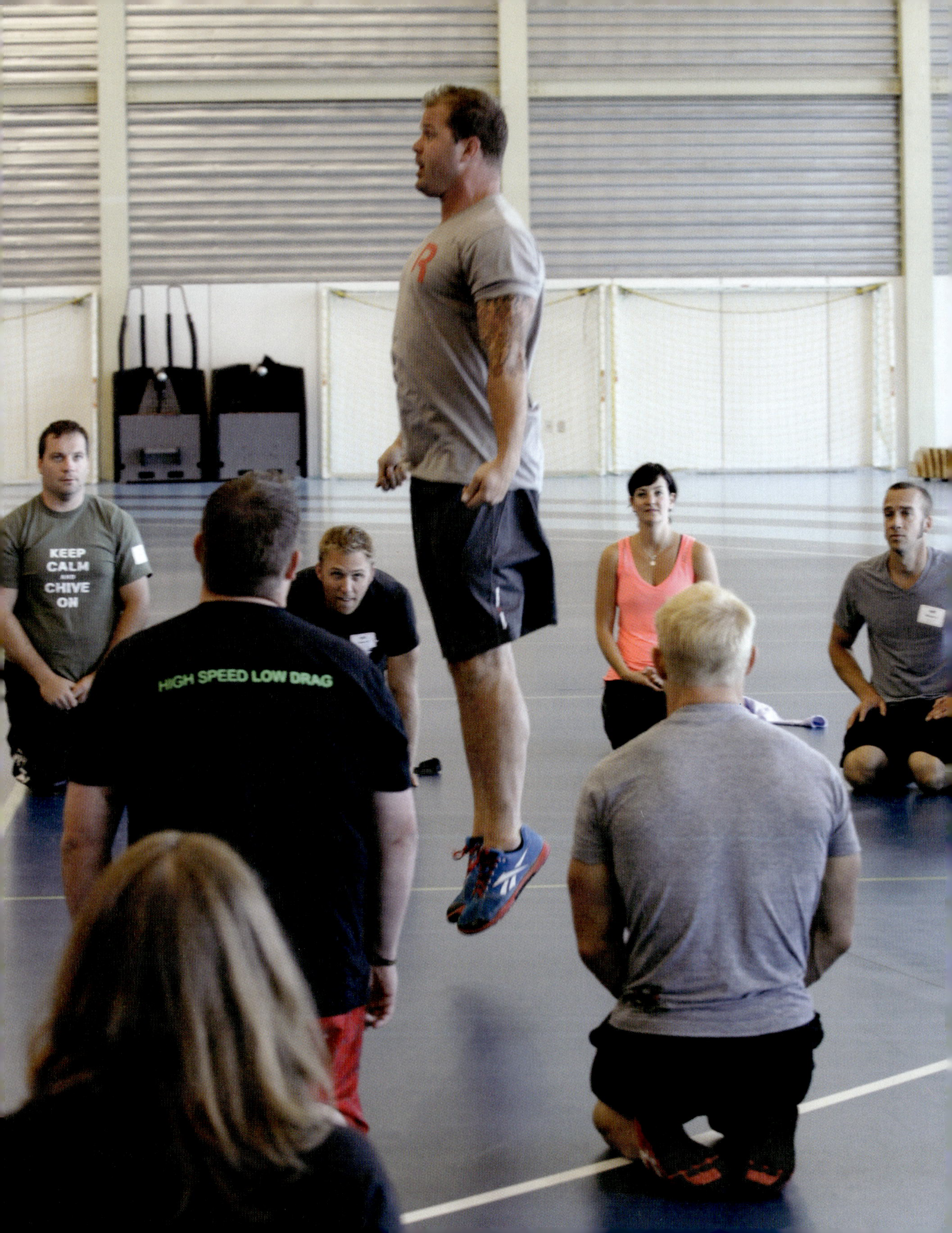
KEEP
CALM
CHIVE
ON
HIGH SPEED LOW DRAG

CHAPTER 15

스탠더드 #12: 점핑과 랜딩

Q: 좋은 인체 역학으로 점프하거나 착지할 수 있는가?

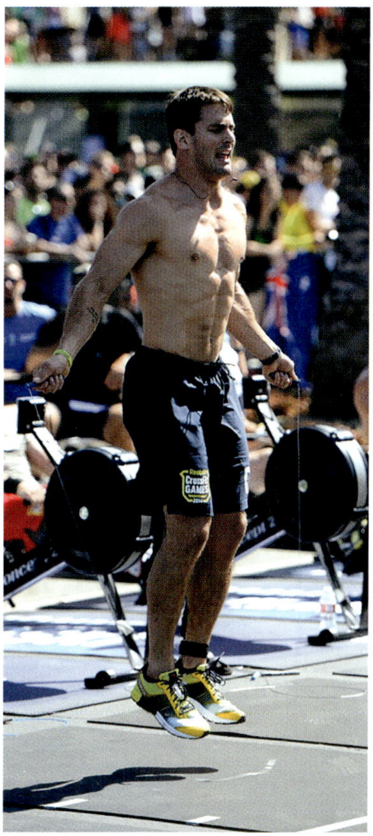

훌륭한 역학 자세로 도약하고 착지하는 기술을 습득하는 것은 좋은 달리기 역학에 있어 핵심적인 요소이다. 이번 스탠더드에서는 달리기에서 보이는 도약과 착지에 대해 집중하기로 한다.

여기서는 두 부분의 테스트를 살펴본다. 좋은 역학을 보이면서 박스로 뛰어오르고, 박스에서 착지할 수 있어야 한다. 두 번째로, 한 다리로 줄넘기 30회(오른 다리 30회, 왼 다리 30회)를 수행할 수 있는 능력이 있어야 한다.

동기부여 주안점

달리기는 도약과 착지가 끊임없이 일어나는 과정임은 수긍할 수 있을 것이다. 그렇다면 어떻게 뛰고, 어떻게 착지하는지에 대한 세부적인 그림이 그려진다면 여러분의 관절과 조직들에 가해지는 부정적인 힘들을 줄일 수 있을 것이다.

점핑과 랜딩을 위한 추천 모빌리티 운동

도약과 착지 역학을 향상시키는 최선이자 가장 간단한 방법은 두 다리, 그리고 한 다리 줄넘기이다. 발이 바닥에 착지하고 무릎이 움직이는 경로를 연습하는 데 이보다 좋은 방법은 찾기 힘들다. 이와 더불어 다음 운동들 역시 시도해보기 바란다.

- **더블 볼 앵클 스매시 & 스트립(220쪽)**
- **플랜타르 모빌리제이션(221쪽)**
- **돌시플렉션 워크(222쪽)**
- **플랜타르 플렉션 오버드라이브(223쪽)**
- **어덕터 스매시(226쪽)**

주요 내용

최적의 달리기와 최적의 달리기 움직임을 향하는 여정에서, 다음과 같은 큰 그림을 가지게 되었을 것이다. 임시방편은 충분치 않다는 것. 만약 몸에 밴 부적절한 역학 상태, 잘못된 모터컨트롤 패턴, 그리고 관절 손상을 초래하는 관절 위치 등의 문제들이 있다면, 마법 같은 만능열쇠란 존재하지 않는다. 미니멀리스트 신발도 마법과 같은 수단이 아니다. 경기 중 사용하는 화려한 선수용 테이핑도 마찬가지다. 테이프야말로 임시방편이다. 테이핑으론 복합적이고 연속적인 문제들을 해결할 수 없다.

뛰어난 달리기 주자로 거듭나고 싶다면, 어떻게 움직이고 움직임에 대한 생각은 어떻게 가지고 있는지에 대해 하나부터 열까지 점검해야 할 수도 있다.

게다가 뛰어난 달리기 주자로 거듭나고 싶다면, 어떻게 움직이고 움직임에 대한 생각은 어떻게 가지고 있는지에 대해 하나부터 열까지 점검해야 할 수도 있다.

근막과 요가 전문가인 질 밀러는 달리기 선수가 움직임에 대해 가지고 있는 생각과 무용수가 움직임에 대해 가지고 있는 생각 사이의 극적인 차이에 대해 즐겨 말한다. 그녀는 댄서의 경우, 하루 종일 몇 시간 동안, 매일, 매주 도약과 착지를 연습한다고 한다. 발레를 하는 무용수가 점프를 할 때마다, 도약과 착지 자체에 대한 모든 부분들을 염두에 둔다. 모든 각도, 발휘되는 근육, 몸의 형태, 그 외의 모든 디테일들. 무용수들은 이 각각의 모든 요소들에 실수는 없는지, 그리고 완벽함을 어떻게 만들 수 있는지에 대해 지도자와 상의한다.

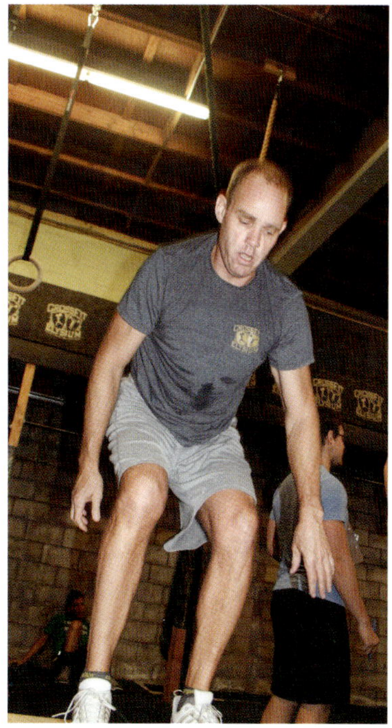

포즈 주법과 크로스핏 지구력 프로그램이 나오기 전까진, 달리기 주자들에게 있어 달리기의 움직임 기술들에 대해 의식하는 연습을 하는 것은 매우 드문 일이었다. 일상적으로 달리기를 해오던 그들의 도약과 착지 연속 움직임은 거의 분석되고 있지 않았다.

나는 이 스탠더드를 통해, 도약과 착지 역학에 모든 관심을 집중하고 부적절한 역학은 재설정하였다. 또한 전단력(sheer force) 반복이 해결되지 않고 지속되게 놔두지 말고, 바닥에서부터 어떻게 발을 박차고 새로운 틀(좋은 움직임 패턴과 역학)을 형성할 수 있게 하는지에 대한 세세한 집중을 하길 바란다.

이 스탠더드는 매우 중요하다. 그러나 발목 가동 범위 스탠더드와 같이, 처음엔 그 어떤 요소들보다 최우선으로 중요해 보일 수도 있다(수천 마일을 달려왔던 경력이 있는 사람에게라면 특히). 습관적인 움직임 연속 과정에 빠졌던 시간이 오래되었기 때문이다.

사람들이 이런 점검 과정에 주눅이 들면 들수록, 나는 이런 요소들이 가치 있을 뿐만 아니라, 충분히 할 만하다고 강조한다. 토탈 이머전(the Total Immersion: 장거리 수영에 특화된 영법 중 하나) 프로그램을 보급하고 있는 테리 래플린(Terry Laughlin)과 같은 수영 코치들이 수영을 가르치는 방식에 대해 이해하는 것도 이러한 변화들을 만들어내는 팁들 중 하나가 될 것이다. 먼저 그는 움직임의 복잡성에 대해 다음과 같이 설명하였다. "수영은 움직임 스킬의 루빅 큐브와 같다. 수많은 상호의존적 신체 부분들이 매우 복잡하게 만들어내는 움직임이다." 그러나 곧이어 수영과 같은 고도로 복잡한 움직임을 배우는 것은 계속하여 노력하게 되는 동기를 부여하는 일종의 선물과 같은 것이라고 덧붙여 설명했다.

만약 래플린의 세미나를 참석할 기회를 가진다면, 그는 당신을 곧장 풀장에 집어넣고, 영법을 관찰하고 난 뒤 고치려 하진 않을 것이다. 그보다도, 그는 밑바닥에서부터 끝까지 완전히 새로운 스트로

크(stroke)를 익히는 작업에 열중한다.

이는 바로 제대로 도약하고 착지하는 법을 배우는 과정에서 내가 바라는 바이다. 비록 도약하고 착지하는 이미지가 픽업 바스켓볼 게임을 연상시켜 부상을 일으킬 것만 같아 피하고 싶게 만들긴 하지만, 좀 더 자세히 살펴 도약과 착지 움직임의 정수를 파악해보도록 하자.

공중으로 도약하고 두 발로 바닥에 착지를 할 때, 몸에 부하가 실리는 움직임은 아니지만 사실상 동적인 스쿼트 움직임을 보인다. 달리기의 동작들과 비교하자면 (부하가 실리지 않는 쿼터 스쿼트처럼 스카이콩콩을 연속으로 타는 움직임과 같이) 코어 패턴은 동일하게 작용한다. 물론 최대 수직 점프(max vertical jump) 후 착지할 때 생기는 충격이 훨씬 크겠지만, 연속적인 움직임인 달리기에서 역학적인 잘못이 일어나면 무릎과 발목 관절의 손상이 일어날 확률이 훨씬 높아진다. 도약 후 착지 시 무릎이 안쪽으로 몰리는 농구 선수의 경우 수천 번 뛰고 내림으로 인해 슬개건이 점퍼스 니(jumper's knee, 러너스 니[runner's knee]로도 불리는)를 앓게 되거나, 혹 더 심각해져 ACL(전방십자인대) 파열이 될 수도 있다.

만약 훌륭한 도약과 착지 역학을 마스터하게 된다면, 달리기 역학 역시 훌륭하게 발휘될 것이다. 세밀한 관찰에 근거한 달리기의 핵심적인 움직임 패턴을 도입하고 질적인 움직임의 새로운 기초(움직이도록 만들어진 우리 몸의 설계 자체를 이용하는 움직임 기초)를 수립하라.

만약 훌륭한 도약과 착지 역학을 마스터하게 된다면, 달리기 역학 역시 훌륭하게 발휘될 것이다. 세밀한 관찰에 근거한 달리기의 핵심적인 움직임 패턴을 도입하고 질적인 움직임의 새로운 기초(움직이도록 만들어진 우리 몸의 설계 자체를 이용하는 움직임 기초)를 수립하라. 그리고 움직이도록 설계된 우리 몸을 제대로 활용하여 몸을 움직일 때, 이동을 하기 위한 파워 능력을 최대한 발휘하고 착지로 인해 발생하는 스트레스를 소멸시키는 좋은 자세를 사용하게 될 것이다.

또한 도약과 착지 기술 전환을 효율적으로 만드는 것은 다운 힐(down hill) 또는 다운 스텝(down step) 러닝(발이 바닥에 착지할 때 스트레스 부하가 특히 커지는 환경)에도 특히 도움이 된다.

부적절한 점핑과 랜딩 테크닉

하지 말아야 할 것과 그 이유에 대해 이야기해보자.

측면 움직임과 점프 동작이 많은 스포츠들을 생각해보자. 만약 배구와 농구 선수들이 잘못된 역학으로 도약하고 착지한다면(매 착지마다 무릎이 안쪽으로 몰리는 것과 같은), 그의 무릎에 발생하는 부하는 이 선수를 미국에서도 매년 25만 건 이상 발생하는 ACL 부상자 명단에 포함하게 만들 것이다. 그를 이 명단에서 제외시킬 수 있는 훌륭한 처방 중 하나는 도약과 착지를 잘하는 것이다. 훌륭한 역학 작용은 최고의 처방이다.

도약과 착지 동작의 잘못들 중 어느 정도는 잘못된 스쿼트 동작과도 일치하는 부분들이 있다(99쪽 참고). 물론 도약과 착지는 스쿼트와는 달리 착지할 때 지면과의 작용으로 체중의 3배 이상의 충격이 발생하는 동안, 동시에 신체의 이동이 일어나 손상이 발생하는 상황도 신속하다. 우리가 살펴볼 수 있는 잘못들은 다음과 같다.

- **무릎이 앞으로 쏠리고 정강이가 지면과 수직을 이루지 못한다.** 후면 사슬의 연결을 잃고 무릎에 충격을 준다.
- **발가락들이 안쪽으로 몰리거나 오리발처럼 바깥으로 펴진다.** 좋은 자세를 잃고 회전전단력으로 무릎에 손상을 준다.
- **인체 중심선을 잠그지 못하고 요추 연결을 깨뜨린다.** 체간의 근육들을 동원하지 못하고, 골반의 위치가 무너진다. 인체 후면 사슬의 파워가 소실된다. 무릎에는 부하가 가해지고, 허리에도 부담이 간다.

만약 이러한 문제들을 수정하고 계속 연습한다면 나머지는 오직 시간의 문제일 것이다. 그리고 병원에 갈 비용을 줄이게 된다.

테스트 #1. 박스 위로 점프

박스 위로 점프하기(편하게 올라갈 수 있다면 어떤 사이즈라도 괜찮다)는 도약과 착지 역학에서 최고의 운동이다. 움직임을 비디오로 찍거나, 동료에게 부탁해 실시간으로 피드백받도록 하라.

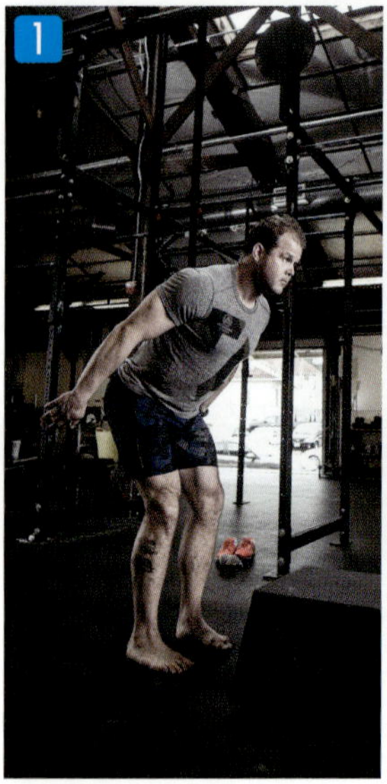

시작 자세: 고관절과 햄스트링에 부하를 싣는다(loading).

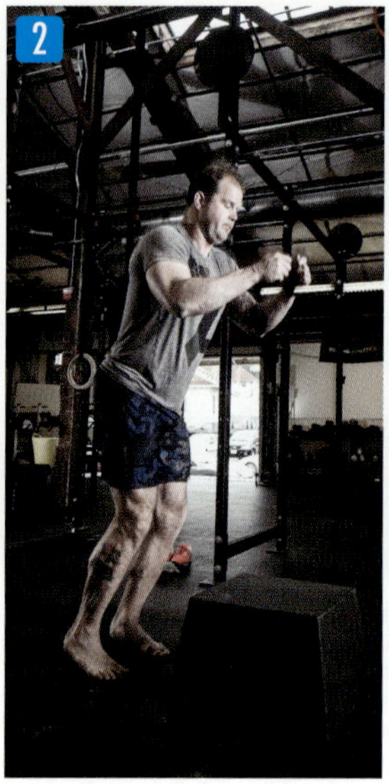

무릎, 발, 그리고 등을 중립 위치에 놓는다. 파워는 후면 사슬에서 동원한다.

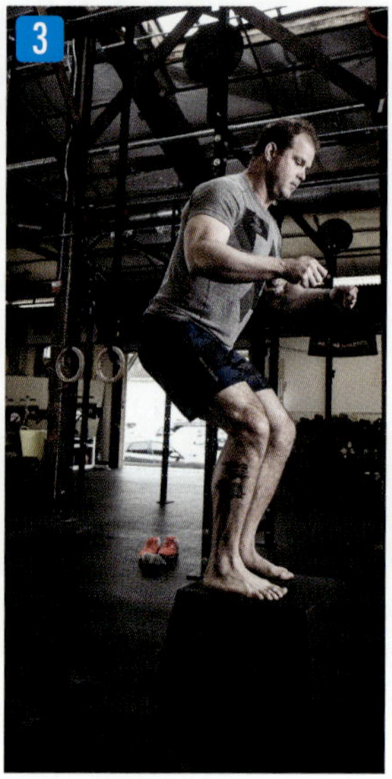

두 무릎과 발이 수직을 이루게 착지한다.

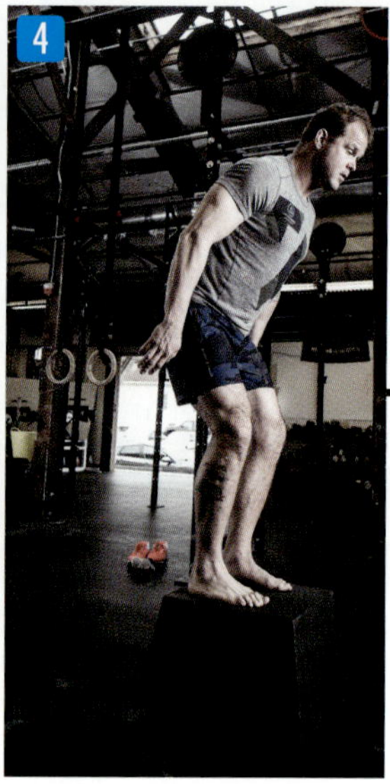

착지할 때 양 무릎을 바깥 방향으로 하여 힘이 실린다.

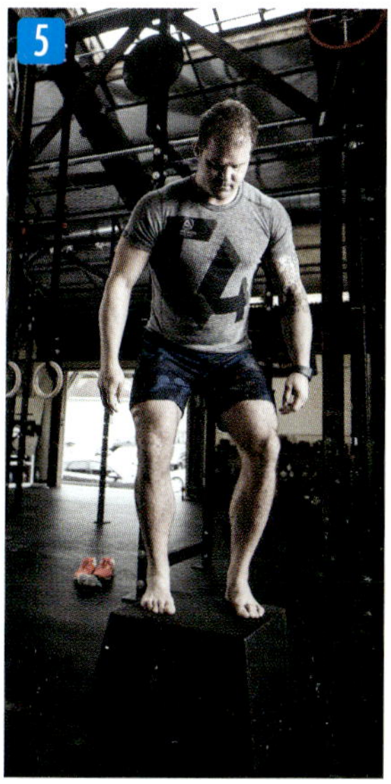

좋은 착지: 양 무릎은 바깥으로, 발은 중립 위치, 그리고 발의 아치는 활성화되어 있다.

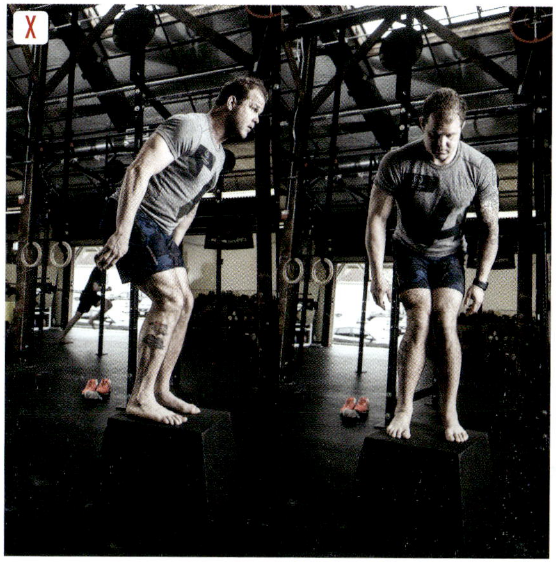

잘못된 예 #1: 무릎이 안쪽으로 무너진다.

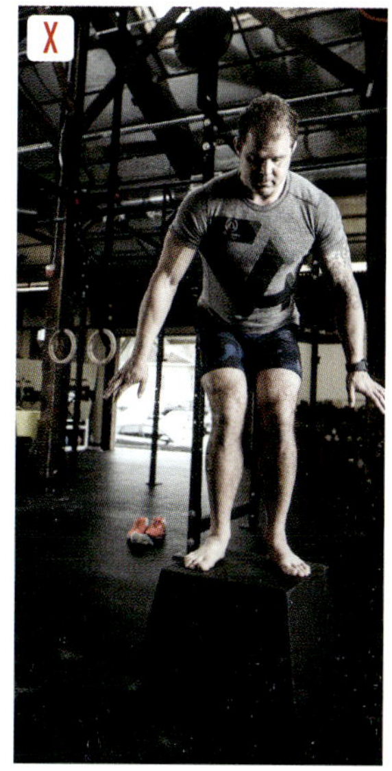

잘못된 예 #2: 발이 열려 있다. 발의 아치가 무너진 것과 무릎이 무너진 정도를 확인하라.

테스트 #2. 한 발 줄넘기

이 테스트에선, 한 발로 줄넘기 30회를 한다. 이는 오른발 왼발 각각의 스탠더드며, 모든 반복수는 좋은 역학 자세를 사용하도록 한다.

줄넘기는 도약과 착지 역학을 만드는 훌륭한 방법일 뿐만 아니라, 발의 스트렝스를 키워주는 가장 좋은 선택 사항 중 하나이다. 그리고 달리기를 하기 전 워밍업에도 좋다. 1석 3조인 셈이다!

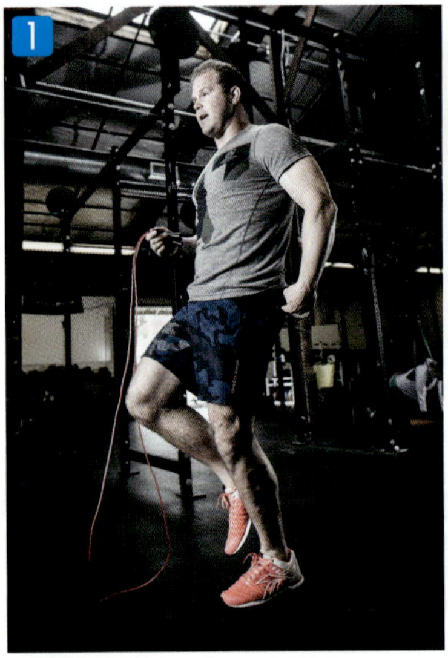

점프를 위한 파워는 고관절에서부터 발휘한다.

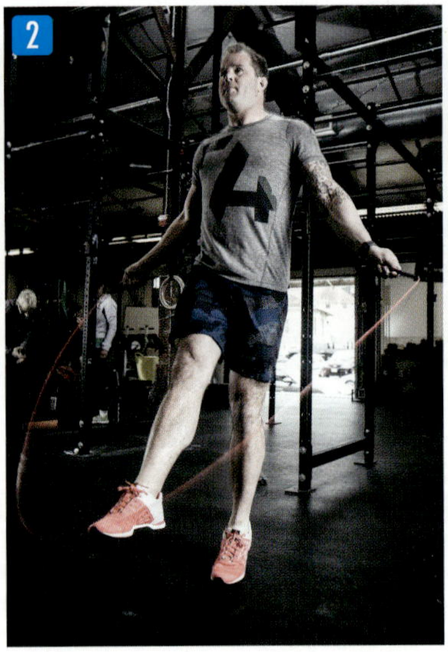

동작을 하는 내내 머리에서부터 어깨, 그리고 발에 이르기까지 중립 자세를 유지한다.

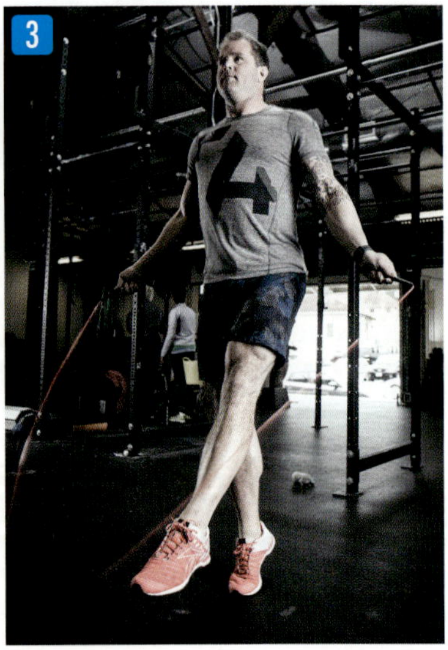

발 앞쪽은 바닥에 착지시키고 뒤꿈치가 바닥에 가볍게 키스하듯 닿게 하여 도약한다.

러너가 러너에게

줄넘기는 힐 스트라이크(heel strike)를 미드 풋 스트라이크(mid foot strike)로 대체하도록 하체와 발을 준비시키는 최선의 방법 중 하나이다. 켈리는 줄넘기가 발과 발목을 강화시키는 가장 직접적이면서도 단순한 도구라고 하였다. 나는 줄넘기를 통해 당신이 가지고 있는 불균형을 진단하라고 권하고 싶다. 내 경우엔 두 발로 줄넘기를 할 때 왼쪽 발목이 오른쪽 발목보다 확연히 약하다고 생각했다. 한 발 줄넘기는 이런 생각을 확진하기 위해 사용할 수 있다. 왼다리로 한 발 줄넘기를 시작하고자 할 때 실패하는 일이 많았던 것이다. 여러분도 줄넘기를 활용해보길 바란다.

-TJM

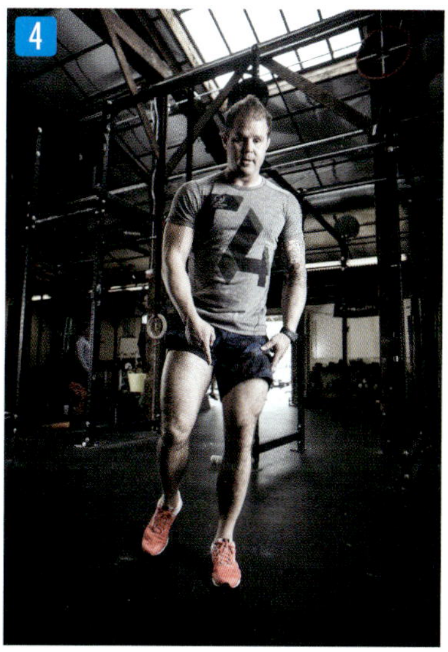

30회의 줄넘기 동안 발과 무릎은 중립 위치를 지키면서 바르게 정렬하여야 한다.

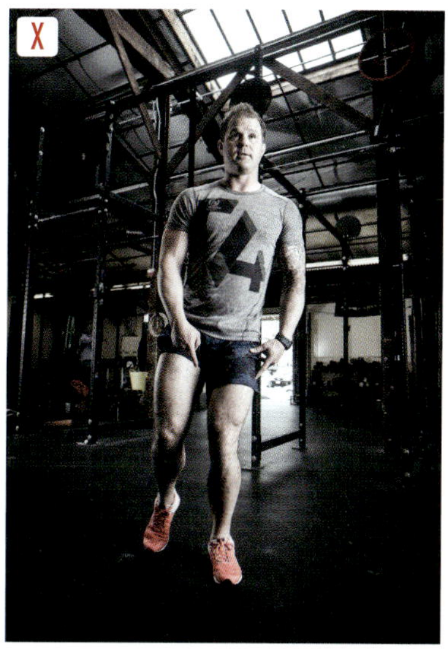

잘못된 자세: 발의 아치가 무너지고 무릎이 안쪽으로 쏠린다.

PART 3

당신은 여러 시스템들로 구성된 한 시스템이다. 무릎 통증, 허리 통증 및 발바닥 통증은 개별적인 세포 조직의 문제가 아니다. 이들은 몸 내부에서 다차원적 목적을 가진 문제들이 특정한 형태로 표현되는 것이다. 정말로 달릴 준비가 되려면, 이 개념을 이해하고 적용시키는 것이 필수적이다.

그것을 어떻게 하느냐고? 우선 12가지 스탠더드에 따라 스스로를 점검해본 후에, 스스로의 몸과 생활방식 및 습관이 어디에 있는지 알게 될 것이다.

스스로의 강점이 무엇인지를 알게 되는 소중한 확인을 하게 될 것이다. 그리고 더 중요한 것은, 약점에 대해서 확실한 근거를 가지게 될 것이라는 사실이다. 이것이 핵심이다. 약점을 강점으로 바꾸는 과정에서 달리기가 주는 즐거움과 혹독함에 대비해 확실한 준비를 할 수 있다. 이제 시작하자.

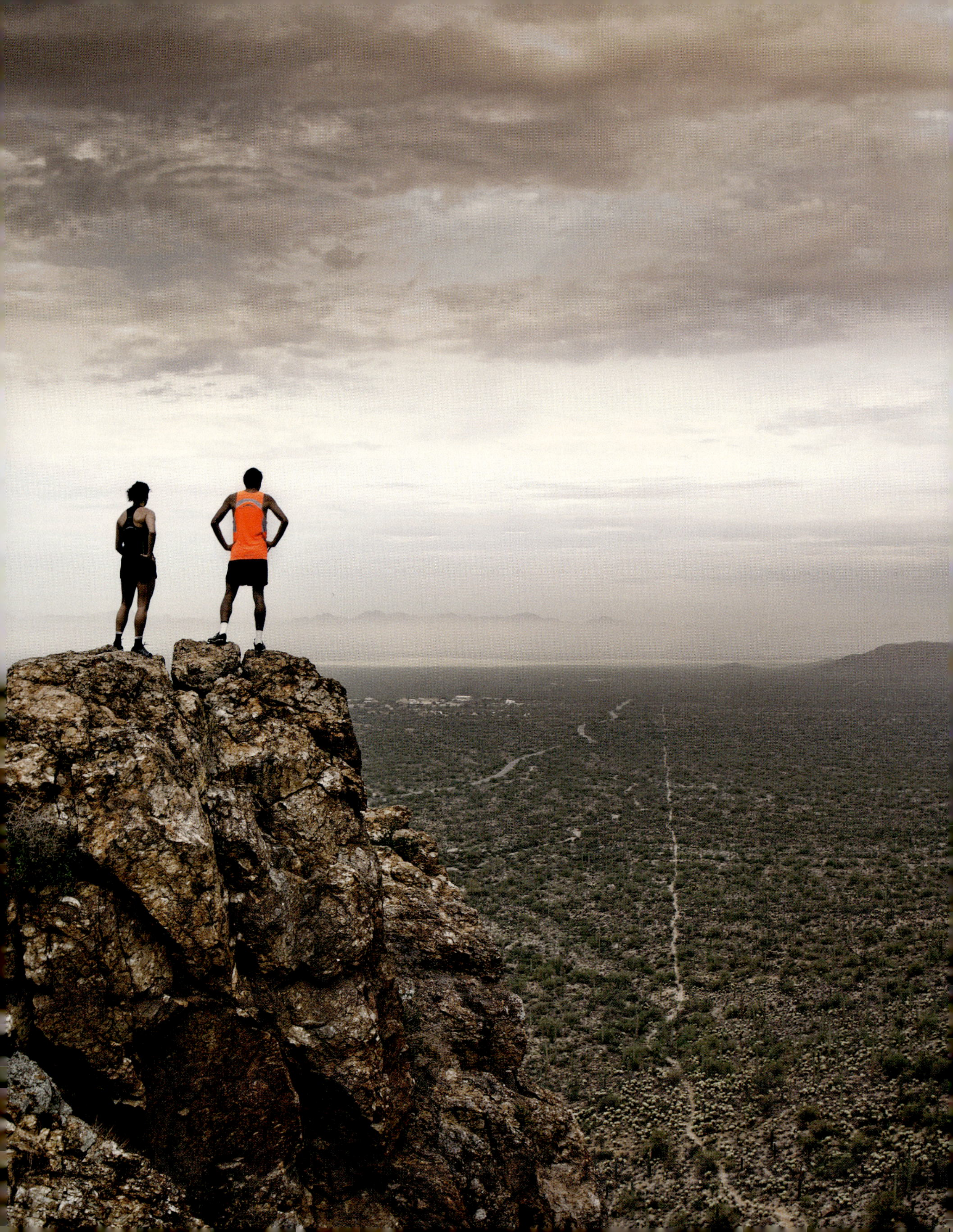

CHAPTER 16
모빌리티 작업의 개요

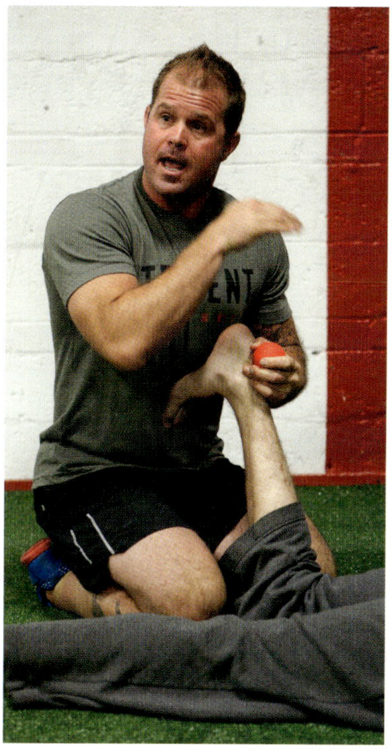

12가지 스탠더드를 얼마나 어기면서 사는가에 대한 검사는 달리기에 얼마나 준비되었는가(Ready To Run)에 대한 잠정적 스냅샷을 보여주기도 하나, 더 중요한 것은 주요 취약점을 특정하게 도와주는 것이다. 이 취약점들은 바로 내가 '당신의 염소'라고 부르는 것이다. 『레디 투 런』의 문맥에서 염소는 아래 네 가지 유형으로 분류될 수 있다.

- **라이프스타일의 문제**(발을 중립 위로 두지 않고 서 있기 같은)
- **가동성의 문제**(고관절 신전 불량 같은)
- **자세의 문제**(잘 쪼그려앉기[스쿼트]가 불가능한 상태 같은)
- **역학적인 문제**(점프와 착지 기술의 불량 같은)

이 염소의 여러 유형들이 상호 관련되어 있다는 결론에 아마 의심을 가지지는 않을 것이다. 예를 들어 굽이 높은 신을 신고 살아간다면(라이프스타일 문제) 관절 가동성에 직접적인 영향을 미칠 수 있는데, 이는 관절역학에 영향을 미칠 수 있다.

나는 이런 패턴을 좋지 않은 퍼포먼스나 부상, 또는 두 가지 모두에 시달리는 러너와 운동선수들에게서 종종 본다.

라이프스타일 오류

(탈수, 과한 신발 착용, 오랜 시간의 좌식생활, 오리 걸음)

↓

가동성 문제

(경직, 건강하지 않은 조직: 운동 범위의 제한: 핫스팟)

↓

자세 문제

(올바른 스쿼트 자세가 불가능,
올바른 척추 자세 지탱이 불가능)

↓

움직임 문제

(아치와 무릎이 안쪽으로 붕괴되지 않게
뛰는 것이 불가능)

↓

퍼포먼스 문제

(통증, 부상, 근력 소실)

12가지 스탠더드에 초점 맞추기를 유지함으로써, 당신은 일련의 중요한 목표를 향하고 있는 중이다. 이것은 잘 달릴 수 있고, 또한 러너들을 미치게 만드는 만성적 부상 없이 선수생활을 즐기도록 해줄 것이다.

그럼 다음은 무엇일까? 12가지 스탠더드를 시험한다. 어떤 스탠더드는 통과하고 다른 어떤 것들은 그러지 못할 것이다.

첫 번째로 나는 당신이 실패한 테스트를 축하할 일로 여기길 바란다. 압박양말을 신지 않는 것? 좋다. 그것은 쉬운 일이다. 형편없는 발목 운동 범위? 환상적이다. 답이 새 양말 한 켤레를 사는 것보다는 어렵다 해도, 이는 하나의 기회다.

기회를 축하하라. 가만히 누워서 당신에게 잡히기를 기다리고 있는 것은 퍼포먼스다. 각각의 염소에 대한 리스트와 함께, 당신에게는 지평선에서 빛을 내며 당신이 쫓아오길 기다리는 구체적이고 가치 있는 목표가 있다. 모빌리티 강화와 역학의 향상은 '하룻밤 사이의 문제'가 아니기 때문에, 시간과 인내가 필요할 것이다. 하지만 이 목표들을 향한 진보를 만듦으로써 더 나은 퍼포먼스와 향상된 내구력을 얻게 될 것이다.

어떤 스탠더드가 부족하다는 것은 축하할 만한 기회다. 저기 가만히 누워서 당신에게 잡히기를 기다리고 있는 것은 퍼포먼스다.

그럼 완벽한 '레디 투 런 점수'를 위해서 어떻게 해야 할까?

첫 번째로 문제 보고 목록을 살피고, 기준치에 못 미치는 스탠더드에 동그라미를 그려라.

라이프스타일/적응 스탠더드

- 발의 중립
- 플랫 슈즈
- 워밍업과 쿨다운(준비 운동과 마무리 운동)
- 압박
- 수분 섭취

가동성/모터 컨트롤 스탠더드

- 유연한 흉추
- 스쿼팅 기술
- 고관절 굴곡
- 고관절 신전
- 발목 운동 범위
- 노 핫스팟
- 점프와 착지

이제 당신은 당신의 염소를 인지했고, 행동할 준비가 되었다. 라이프스타일/적응 스탠더드에 문제가 있다면 오늘은 적절한 수분 보충, 워밍업과 쿨다운, 압박양말 착용 같은 것들을 변화시킬 수 있다. 만약 굽이 있는 신을 신어왔다면, 굽 없는 신 착용을 향해 인내심을 가지고 노력해야 한다(80쪽에 서술된 '10% 계획'을 사용하라). 발의 중립을 습관으로 만드는 것은 시간이 걸리긴 하더라도, 이 또한 커다란 진일보를 만드는 것은 시간문제일 뿐이다.

라이프스타일/적응 오류의 교정을 진행할 때의 장점 중 이것이 모빌리티/모터컨트롤의 부족한 점을 향상시키는 작업에 도움을 준다는 것이다. 모빌리티와 모터컨트롤 스탠더드 각각에 대한 직접적인 향상 작업은 이 책의 나머지 부분에서 중점적으로 다룬다.

모빌리티 향상: 전략적 접근

퍼포먼스의 유지에 있어서, 모든 러너에게 똑같이 적용할 수 있는 프로그램은 존재하지 않는다. 이미 알려진 대로 잘 달리는 것을 방해하는 아픔과 통증은, 올바른 자세의 불능부터 뒤꿈치 염증 같은 특정 조직의 문제까지, 여러 가지 원인에 의해 생길 수 있다. 당신에게 필요한 것은 특정 문제를 해결하는 데 사용할 수 있는 시스템이다. 근본적인 문제를 해결하는 데 우선순위를 두면서 계속되는 증상들도 목표로 하는 시스템.

이 체계적 접근은 구체적이며 매일의 원칙(이닦기와 치실질처럼)이 적용되어, 통증과 부상이 나타나기 전에 문제를 예방할 수 있어야 한다.

장거리 러너, 스프린터, 또는 축구 선수이거나 크로스핏 트레이닝을 하거나 상관없이, 레디 투 런 12 스탠더드를 추구하고 성취하는 것은 당신이 가질 수도 있었던 부상을 예방하도록 해줄 것이다. 건의 좌상이나 무릎의 염증이 불쑥 찾아와 무언가 잘못하고 있다는 것을 말해주는 것을 기다리는 대신에, 매일 하루 10~20분의 취약점 강화와 운동할 때뿐 아니라 일상생활에서까지 좋은 역학의 사용으로써 부상 예방에 대한 규율을 세워라. 이 규율 또는 시스템은 많은 선수들이 빠져 있는 '두더지잡기게임(근본적인 원인 해결보다 필사적으로 증상을 없애려고 하는)'보다 훨씬 더 생산적이다.

12가지 스탠더드를 성취하기 위해, 17장에 소개된 모빌리티 운동은 변화를 만들도록 고안된 외과적 방법이다. 당신의 검사 결과는 현재 결함이 어디에 있는지 보여줄 것이다. 다시 말해 이것들은 당신의 염소다. 모빌리티 개선 운동(mobilization)은 이런 제한되고 손상된 조직들을 개선하도록 고안되었다.

매일 모빌리티 개선 작업에 집중하는 것은 레디 투 런 구조의 한 가지 축일 뿐이라는 것을 강조하고 싶다. 즉 세 가지 부분 접근 중 한 부분일 뿐이다.

1. **라이프스타일.** 라이프스타일 선택들이 적당한지 확인하라. 적절한 수분 섭취, 굽 낮은 신발, 압박 양말, 발의 정렬을 중립 위치로 하는 간단하지만 강력한 규율들에 주의할 것을 기억해라.
2. **모빌리티.** 고관절 신전과 발목 가동성 범위 같은 모빌리티들을 추구하거나 유지하고 있는지 확인해라.
3. **역학.** 올바르게 점프하고 착지하고 스쿼트하는지 확인해라. 라이프스타일과 모빌리티가 잘 조화되면, 좋은 자세와 좋은 역학에 도달하고 이를 실행한다. 이때부터 포즈 주법 또는 유사한 달리기 자세 기법을 취함으로써, 달리기의 정복을 더 논할 수 있다.

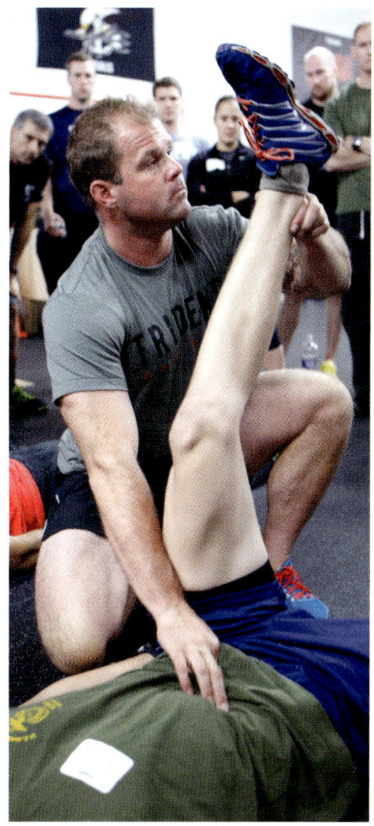

달리기를 최적화하는 모빌리티 만들기에 돌입하기 앞서, 길어도 하루 10분이면 할 수 있는 중요한 원칙들을 설명하고자 한다.

모빌리티 만들기: 주요 원칙

12가지 스탠더드를 충족시키고자 노력할 때 아래의 원칙들을 염두에 두자.

- **하루 최소 10분**

  나는 선수들에게 매일 20분 또는 그 이상 모빌리티 작업을 하도록 노력하라고 충고하지만, 현대사회의 일상은 예상하기 힘든 일이 언제나 일어난다는 것을 인정한다. 그래서 내가 요구하는 것은 매일, 하루 최소 10분에 대한 약속이다. 매일 단 10분만으로 모빌리티 스탠더드 성취에서 놀라운 발전을 이룰 수 있다. 겨우 10분이지만, 목적을 가진 10분이어야 한다. 그날의 목표 부위를 정해라. 발이나 햄스트링, 또는 엉덩이가 될 수 있다. 그리고 그 부위의 모빌리티 만들기를 집중적으로 하라.

  어떤 경우라도 매일 그런 10분을 가져라. 나는 또한 하루 중 생긴 여유 시간을 짜내 카우치 스트레치(118쪽 참고)나, 발의 모빌리티 작업, 또는 스쿼트 동작을 하기를 바란다. 나는 하루 20분을 양질의 모빌리티와 연부 조직 만들기로 채워서 계획하길 바란다. 하지만 무엇보다도, 당신의 10분을 가져라.

- **2분 또는 그 이상**

  각 모빌리티 작업에 2분을 할애하라. 2분은 당신의 조직에 실제적 변화를 만드는데 필요한 최소한의 시간이다. 예를 들어 그날 모빌리티 작업이 카우치 스트레치라면, 오른쪽의 카우치 스트레치를 2분 하고 나서 왼쪽을 2분 수행하라. 변화를 느끼게 될 것이다. 겨우 2분이 놀라운 변화를 만든다. 하지만 집중하는 2분이어야만 한다. 만약 체육관에서 핸드폰으로 이메일이나 보면서 아무렇게나 폼 롤러 위에서 빈둥거리는 사람들을 본다면, 그들은 모빌리티를 만드는 중이 아니다. 집중하지 않고 대충하는 20분보다 특정 모빌리티 작업을 목표로 집중하는 2분이 훨씬 좋다.

매일 모빌리티 시간을 의미있게 만들기 위해서, 하나 또는 두개의 모빌리티 운동을 선택하고 전체적인 목적을 가지고 실행하라. 실제 변화에 영향을 주기 위해 뭉치고 특히 뻣뻣한 부위을 탐색하며, 현명하고 깊이 운동할 필요가 있다. 각 모빌리티 운동의 2분은 아주 효과적일 수 있는데, 그러려면 초점을 맞춘 운동을 하고 집중해야만 한다.

- **문제의 윗부분과 아랫부분을 작업한다**

당신의 염소에 실제적인 개선을 위해서 그 문제의 상부와 하부 운동을 하라. 다시 말해 부두 플로스 밴드 압박(154쪽 참고)이나 라크로스 볼을 문제 부위에 적용함에도 불구하고 특정 부위, 관절이나 근육이(발목, 무릎, 햄스트링, 고관절, 허리일 수 있다) 부상의 원천 또는 스탠더드 달성을 막는다면, 그 문제 주변의 느슨함(slack)을 발달시켜야만 한다. 물론 그 문제 부위나 제한되는 곳에 직접적인 운동하길 원하겠지만 그 문제의 위와 아래도 또한 다루도록 하라. 왜? 그것은 문제가 되는 관절과 조직을 완화하는데 도움을 주기 때문이다.

예를 들어 만약 발목의 운동 범위가 형편없다면, 문제 부위의 아래(발의 아치, 발가락, 발등)와 위쪽(비복근, 무릎, 허벅지와 고관절) 운동에 모빌리티 시간을 어느 정도 할애하라.

- **만약 뭔가 아니다 싶으면, 뭔가 아닌 것이다**

만약 모빌리티 작업을 하는데 강하게 밀어붙인다면, 근육 조직에 자극이 가해지기보다는 신경을 잘못 자극하는 통증 신호를 느낄 수도 있다. 자, 이제 법칙 하나를 설명하겠다. 뭔가 이상한 느낌이 든다면 그것은 잘못된 것이다. 물러서라. 그리고 다른 방법으로 모빌리티 작업을 해라.

예를 들어 무릎 뒤쪽에는 신경 다발들이 있는데, 이 부위는 무릎 굴곡 운동이나 해당 부위를 라크로스 볼로 풀 때 자극이 가해질 수도 있는 곳이다. 이런 부위들은 가끔 기묘하고 신경쓰이는 통증을 일으킨다. 이때가 바로 물러날 때다. 모빌리티 작업에서 불편함을 느끼는 부분을 깊이 압박하고 꺼내버리고 싶겠지만, 만약 몸에서 오는 신호가 "이건 잘못됐어요"라고 한다면, 이는 잘못된 것이다.

- **창의적이어야 한다**

이 책에서 안내한 모빌리티 운동은 단지 시작점이다. 모빌리제이션에 대해 보수적이지 마라. 많은 설명들을 주목하게 되면서, 나는 특히 버려진 숨은 부분들을 고르고 찾아내길 바란다. 문제들을 해결하기 위해 다른 도구와 기술을 시도하라. 이것을 즐기고 항상 목적을 가지고 운동하라.

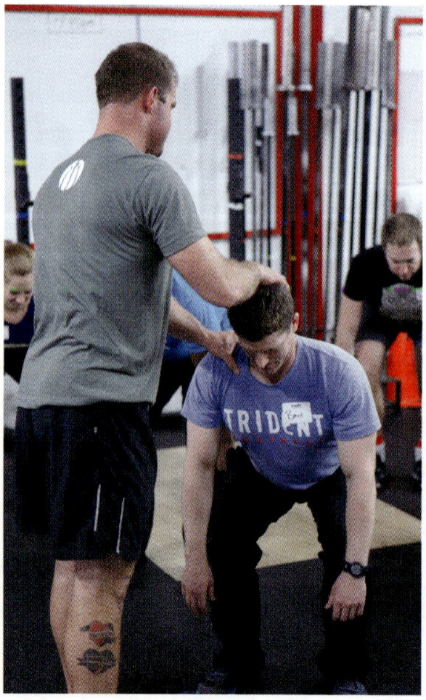

예를 들어 종아리에 10분을 할애하는 것이 계획이라 해보자. 당신은 트랙에서 빠르게 달리거나 크로스핏에서 셔틀 러닝을 했고, 비복근이 혹사당했다. 그래서 그날 모빌리제이션 중 하나는 라크로스 볼로 카프 스매시가 된다. 공을 종아리 중심에 두는 것으로 시작해서 문제 부분을 2분 간 스매시한다. 그러고 나서 그 공을 여전히 종아리 밑에서 작업하게 하면서 스트레치 밴드를 발에 묶은 채 문제 부분 찾기를 계속한다. 그리고 다음에 나올 섹션에 있는 수축-이완(contract-relax)과 압박 파동(pressure wave) 같은 몇 가지 기술을 넘긴다. 당신의 직관이 새로운 기술과 기술의 조합으로 이끌도록 해라.

- **올바른 포지션을 이용하라**

모빌리제이션을 할 때는 자세와 포지션에 집중하라. 척추 중립(neutral spine)의 고정을 유지하고(69쪽 참고), 무릎이 안쪽으로 구부러지지 않게 하라. 이 책을 통해 내가 강조한 것처럼, 운동할 때뿐만 아니라 일상에서도 이 원칙들을 지켜야 한다. 매일 24시간을 운동선수의 마음가짐으로 살아야 한다. 예를 들어 하루 중 사무실에 앉아 있는 시간을 줄일 수 있다면, 신체 조직에 문제를 유발하는 나쁜 포지션으로 보내는 시간이 줄어드는 것이다. 이는 앉아 있음으로 생기는 문제를 되돌리기 위해 해야 할지도 모를 가동화 작업의 양을 줄일 수 있다는 뜻이다. 역학을 조율하고 항상 좋은 포지션을 유지하도록 노력하라. 달리기에 강력한 보상이 있을 것이다.

- **건너뛰는 날은 없다**

몇몇 러너들이 가진 안 좋은 습관이 있다. 나는 전에도 이를 제기한 적 있는데, 이는 효율적인 프로그램 유지의 성취에 있어 아주 중요하므로 다시 언급하겠다. 운동을 마치고 다음 훈련 때까지 운동선수로서의 정체성에서 벗어나는 것은 나쁜 습관이다. 이 습관은 아침에 6마일 달리기를 해치우고 사무실에 가서 나머지 하루를 의자에 앉아 있거나, 무릎이 움푹 들어가거나 어깨가 전방으로 빠진 나쁜 포지션으로 걸어다니는 러너들에게서 나타난다. 이것은 비유하자면 데드리프트를 좋은 자세로 5세트 하고 나서, 세트 사이에 쉬려고 바닥에 앉은 다음 일어나는 데 상상할 수 있는 최악의 역학을 사용하는 것과 비슷하다.

'건너뛰는 날은 없다'는 규칙은 하나의 사고방식인데, 이것은 '가장 자주 사용하는 포지션을 형성하는 것은 근육'이라는 사실을 이해하는 것에서부터 시작한다. 만약 하루 중 많은 시간들을 의자에 앉은 채 보낸다면, 근육과 관절은 앞으로 기울어 굽어진 자세가 될 것이다. 하루 동안 나쁜 자세를 기록하는 시간은 달리는 동안 돌보던 포지션과 역학 속으로 스며들어가는 경향이 있다.

이에 대한 해결 방법은 취하고 있는 자세를 끊임없이 살피는 습관이다. 좋은 자세를 사용하고 좋은 역학으로 움직일수록, 달리기는 나아질 것이다. 나이가 18세든 25세나 43세 또는 75세든지 상관없이 당신이 하는 모든 움직임과 자세가 중요하다.

이렇게 생각해보라. 수년마다 우편함을 확인하는데 거기에 오래된 신용카드를 대체할 새 신용카드가 있다. 당신은 봉투를 열고 새 카드를 꺼낸다. 스티커를 떼어내기 전에, 사용등록을 하기 위해 전화를 든다. 여기서 해야 할 일이 하나 더 있다. 쓰던 신용카드를 지갑에서 꺼내 파기하는 것이다.

이는 쉽지 않다. 카드를 반으로 한 번 접는다. 그러고 나서 반대 방향으로 접고 앞뒤로 접기를 반복한다. 카드가 얼마나 질긴 재료로 되어 있는지 놀랍지 않은가? 신용카드는 손상에 매우 강하게 만들어져 졌다.

그리고 당신도 그러하다. 달리기에서의 결함이 있는 각각의 보행 사이클을 신용카드를 앞뒤로 구부리는 것과 같다고 생각해보면, 조직은 엄청난 손상 횟수를 견딜 수 있다. 그리고 어느 날 놀랍게도 신용카드에 작은 틈이 나는 것처럼 당신의 조직에 약간의 찢어짐이 발생한다. 하지만 당신은 계속 움직일 수 있기 때문에 이를 지속한다. 하지만 언젠가 그 조직은 굴복한다. 마치 신용카드가 마침내 반으로 갈라지듯이 무릎에 구멍이 나거나 추간판이 탈출된다.

그것이 잘 유지된다면 쉬는 날이 없다. 아무리 바쁜 날이더라도 모빌리티 운동을 할 10분을 찾을 수 있다.

이것은 '건너뛰는 날은 없다' 규칙을 이해하기 위한 필수적인 비유다. 운동을 쉬는 휴식을을 포함하는 것이 일반적인 달리기 프로그램에는 들어 있지만, 모빌리제이션에 있어 휴식일은 예외 사항이다. 아무리 바쁜 날이더라도 모빌리티 운동을 할 10분을 찾을 수 있을 것이다.

왜? 왜냐하면 움직임과 모빌리티 운동에 투자하는 그 시간은 달리기의 매걸음 생기는 잔해의 시간을 예방하고 줄이는 것을 도와주기 때문이다. 그 손상은 그것 자체로는 큰 문제가 아니지만,

그것에 백만을 곱해보라. 그러면 그 오래된 신용카드를 산업용 파쇄기에 밀어넣은 것과 같다.

유지 운동을 절대 빼먹지 마라. 그러기 위해 유지 운동을 일상으로 만들어라.

이 책에 소개된 많은 모빌리제이션들을 일상의 한 부분이 되도록 맞추는 것이 필요하다. 예를 들어 TV를 볼 때는 카우치 스트레치를 이용하라. 또는 매 시간마다 타이머를 맞춰 의자에서 일어나 걸어다니고, 물을 한 모금 마시고, 좋은 종아리 모빌리티 운동이나 깊은 1분 스쿼트를 해라.

기법들

나의 모빌리티 클리닉에서 참가자들이 최적의 모빌리티 추구에 필수적인 기초 작업을 모두 가능하게 해주는 도구 세트를 가지고 떠나기를 바란다. 엔지니어가 특별한 작업에 특별한 기법을 가지고 있는 것처럼, 골퍼는 우드와 아이언, 퍼터가 필요하고, 운동선수와 코치는 그들의 요구 전반을 커버하는 한 세트의 모빌리티 개선 기법이 필요하다. 예를 들어 고관절 포지션을 향상시키기 위해서는 발바닥 조직들 사이의 유착을 제거하는 데 필요한 기법과는 다른 기법이 필요하다.

다음에 나오는 내용은 나의 모빌리티 시스템에서 내가 가르치는 핵심 기술이다. 이것들 중 많은 것들은 원투펀치처럼 조합되어 사용될 수 있다. 예를 들어 햄스트링 깊은 곳의 문제 부위를 다루길 원할 때는, 압박 파동과 수축-이완을 순차적으로 함께 사용해보기 좋은 때이다. 이런 종류의 다면적인 공략은 적은 시간을 투자해서 최선의 결과를 얻도록 도와줄 것이다. 이 기술을 실행하기 위해 사용할 도구들은 200쪽에 시작하는 '당신의 모빌리티 도구상자' 섹션에서 다룬다.

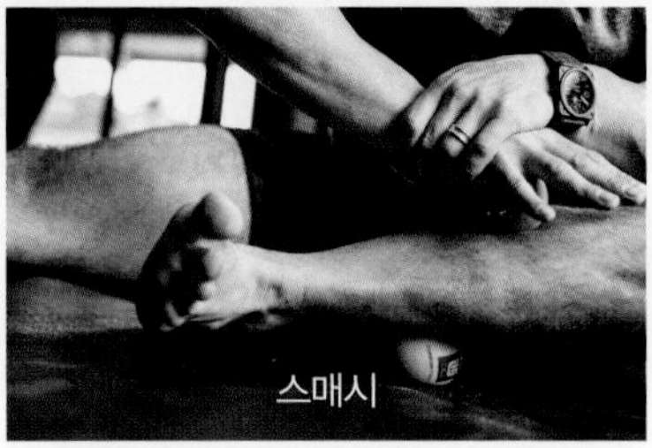

- **스매시(Smash)**

스매시는 압박력을 사용한 진단 및 측정 기법이다. 다시 말해 이것은 조직 깊은 곳에서 어떤 일이 일어나는지 살펴볼 수 있게 해준다. 기본적인 스매시를 수행하려면 공이나 롤러를 작용하기 원하는 곳에 두고, 숨을 들이쉬고 내뱉고, 근육이 모빌리티 도구를 따라 이완되게 하라. 모빌리제이션 기법 중 많은 것들이 스매시로 시작한다는 것을 알게 될 것이다.

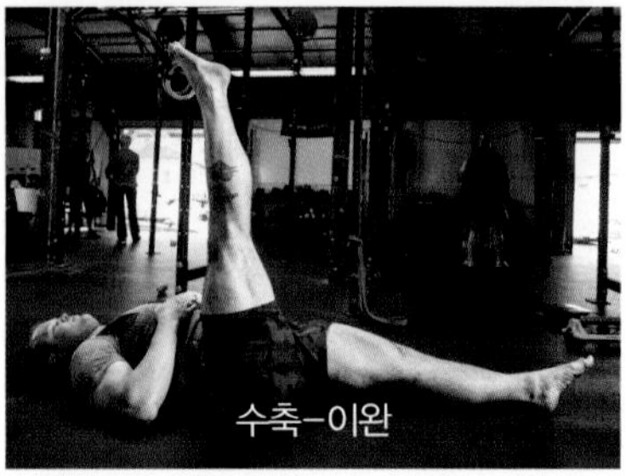

- **수축–이완**

수축-이완에 대해 아마 들어본 적이 있을 거다. 이는 운동 범위를 향상하는 데 뛰어나다는 것이 공인된 신경근 기술이다. 수축-이완을 어떻게 사용할지에 대한 예는 다음과 같다. 만약 기본적인 스매시로 문제 부위를 자극했을 때, 몸이 근육을 긴장시키는 반응을 하는 것은 자연스러운 일이다. 들숨에 근육을 수축하고 날숨에 근육을 이완하여, 공과 롤러가 조직의 깊은 곳으로 파고들도록 한다. 이런 과정을 여러 번 반복하라. 수축-이완 기법은 트리거 포인트와 상호작용하며 증상을 완화시키면서, 이런 긴장을 이완시키는 메커니즘을 가능하게 하고 문제 부위의 깊은 곳에 도달하게 해준다. 근육 조직의 최대 가동 범위 포지션으로 운동할 때도, 근육을 몇 초 간 긴장시킨 후 몇 초 동안 이완시키고 나서 그 포지션을 더 심화하는 것으로써 이 기법을 쓸 수도 있다. 이 과정을 여러 번 반복하라.

수축-이완은 조직의 미끄럼 면 기능을 향상시키는 데도 좋은 기법이다. 어느 특정한 지점(뒤꿈치라고 해보자)의 조직 내 슬라이딩 면을 향상시키려고 공을 사용한다면, 공을 깊이 압박하고 나서 발을 수축한 포지션으로 몇 초 동안 수축시켜라. 그러고 나서 발을 이완하고 공을 더 깊게 압박하고, 이를 반복하라.

- **압박 파동**

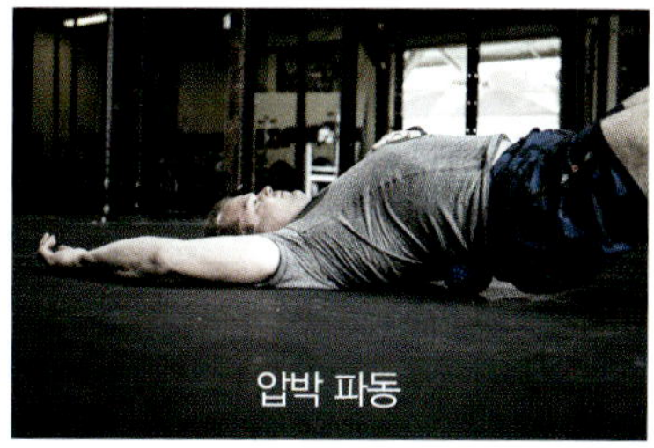
압박 파동

압박 파동은 한 점에 집중된 작업이며, 둔부의 깊은 뭉친 곳 같은 심부 조직의 요구에 아주 효과적이다. 이것을 하기 위해, 적용하려는 부위 위에다 공이나 롤러를 위치시키고 나서, 체중을 이용해서 공을 조직 깊이 파고들게 하라. 또 다시 기본적 스매시를 이용하고 있다. 그리고 나서 그 부위 조직을 공이나 롤러 쪽의 앞뒤로 천천히 움직여라. 이 움직임은 롤핑요법사가 팔꿈치로 힙을 누르고 뭉친 곳을 향해 앞뒤로 움직이는 것과 비슷하다.

- **스트리핑**(Stripping)

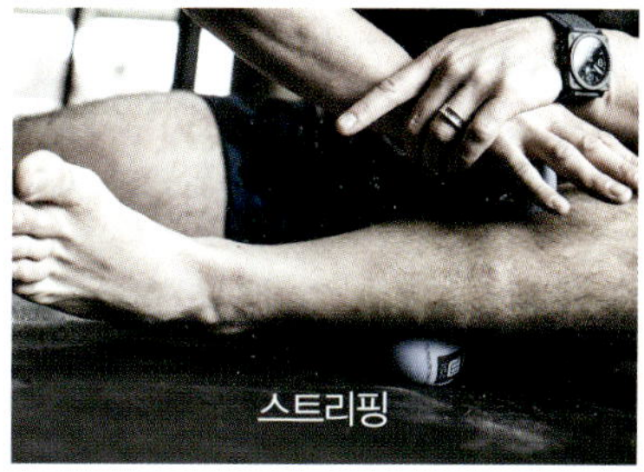
스트리핑

스트리핑은 근육 조직의 결을 따라 다양한 근막과 섬유들을 빗질하는 데 공이나 롤러를 사용하는 것이다. 이 수기법의 열쇠는 아주 천천히 작업하는 것이다. 만약 급하게 롤러를 올려놓고 핀볼 같은 속도로 움직인다면, 아무런 효과도 얻지 못할 것이다.

대퇴사두근을 스트리핑하기로 결심했다고 해보자. 스매시로 시작해서 조직에 적절하고 깊게 도달하고 나서 무릎 위에서 고관절 뼈까지 근육을 따라 굉장히 천천히 굴려라. 이것은 꼭 젖은 눈이 쌓인 층에 삽질을 하는 것처럼 느껴질 것이다

- **스매시와 플로스**(Smash and Floss)

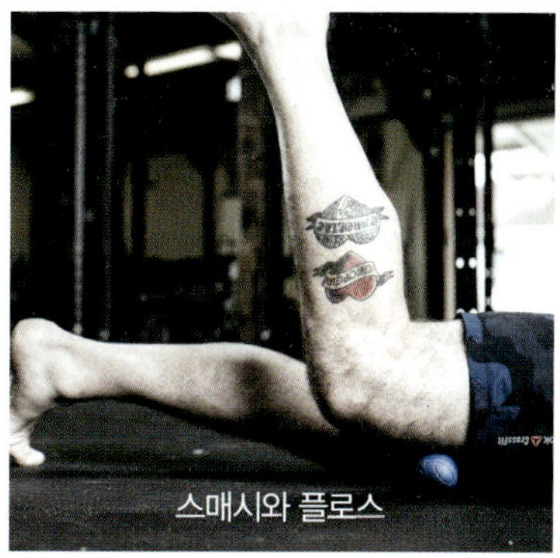
스매시와 플로스

미끄러짐 면을 다시 한 번 간략하게 되짚어보자. 몸은 하나의 상호연결된 조직들의 방대한 네트워크다. 물리치료의 세계에서 '지역 상호의존'이라는 용어는 환자를 치료할 때 문제 부위와 그 주변의 근육과 조직의 범위를 얼마나 고려할 필요가 있나를 묘사하는 데 종종 쓰인다. 내가 미끄럼 면의 회복에 대해 이야기할 때는, 궁극적으로 가동 범위를 악화시키는 끈적하고 윤기가 없는 조직들에 대해 말하고 있는 것이다. 예를 들어 스탠더드 테스트에서 발목의 운동 범위가 아주 불량하다고 해보자. 미끄럼 면을 회복하는 것이 그 발목을 여는 데 중요한 부분이 된다.

스매시-플로스는 모든 뭉칠 수 있는 피부나 근육, 신경, 근막의 층 사이에 반드시 존재해야 하는 생리적 미끄러짐을 회복하는데 필수적 기법이다 기본적 스매시-플로스는 다음과 같이 진행된다. 공과 롤러를 조직 깊이에 둠으로써 스매시를 사용한다. 발목을 예로 들어, 공을 하부 종아리 근육에 둔다고 상상해보자. 그리고는 발과 발목을 할 수 있는 최대의 가동 범위만큼 앞뒤로 움직임으로써 플로스를 시작한다. 이 동작은 그 공으로 조직을 치실질하고 미끄러짐을 회복하는 것을 돕는다.

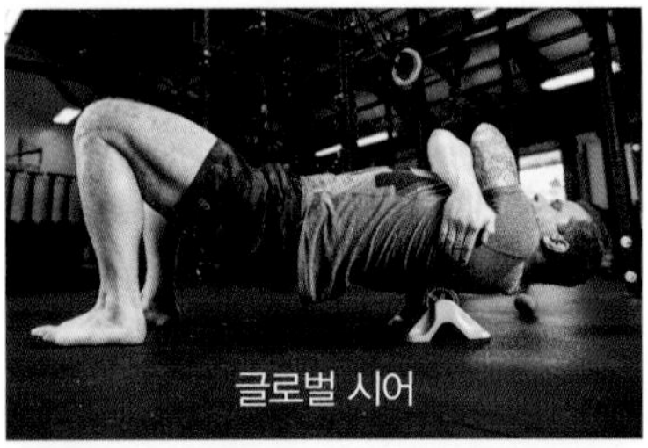
글로벌 시어

- **글로벌 시어**(Global shear)

지금까지 나는 특정한 위치에서는 제로인 움직임에 대해 많이 이야기했다. 글로벌 시어는 큰 근육이나 한 범위의 근육 전부를 한 번에 갈퀴질하도록 고안된 것이다. 예를 들어 흉추 모빌리티를 운동하길 원한다고 해보자. 공으로 몇몇 훌륭한 구체적 운동을 할 수 있지만, 조직의 일반적 이완과 워밍업을 위해 롤러를 사용해 등의 위아래를 이완하는데 도움이 될 수 있다.

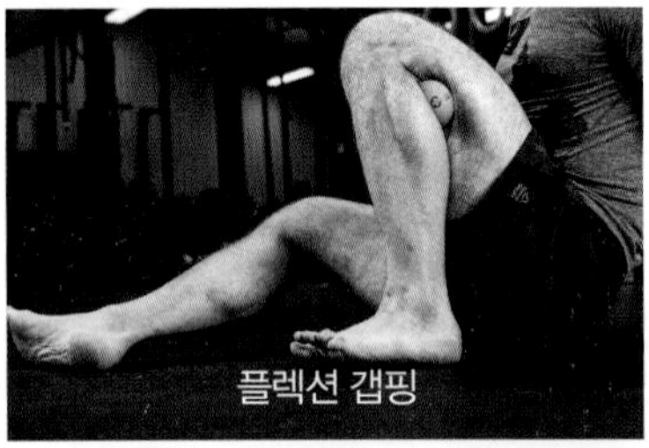
플렉션 갭핑

- **플렉션 갭핑**(Flexion gapping)

플렉션 갭핑은 타이트하고 굳어진 무릎을 해결하는 관절-낭 테크닉이다. 그저 공이나 접은 수건을 무릎 뒤에 두고 완전 굴곡되도록 다리를 구부린다. 공과 타월에 의해 만들어진 틈이 만드는 힘이 운동 전범위의 발달에 도움을 준다.

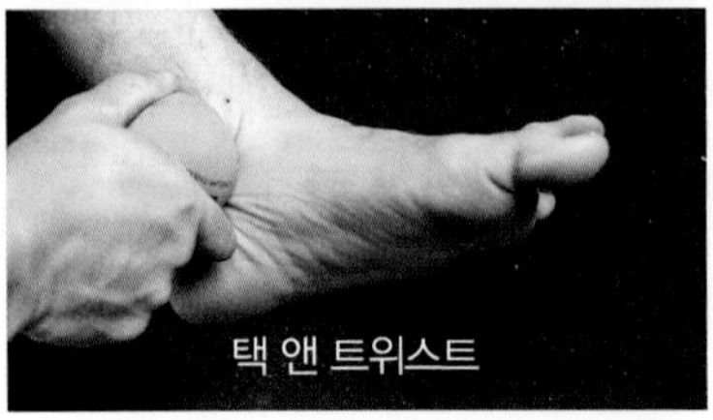
택 앤 트위스트

- **택 앤 트위스트**(Tack and twist)

택 앤 트위스트는 미끄럼 면 기능을 회복하는데 또 다른 훌륭한 움직임이다. 공 하나(부드럽고 어느 정도 그립력이 있는 것이 좋다)를 조직 안으로 스매시해서 그 조직을 잡아 누르고 나서 공을 비튼다. 이 기술은 경직된 조직을 문지를 뿐 아니라 뒤꿈치처럼 상대적으로 순환이 부족한 곳으로 혈액을 이동시키는 것을 돕는다.

- **밴디드 플로싱**(Banded flossing)

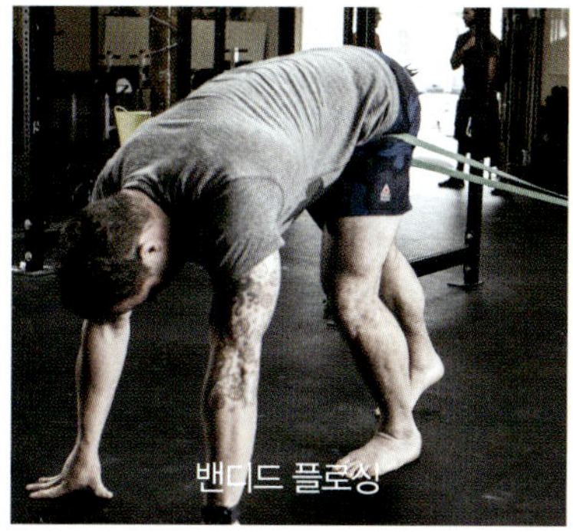
밴디드 플로싱

플로싱은 기본적으로 팔다리를 앞뒤 또는 양옆으로 움직이는 것을 의미한다. 밴디드 플로싱 기법을 위해서 고탄력 밴드를 관절이나 근육 주변(말하자면 햄스트링의 위쪽)에 묶고, 다리를 스쿼트나 런지처럼 움직이기 시작하라. 모빌리제이션 작업에 밴디드 플로싱을 추가하는 것은 고관절 캡슐을 리셋하는 것을 도움으로써, 추가 운동 범위를 가지는 것을 가능하게 한다.

- **부두 플로스 밴드 컴프레션**(VooDoo floss band compression)

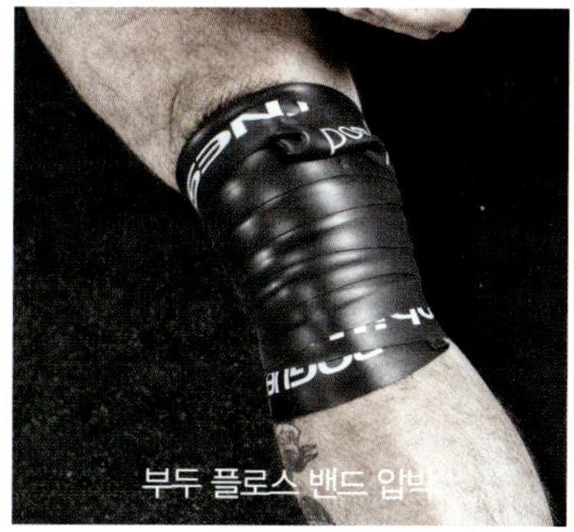
부두 플로스 밴드 압박

나는 '노 핫스팟'(154쪽)에서 부두 플로스 밴드 압박을 언급했었다. 하지만 선수에게 아주 중요한 부분이기에 여기서도 다시 한 번 리뷰하고 싶다. 부두 플로스 밴드 압박은 문제 조직, 상처 조직의 덩어리 또는 비정상적 관절에 강한 압박 효과를 만드는 방법이다. 밴드를 미끄럼 면 기능이 돌아오는 부위에서 그 부위까지 감싸라. 그리고 밴드를 벗긴 후 혈액이 그 관절과 조직으로 흘러가게 한다. 근육 수축과 관절 움직임이 향상되고 미끄럼 면이 회복된다. 부은 관절에 부두 압박은 부종을 림프계로 돌려보낸다.

부두 플로스 밴드 압박을 하기 위해서는 압박 밴드를 사용한다. 또는 바람 빠진 자전거 타이어를 두 개로 잘라서 쓸 수도 있다. 목표 지점의 아래에서 시작해 심장을 향해 감싸라. 감쌀 때는 0.5인치씩 겹치도록 하고 밴드는 50% 늘려서 써라. 목표부위를 감쌀 때는 피부 전체를 덮고, 감싸는 강도도 그 부위에서는 75% 늘려라. 문제 부위나 관절을 밴드로 감싼 채, 발과 다리를 가동범위로 움직이는 시간을 가진다. 이는 약간 불편할 수 있지만 가능하다. 몇 분이 지난 후, 감싼 것을 벗기고 회복하는 시간을 좀 가진다. 그러고 몇 분 후 반복한다.

만약 부두 플로스 밴드 압박을 미끄럼 면 회복을 돕는 데 사용한다면, 적어도 두 세트는 목표로 하라. 만약 부종과 염증의 더 심한 급성 손상을 막는 데 사용한다면, 최소 5~10세트 이내로 시행하라.

얼음찜질 하지 마라!

임상연구와 프로 스포츠 리그의 실전에서 명확해진 것 중 한 가지는, 부상 치료 목적으로 얼음을 사용하는 것은 역효과라는 것이다.

과연 얼음이 부위를 마비시키고 통증을 줄일까? 그렇다. 하지만 특정 경우에서만 그렇다. 아이스팩을 염증 부위에 대는 것은 통증을 마취시킬 뿐 아니라 근육과 신경 사이의 소통을 닫아버린다. 결론은? 림프계(신체에서 치유의 가장 강력한 시스템)의 흐름이 뒤집힌다.

과학문헌에서 아이싱의 효과에 대해 말한 예가 하나 있다.

> "얼음을 신체 부위에 오랜 기간 대었을 때, 근처 림프관의 삼투압이 급격히 증가한다(림프관은 '막혀 있는' 관인데, 일반적으로 과도한 조직액을 심혈관계로 되돌리는 시스템이다). 림프액의 삼투압이 증가할수록 막대한 양의 액체가 림프계에서 '잘못된 방향'으로 쏟아지기 시작한다(손상된 부위로). 이는 국소 부종과 압력을 증가시키고 잠재적으로 더 큰 고통을 야기한다."[18]

[18] "The Use of Cryotherapy in Sports Injuries," *Sports Medicine* 3 (1986), 398-414.

마크 프로(Marc Pro)의 게리 레이늘(Gary Reinl)은 아이싱 분야의 전문가이며 최고 프로스포츠 팀들의 유명한 트레이너들의 컨설턴트다. "아이싱은 조직을 울혈시킨다"고 레이늘은 말한다. 그리고 의학 교과서뿐 아니라 임상적 연구중 부상 치료에 아이싱 사용을 지지하는 것은 없음을 지적한다.

염증을 막을 목적으로 얼음 또는 이부프로펜을 사용하는 것(레이늘은 이것이 아이싱보다 더 나쁘다고 말한다)은 실수다. "왜 그렇게 하려고 하나?" 그는 묻는다. 다시 말해서 염증 반응이 치유에 필수적인 단계일 때 왜 염증 반응의 조절을 억지로 뺏으려고 하는가?

이것이 내가 말하는 요지이다. 염증 없이 치유는 일어날 수 없다.

그렇다면 어떤 것이 림프계가 그 일을 하는 것을 돕는가? 그것은 RICE 요법(rest, ice, compression, elevation)의 정확히 반대다. 쉬기보다는 움직여라. 움직이는 것이 쉬는 것보다 낫다. 움직이는 것이 림프계가 조직을 회복시키는 것을 돕는다. 다음에 발목을 삐거나 무릎에 염증이 생겼을 때, 아이싱을 하기보다 부두 플로스 밴드 압박과 팔다리를 움직이며 그 가동성을 테스트/재테스트하라.

왜 지난 수십 년 간 운동선수의 부상치료에 있어 아이싱이 그토록 보편화됐을까? 레이늘은 1960년대 NFL의 벤치에서 이 현상이 시작되었다고 믿는다. 아이싱은 값싸고 얻기 쉽고, 통증을 멎게 한다. 하지만 오늘날도 그 방식을 뒷받침하는 임상연구는 없다.

내 말을 그냥 받아들이기만 하지 말고 직접 찾아보라. 더 많은 정보를 위해 레이늘의 책『Iced! The Illusionary Treatment Option』를 참고하라.

당신의 모빌리티 도구상자

10달러를 가지고 벼룩시장이나 중고품 가게에 가면, 월드클래스의 모빌리티 체육관을 꾸리는 큰 시작을 할 수 있다. 그보다 더 적은 돈으로 시작할 수도 있다. 당신의 차고, 주방, 옷장에서 일상적 물건을 집어라. 그러면 가동화 작업을 바로 시작할 수 있다. 와인병, 바벨, 파이프 한 부분, 소프트볼, 야구공, 골프공, 반쯤 바람 빠진 축구공, 구멍 난 자전거 타이어 튜브. 이런 집안의 물건들을 모빌리티 운동에 사용할 수 있다.

연습이 깊어질수록, 구비하고픈 유용한 도구들이 늘어날 수도 있고, 아닐 수도 있다. 가장 중요한 것은 많이 적용해보는 것이다. 끊임없이 연습하는 것이야말로 효과적인 연습이다. 만약 롤러, 공, 다른 모빌리티 장비들에 200달러를 썼지만, 이것들을 차고에 방치한다면 그것들은 쓸모없는 것이다.

이런 마음가짐으로 좀 더 좋은 도구들을 찾는다면, 다음에 소개하는 장비들은 투자할 만한 가치가 있다.

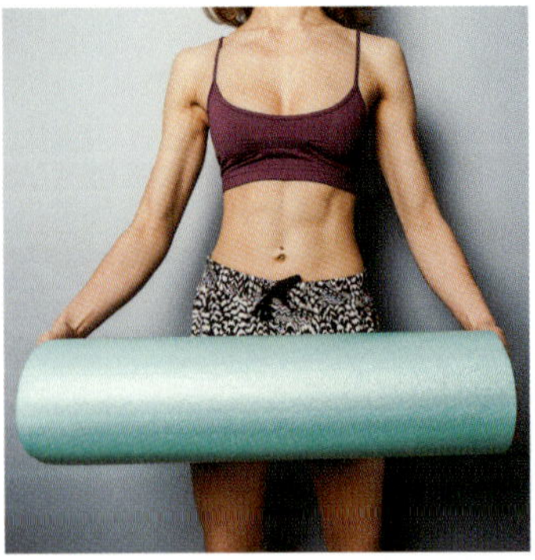

- **롤러**

  활용: 수축-이완, 압박 파동, 스트리핑, 스매시와 플로스, 글로벌 시어

  아마 이미 폼 롤러를 가지고 있거나 체육관에서 폼 롤러를 접했을 것이다. 이 도구는 아주 흔해졌다. 솔직해지자면, 나는 폼 롤러가 입문자나 아이들에게는 좋지만, 높은 퍼포먼스를 위해 선수에게 필요한 변화에 대한 효과에 있어서는 조직들 속으로 깊이 파고들며 더 많은 압박을 만드는 도구가 필요하다고 생각한다. 즉 몇 종류의 롤러가 정말 필요하다. 럼블 롤러(고무 이빨을 가진 롤러), 파이프, 바벨같이 좀 더 물리는 것들을 선택하라.

- **배틀스타(Battlestar)**

활용: 수축-이완, 압박 파동, 스트리핑, 스매시와 플로스, 글로벌 시어

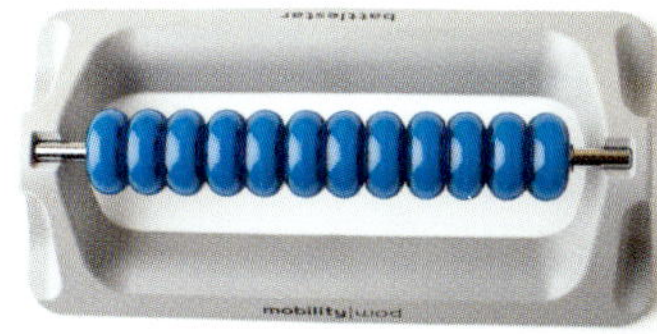

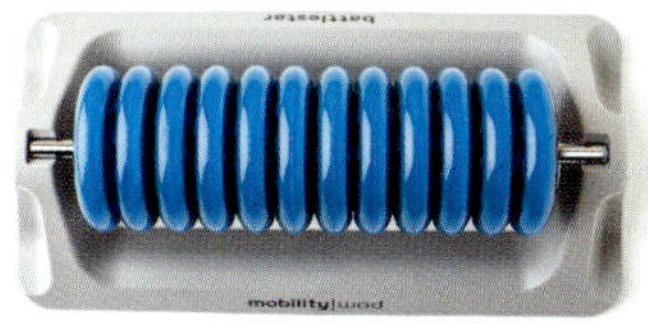

일반적인 형태 롤러의 가장 업그레이드 버전이다. 나는 다른 롤러 제품인 체인소(chainsaw), 울버린(wolverine), 스트림롤러(streamroller)로 얻을 수 있는 효과와 배틀스타를 사용해서 얻을 수 있는 효과가 같다고 생각한다. 이것은 딱딱한 롤러의 전체적인 압박과 날카롭고 뾰족한 갈고리 작업 둘 다 할 수 있게 디자인되었다.

- **라크로스 볼(Lacrosse balls)**

활용: 수축-이완, 압박 파동, 스트리핑, 스매시와 플로스, 플렉션 갭핑

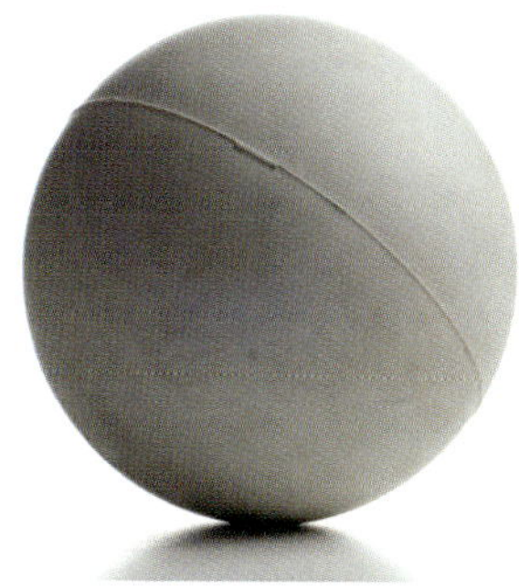

라크로스 볼은 조직에 깊이 들어갈 만큼 충분히 딱딱하다. 라크로스 볼 하나로도 충분히 놀라운 모빌리티 작업을 할 수 있다. 몇 개의 라크로스 볼은 가까운 중고 스포츠 용품점에서 구할 수 있다. 매우 저렴하게 구입 가능하다.

더블 라크로스 볼 도구는 특히 정강이나 흉추에 유용하다. 접착테이프를 가지고 2개의 라크로스 볼을 함께 2~3번 감아라. 그리고 두 공 사이의 중간을 테이프로 감싸라. 이제 가동성을 개선할 준비가 되었다.

- **Yoga Tune Up Therapy ball**

활용: 수축-이완, 압박 파동, 스트리핑, 스매시와 플로스, 택 앤 트위스트

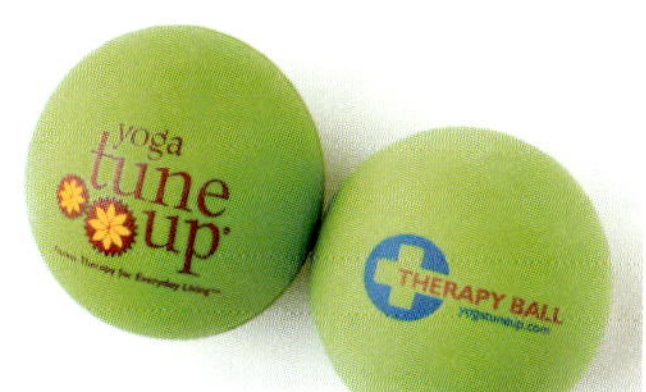

근막과 통증 조절의 전문가인 질 밀러가 만든 이 공은 라크로스 볼과 사이즈가 비슷하다. 하지만 그보다는 덜 딱딱하고 약간의 접착성이 있는 표면을 가지고 있다. 이 공들은 라크로스 볼을 가

지고도 할 수 있는 기법뿐만 아니라, 회전력을 가할 수 있다. 이 공들은 특히 조직을 누르고 비트는 데 유용하다. 예를 들면 발 윗부분을 자극하거나, 근막에 생기를 불어넣는 것과 같은 것이다. 사진처럼 한 쌍이 담긴 망과 함께 배달되기 때문에, 그것을 더블 라크로스 볼 도구로 사용할 수 있다.

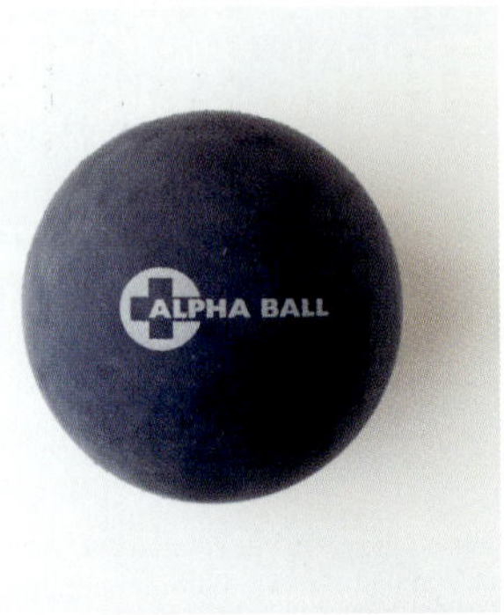

- **알파 볼**(Alpha Ball)

활용: 수축-이완, 압박 파동, 스트리핑, 스매시와 플로스, 택 앤 트위스트

또 다른 질 밀러의 도구인 이 공은 직경이 3.5인치이며 약간 푹신하고 약간 접착력이 있다. 그래서 이것은 굳어진 미끄럼 면 조직을 회복시키려는 작업을 할 때 좋고, 골격에 조금의 압력을 줄 수도 있다.

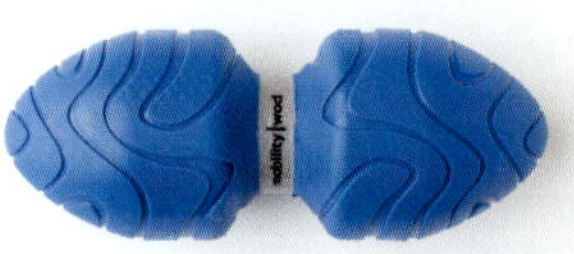

- **제미니**(Gemini)

활용: 스매시, 수축-이완, 스트리핑, 스매시와 플로스

나는 흉추(후관절이 잘 잠기는 곳이다)의 작업을 더블-라크로스 볼 도구로 시작했었지만, 이 도구는 트리거 포인트뿐만 아니라 더욱 세부적인 문제들을 해결해준다(www.yogatuneup.com에서 가능하다).

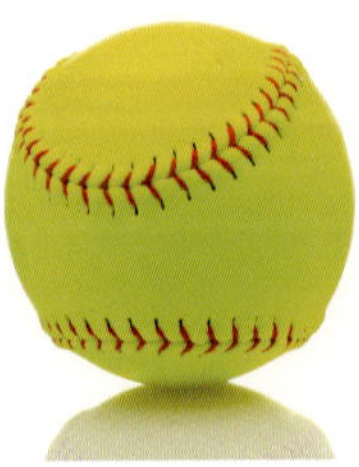

- **소프트볼**(Softball)

활용: 스매시, 수축-이완, 압박 파동, 스트리핑, 스매시와 플로스

때때로 스매시가 필요한 곳에 적용하기 위해선 라크로스 볼보다 더 큰 물체가 필요하다. 모빌리티 작업에 있어서 필기도구를 고를 때에 두꺼운 마커를 고르는 것과 같다. 이것은 특히 큰 둔부 근육을 스매시하는 데 좋다.

- **슈퍼노바(Supernova)**

  활용: 스매시, 수축-이완, 압박 파동, 스트리핑, 스매시와 플로스

  소프트볼을 개선시킨 수퍼노바는 엉덩이나 햄스트링 같은 깊은 조직 주머니로 작용할때, 잡고 비트는 비율을 더 높게 나누어주기 위해 개발되었다. 슈퍼노바의 톱니는 최상의 모빌리제이션을 위해 침투해야 하는 많은 조직층들을 분리시키도록 설계되었다.

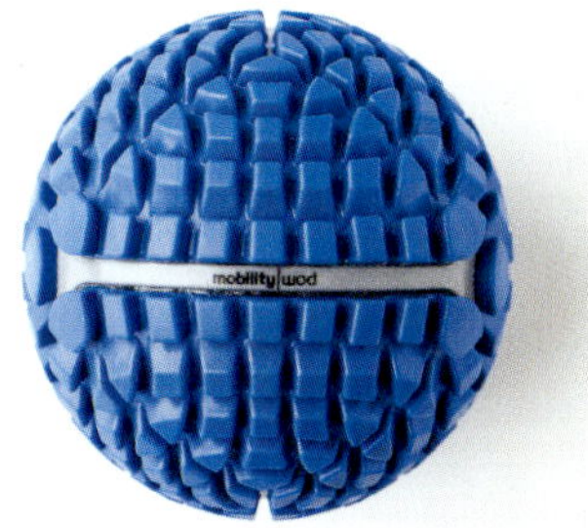

- Soccer ball

  활용: 스매시, 수축-이완, 글로벌 시어

  이것은 설명하는 것보다 그냥 시도해보는 것이 가장 최선일 것 같다. 즉시 무슨 말이지 알게 될 것이다. 창고세일 또는 중고품 할인상점, 또는 자녀의 옷장을 뒤져 축구공을 가져와라. 공기를 조금 빼내고, 공이 배를 자극할 수 있도록 공 위에 배를 깔고 누워라. 그리고 문지르기 시작하라. 다른 근육들 사이 어느 지점에서 고관절의 굴곡을 담당하며 체간의 절반을 지나는 긴 근육인 요근에 걸릴 것이다. 특히 많이 달리는 운동선수의 요근은 매우 긴장되어 있어서, 넓은 범위에서 모빌리티 문제를 일으킨다. 바람 빠진 축구공으로 스매시하는 것은 고관절 굴곡, 고관절 신전, 효율적인 스쿼팅 기술 스탠더드를 접하는 새로운 비밀무기다.

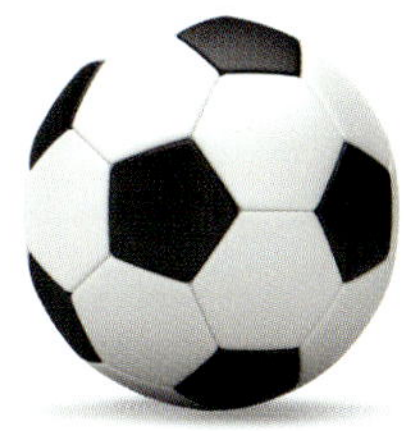

- **고저스 볼(Coregeus Ball)**

  활용: 스매시, 수축-이완, 글로벌 시어

  이것은 바람 빠진 축구공의 업그레이드 버전이다. 질 밀러의 팽창식 9인치 공은 약간의 접착력으로 효용을 추가해서, 공을 한 곳에 고정시키고 무시무시한 요근 풀기 작업을 할 수 있다(www.yogatuneup.com).

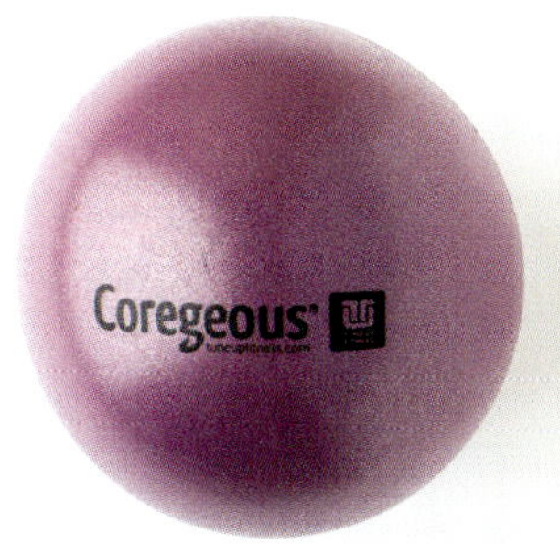

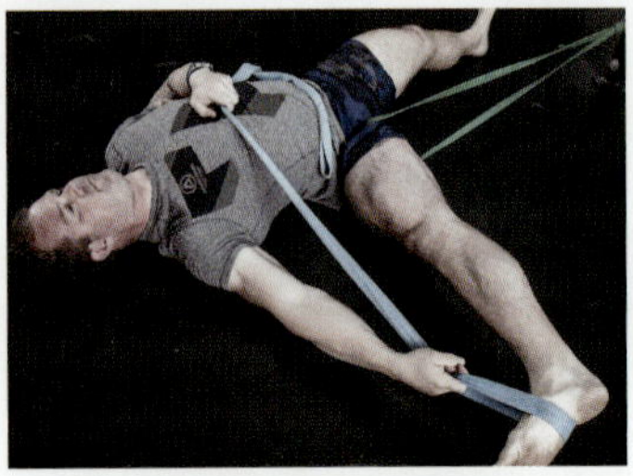

- **로그 몬스터 밴드(Rogue Monster Band)**

  활용: 수축-이완, 밴디드 플로싱

  이 강력한 고무 밴드는 햄스트링과 둔근을 목적으로 모빌리티 작업을 하는 날에 특히 더 효용이 있다(www.roguefitness.com).

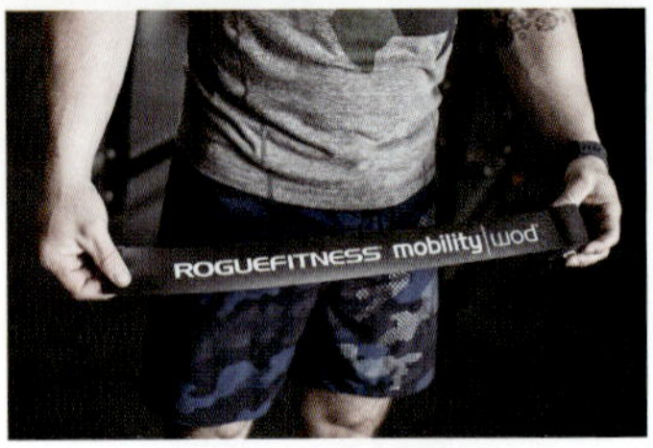

- **부두 플로스 밴드**

  활용: 부두 플로스 밴드 압박

  부두 플로스 밴드는 노 핫스팟 스탠더드에서 설명한 것처럼, 문제 부위와 부은 관절의 치료적 압박을 위해 제작되었다. 가정에서는 자전거 타이어 튜브를 세로로 이은 것으로 대신할 수 있다 (www. roguefitness.com).

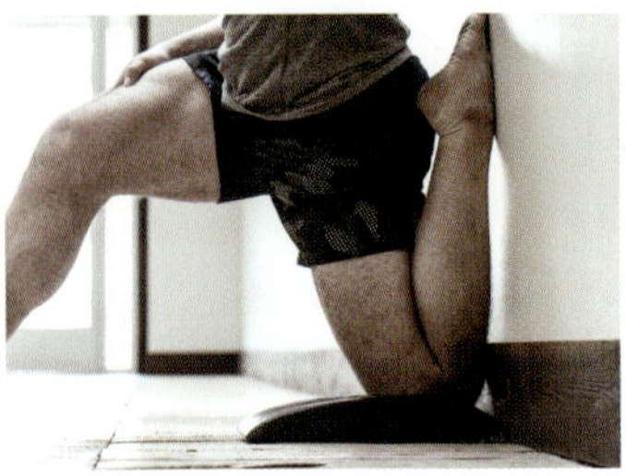

- **AB매트(AB Mat)**

  AB 매트는 모빌리티 도구 세트에 구비해두면 전반적으로 좋은 도구다. 카우치 스트레치(118쪽 참고)에 이를 사용할 것이다. 하지만 하부 요추에 추가 쿠션이나 지지가 필요할 때 언제든 이를 활용하면 좋다(www.roguefitness.com).

심도 있는 접근

레디 투 런의 핵심은 선수를 위한 가이드라인을 제시하는 것이다. 심도 있는 성찰이 필요하다. 아플 때까지 기다린다면, 너무 늦게 대처한 것이다.

러너와 다른 운동선수는 어느 날 깨어나 그들의 무릎 통증이나 아킬레스건의 쓰라림을 발견하거나. 또는 햄스트링 파열이 있음을 알게 되는 날까지 계속 계속 자신을 밀어 붙인다.

그때가 되면 선수는 급히 조치를 취한다. 증상을 아이싱, 이부프로펜 또는 그 비슷한 것들로 치료하고, 그 통증이 사라지기 기다리고 조치를 되풀이한다.

이것은 고전적 치료-증상 접근이다. 레디 투 런의 시스템 안에서 증상 치료는 당연히 경기 계획의 한 부분이긴 하지만(부두 플로스 밴드 압박은 붓고 아픈 관절이나 조직이 생겼을 때 취해야 할 중요한 조치이다. 154쪽 참고), 근본적인 원인의 해결이 더 우선이다. 근본 원인은 올바른 자세를 취하는 능력(모빌리티, 특히 발목, 무릎, 고관절을 고려해서)이나 모터컨트롤 패턴(역학, 점프나 착지에서 습관적으로 사용하는 패턴 같은) 둘 중 하나에서 항상 찾을 수 있다.

12가지 스탠더드에 대한 주기적인 자가검사를 통해, 종종 부상이 발현되기 전에 막을 수 있다. 만약 스쿼트를 잘 하지 못하거나 정상적이며 건강한 고관절 굴곡과 신전을 가지고 있지 않다면, 이는 부상이 어느 날 찾아올 것이라는 경고다. 또한 퍼포먼스에 더 좋게 사용될 수 있었던 에너지와 힘이 어딘가로 새고 있다는 신호이기도 하다.

어떤 이들은 달리기 그 자체는 상대적으로(전신이 아닌) 제한된 움직임 범위를 사용하므로, 움직임 범위와 올바른 자세 취하기 능력을 발달시키는 것은 필요 이상으로 과하다고 주장할지 모른다. 그 논리대로라면 러너가 되기 위해서, 풀 스쿼트를 할 필요 없고, 레디 투 런 스탠더드에서 요구되는 큰 발목 운동 범위나 고관절 기능도 사실 필요 없다.

하지만 나에게 있어 그것은 하나의 완충제를 가지는 것이다. 차 안으로 뛰어들어가 심부름이나 약속을 위해서 운전해야 할 때, 연료탱크가 가득 차 있으면 기분 좋지 않겠는가? 물론 4분의 1의 연료로 그 일을 해내고 돌아올 수 있을지도 모르지만, 해낼 수 있을 것을 아는 쪽이 더 이상적인 상황이지 않을까?

동일한 철학이 모빌리티 스탠더드에도 적용된다. 각 스탠더드를 성취함으로써, 신체가 좋은 자세를 취하거나 좋은 움직임 패턴을 사용한다는 것을 장담할 수 있다. 연료탱크가 가득 차 있는 상태다.

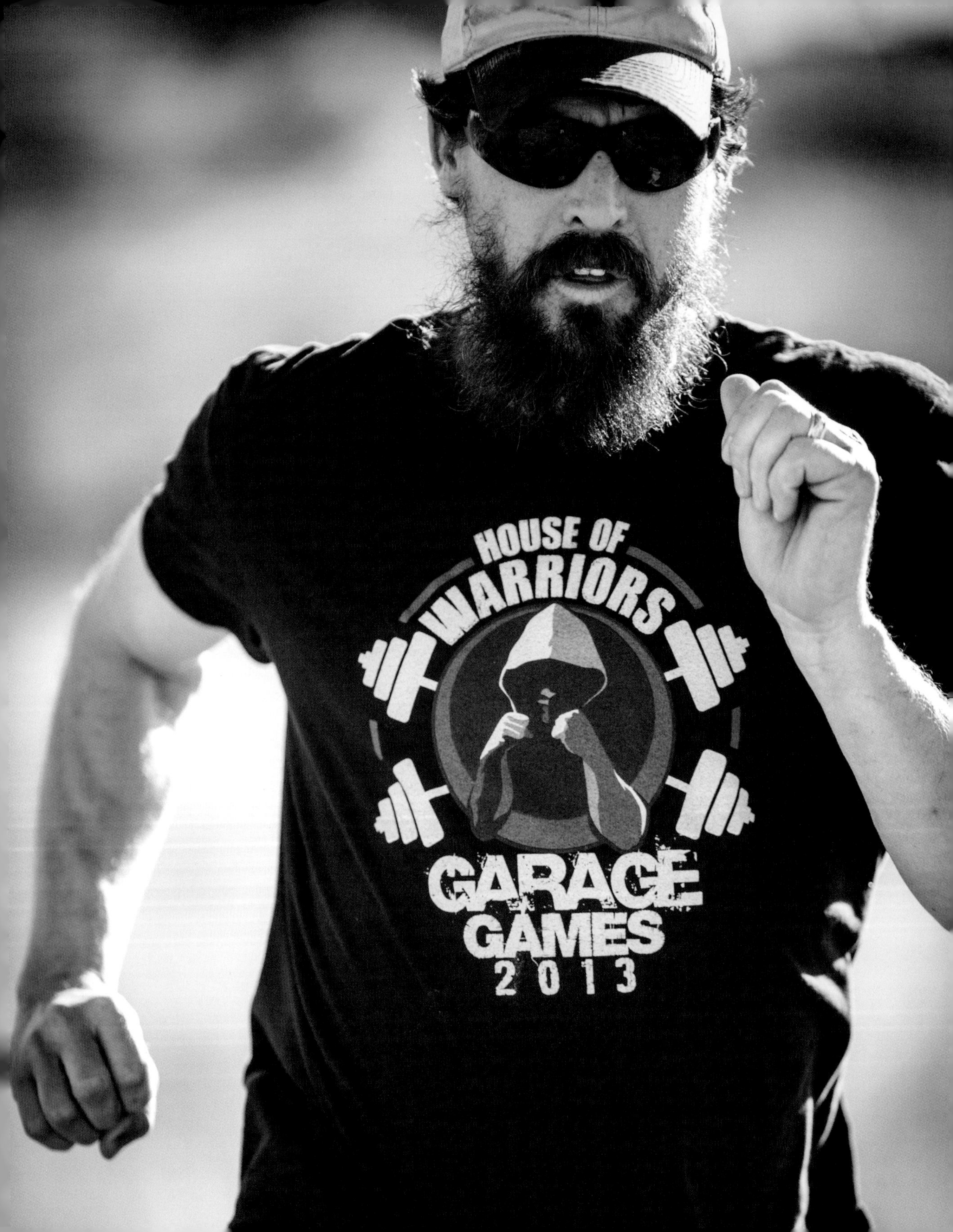
HOUSE OF
WARRIORS
GARAGE
GAMES
2013

CHAPTER 17
모빌리제이션

스탠더드 12로 자신을 검사했고, 이제 당신과 레디 투 런 사이에 서 있는 약점(나는 이를 염소라 부른다)에 대해 잘 알고 있다. 이번 챕터에서 소개하는 모빌리티 운동은 두 가지 방향에서 약점을 개선시키는 것을 도와줄 것이다.

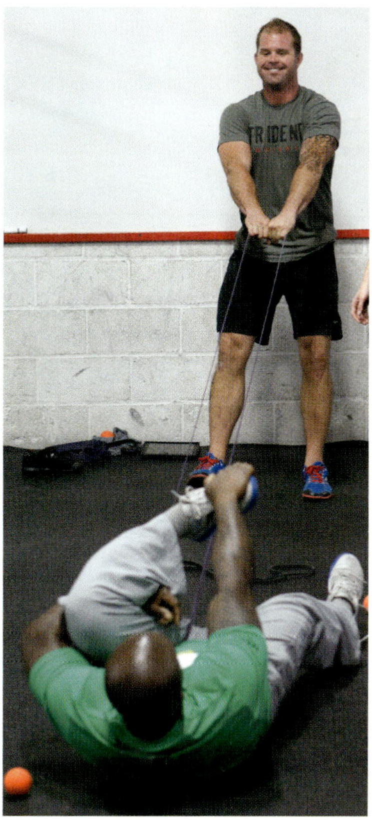

1. **약점의 원천을 확인하고 이를 통해 특정 조직의 제한을 개선하게 도와준다.**
2. **약한 부위의 업스트림과 다운스트림 운동을 함으로써 문제 주변에 여유 공간(slack)을 만들게 도와준다.**

이 두 가지 공략은 모빌리티를 개선하고 궁극적으로 약점 부위에 스트렝스를 불어넣게 도와줄 것이다.

모빌리티 향상 운동

모빌리티 운동을 수행할 시간에, 어떤 절차로 하는가? 당신이 개선해야 할 레디 투 런 스탠더드에 대해 이미 알고 있고, 또 여기저기에 있는 핫스팟의 존재에 대해서도 이미 알고 있을 수도 있다. 그럼 이제 이를 해결할 수 있는 프로토콜은 어떤 것이 있을까?

1. **핫스팟을 먼저 작업하라.** 달리기나 유산소 훈련이 끝날 때쯤 발이나 아킬레스 근처에 심한 통증을 느낀 적이 있는가? 무릎이 약간 빡빡하거나 흔들리는가? 모빌리티 부분에서 가장 먼저 다루는 부분도 문제 부위의 신호나 미래에 생길 문제 부위의 신호다. 예를 들어 달리는 중 무릎 안에서 소름끼치는 통증을 느꼈다고 해보자. 모빌리티 영역에서는 그 통증을 제일 먼저 주목할 것이다. 업스트림과 다운스트림 가동화 개선 다음 시행되는 부두 플로스 밴드 압박은 약간 흔들리는 느낌이나 아픔에 대한 좋은 대책이다. 이것이 주목할 만한 문제 부위라면, 문제 부위와 문제 부위의 업스트림, 다운스트림의 운동을 하는 데 적어도 10분을 할애해라.

2. **염소(약점)를 작업하라.** 검사결과에 근거하여 작업할 약점 부위를 선택하라. 예를 들어 발목 가동 범위 스탠더드를 만족시키지 못한다고 생각해보자. 한두 개의 하지 원위부 가동 범위 향상법을 선택하고 각 운동을 한쪽에 최소 2분씩 하라. 시간이 된다면 업스트림 운동을 위해 적절한 하지 근위부 모빌리티 운동을 하라.

3. **유지를 위한 모빌리티 작업을 하라.** 어느 정도 시간이 있다면, 두 번째 약점이나 이미 스탠더드를 만족시키는 다른 부위를 다룬다. 예를 들어 유연한 흉추를 가졌다고 해보자. 그건 굉장한 것이다. 이를 유지하자. 상부 척추의 광범위 운동에 2분을 할애하라.

이 프로토콜을 마음에 새기고 매일 매일 최소 하루 10분 이상 투자하길 바란다. 10분은 반드시 지키고 여유 시간이 남는다면, 2개의 모빌리티 세션을 추가하거나 가동성 향상의 시간을 워밍업이나 쿨다운에 추가하라. 그러면 진전에 속도가 더 붙을 것이다.

아래 다리

카프 스매시(Calf Smash)와 압박 파동

종아리 운동은 껄끄러운 일 중 하나다. 러너들은 이 근육이 짧고, 남용되고 굉장히 민감한 부위라는 사실을 알고 있다. 카프 스매시는 첫 시작점으로 좋은 운동이고 달리기 전 워밍업으로도 좋은 가동성 운동이 될 수 있다. 카프 스매시를 통해 스스로도 잘 몰랐던 긴장된 부위와 뭉친 곳을 잘 찾도록 하자. 이것들을 찾았다면 압박 파동으로 낚아채라.

추가적 압력을 원하는가? 샌드백이나 무거운 가방을 이용해 중량을 실은 카프 스매시를 하라.

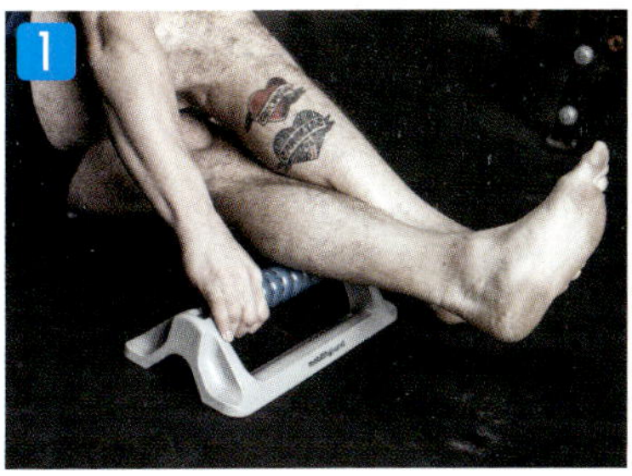

롤러나 파이프, 바벨 위에 종아리를 올린다. 다른 다리를 이용해 추가적인 압박과 무게를 싣는다.

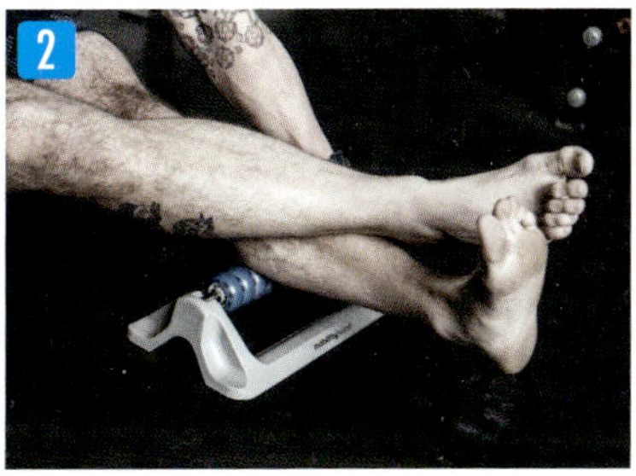

근육을 이완시키고, 호흡하고, 롤러를 조직의 가장 깊은 곳으로 딱 들어맞게 잠기도록 해라. 이제 천천히 종아리를 옆에서 옆으로 굴리고 자신만의 방법으로 조직을 반죽하며, 압박 파동으로 움직여라.

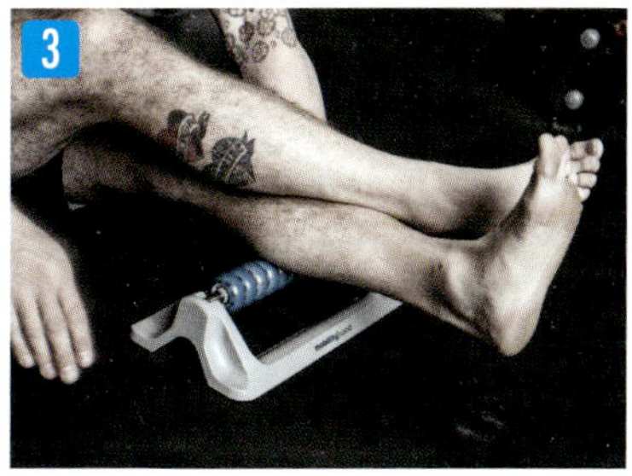

발목을 최대 운동 범위로 굴곡 신전하여 종아리 조직을 수축하고 이완시켜라.

밴디드 앵클(Banded Ankle) 모빌리제이션 1

밴드를 사용하는 것은 신체 조직의 건강과 관절의 위치를 유지하는 데 강력한 기술이다. 이는 서로 유착된 미끄럼 면을 회복시키는 것도 돕는다. 사실 운동선수가 달릴 때 발생하는 충격은 종종 피부가 아킬레스건에 끼게 하는데 이것은 문제를 만들 수도 있다. 뒤꿈치 주변의 조직이 거세게 부딪히면, 밴드 한쪽 끝을 기둥에 묶고 다른 한쪽 끝은 뒤꿈치에 고리처럼 걸도록 한다. 가능한 최대로 밴드에 긴장을 만들도록 움직여라. 이 동작을 하는 동안 발바닥은 바닥에 최대한 편평하게 붙인다. 이를 하기 전과 후에 발목 운동 범위를 검사하여 변화를 기록하라.

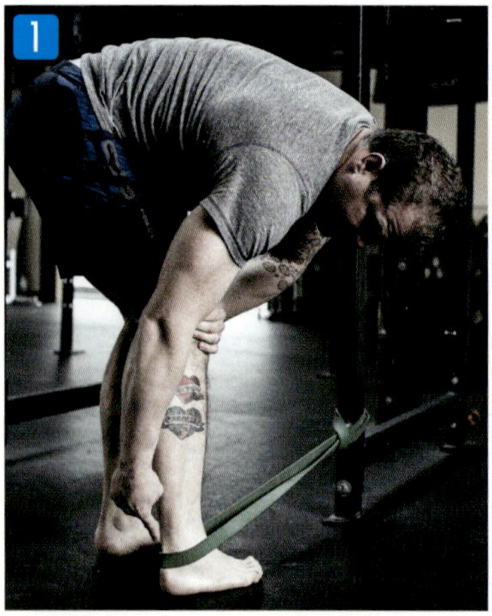

1 로그 몬스터 밴드로 뒤꿈치에 고리를 걸어라.

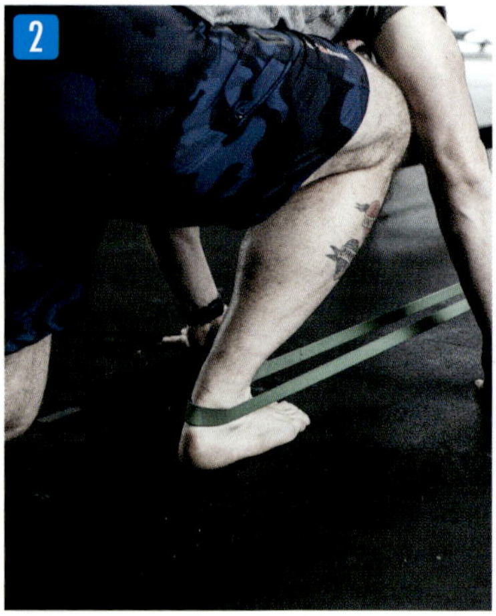

2 발을 바닥에 편평하게 유지하고, 무릎을 앞과 바깥으로 움직여라. 무릎이 안쪽으로 무너지지 않게 하라.

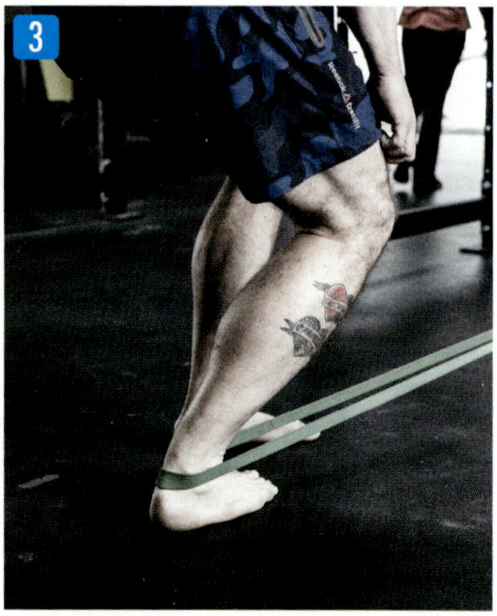

3 관절 주변의 미끄러지는 소식을 회복하기 위해 앞뒤로 왕복 운동을 하라.

밴디드 앵클 모빌리제이션 2

이 변형된 밴디드 앵클 모빌리제이션에서는 뒤쪽 다리를 바닥으로 떨어뜨리고, 손을 다른 무릎을 바깥쪽으로 미는 데 사용하면서 발목 전체를 운동한다. 문제가 되는 긴장 지점을 찾으면서 발목이 움직이게 다리를 움직인다. 조직에 변화가 있는지 보기 위해 이 모빌리제이션 전후로 발목 관절의 운동 범위를 검사하라.

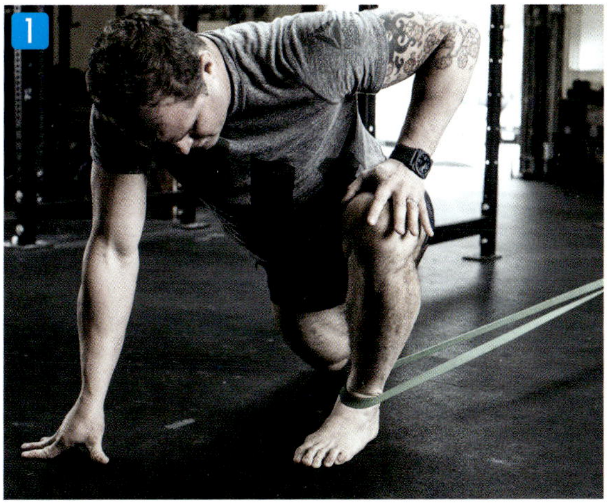

밴드를 발목 앞쪽에 감싸고, 밴드에 어느 정도 긴장을 만들어라. 그리고 반대쪽 무릎을 바닥으로 떨어뜨려라.

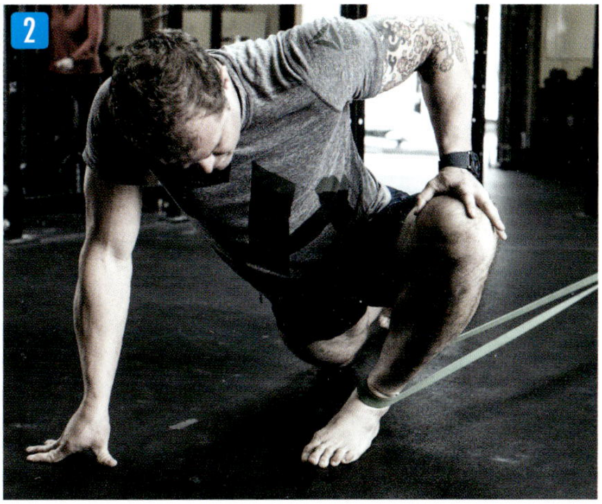

발은 바닥에 편평하게 붙인 채, 손으로 무릎을 바깥쪽으로 밀어라.

본 쏘우 카프 스매시(Bone Saw Calf Smash)

본 쏘우는 배측굴곡과 발 및 발목의 근막을 운동하는 강력한 방법이다. 점차적으로, 사진이 보여주는 자세로 아래 다리에 최적의 압박을 줄 정도로 뒤로 앉아서 운동하라. 이 모빌리티 운동을 하는 동안에 땀이 나기 시작해도 놀라지 마라. 이는 근막이 시험받는 것이다.

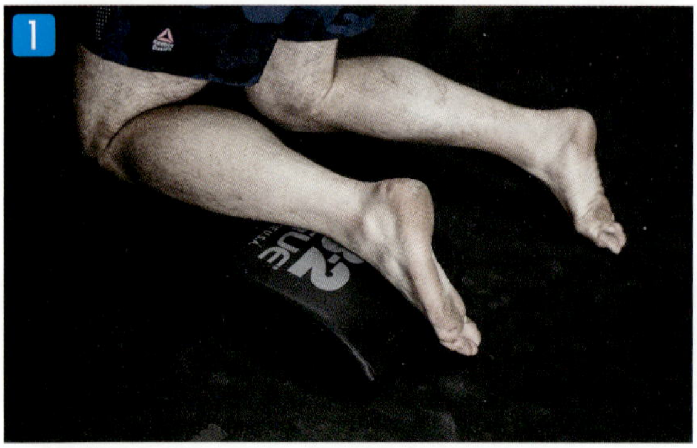

자신을 낮춰서 발목 복합체가 AB 매트나 접은 수건의 지지를 받게 하라.

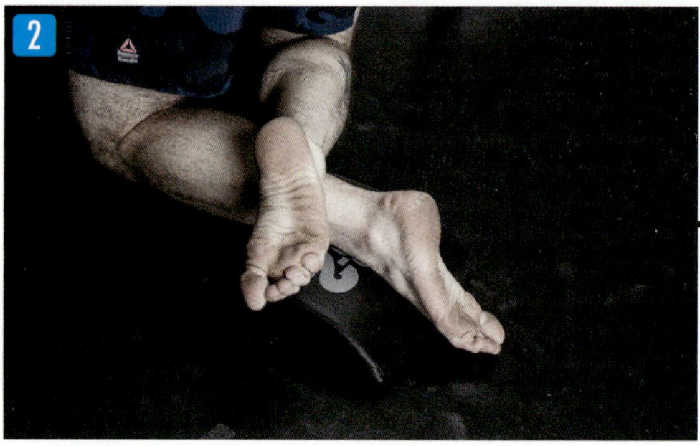

반대쪽 발목을 운동하는 종아리 위에 교차시켜라.

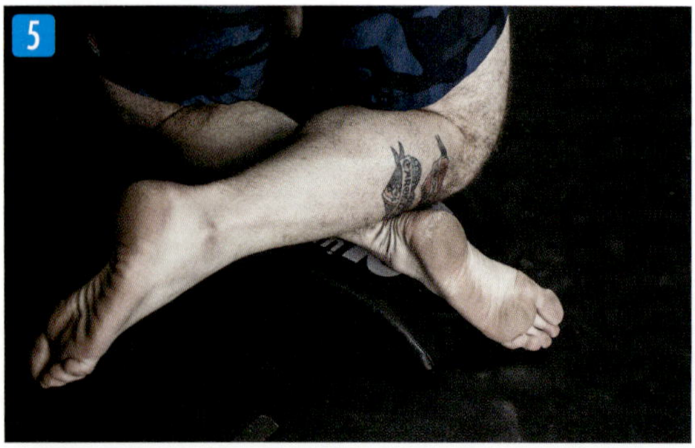

밑에 깔린 미끄럼 표면을 고정하고 치실질(flossing)하며, 조직을 따라 위아래로 움직일 수도 있다.

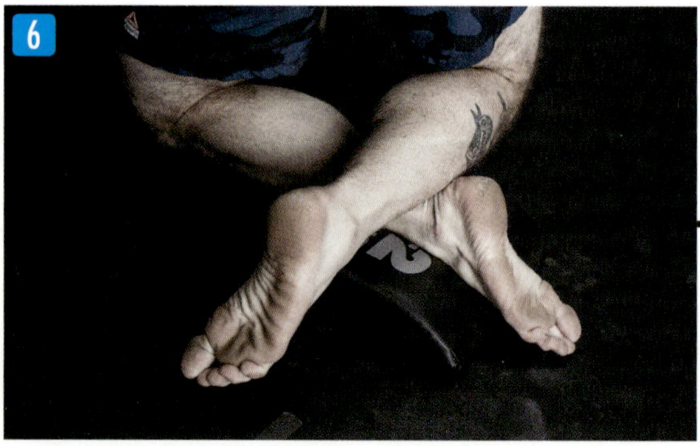

수축-이완 방식으로 엉덩이를 위아래로 움직여라.

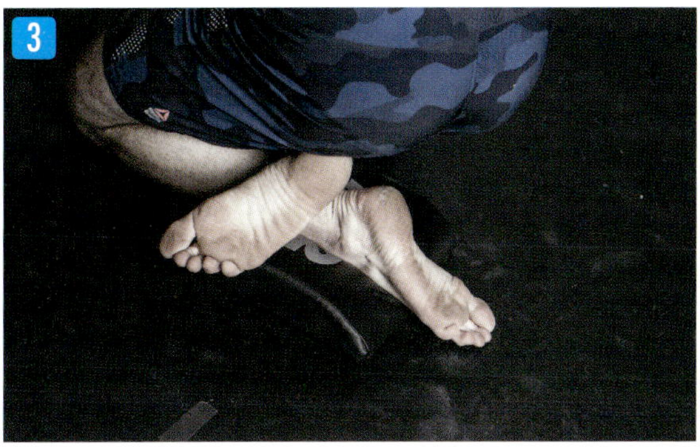

다리가 다치지 않고 견딜 수 있는 한 많은 압박을 가하도록 뒤로 앉아라. 이것이 스매시 부분이다.

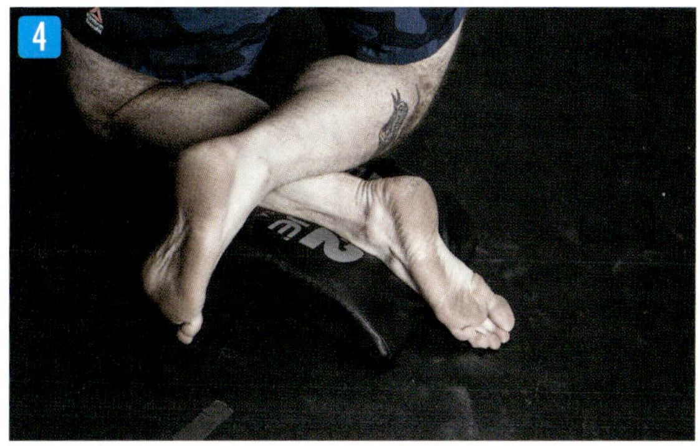

이것이 쏘우를 하는 것이다. 사진에서 오른쪽 다리가 왼쪽 종아리를 톱질(sawing) 하고 있다.

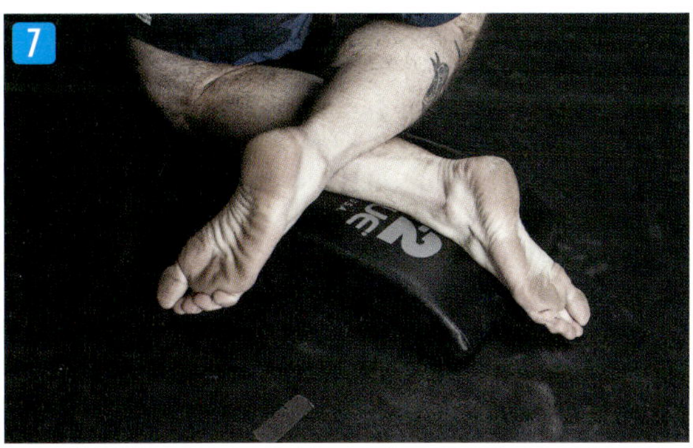

풀어줄 뭉친 곳을 찾으면서 정강이를 위로 이동시킨다.

슈퍼프렌드 쉬어(Superfriend Shear)

파트너와 함께 하면 온전히 몸을 이완시키는 것에 집중할 수 있고, 파트너의 도움으로 통증에서 벗어날 수도 있다. 정강이 아래에 부드러운 받침을 깔고 파트너가 당신의 종아리 조직들을 가로질러 앞뒤로 움직이게 하라.

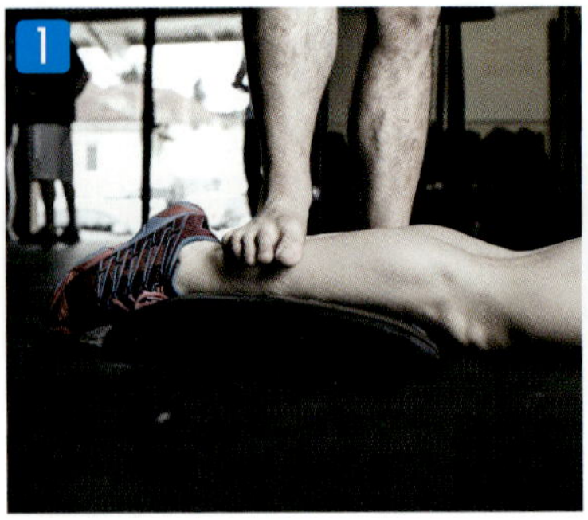

1 AB 매트나 접은 수건을 정강이 아래에 두고 엎드린다. 친구가 종아리 위에 발을 올린다.

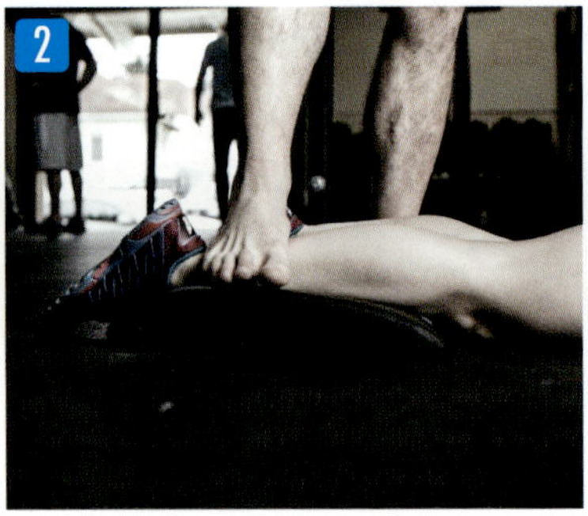

2 친구가 발로 발목 근처 조직들을 가로질러 문지른다. 근육 속으로 스매싱 기법을 시작하고 근섬유 결을 가로질러 좌우 힘으로 압력을 가한다.

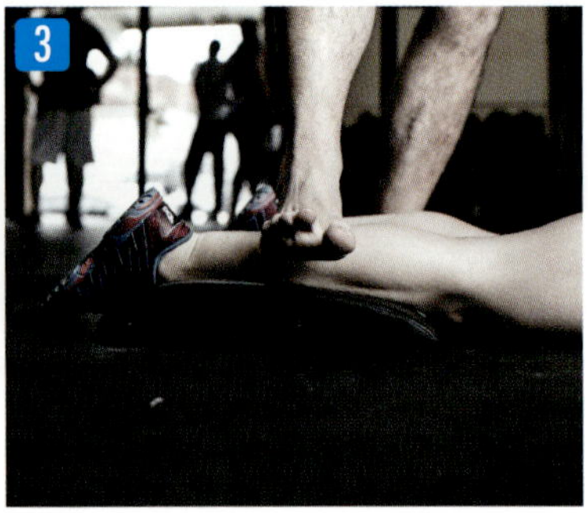

3 친구의 발은 근육을 스트립하고 이로써 근섬유를 위아래로 천천히 늘려갈 수 있다.

택, 트위스트 & 플로스(Tack, Twist & Floss)

공 하나를 뒤꿈치에 두고 그 조직을 고정시켜라. 그러고 나서 피부를 비틀고 문질러라. 이 가동화 운동을 하는 데 라크로스 볼을 이용할 수도 있지만 더 부드럽고 잡기 좋은 공은 미끄럼 면 위를 더 잘 비틀 수 있게 해줄 것이다. 나는 질 밀러의 요가 튠 업 테라피 공 중 하나를 쓰고 있다.

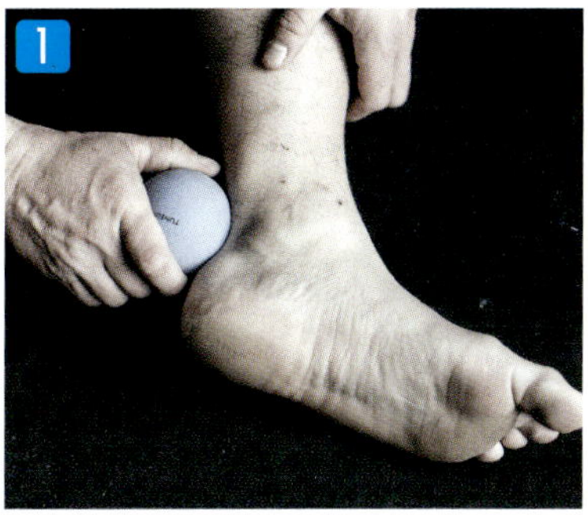

요가 튠 업 볼이나 기타 다른 부드럽고 잡기 좋은 공을 발목 뒤쪽에 댄다.

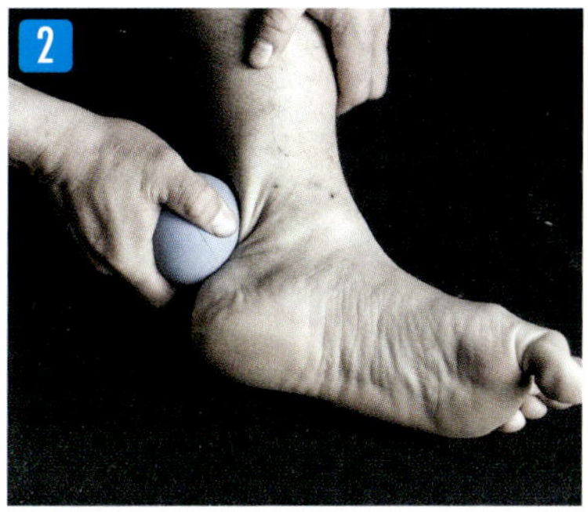

조직층을 눌러 고정하고 공을 비틀어 조직을 문지른다.

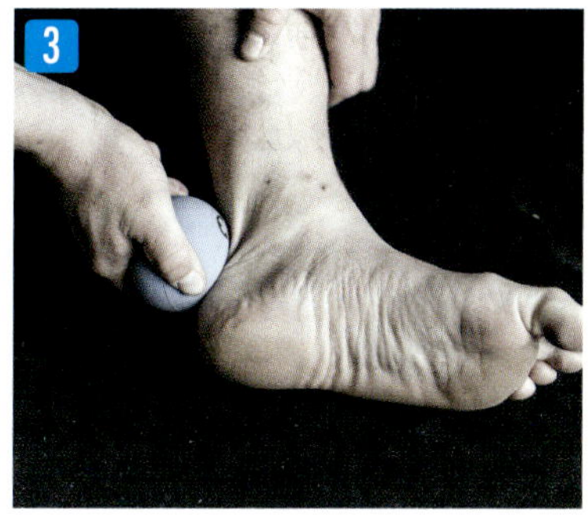

아킬레스건을 위아래로 이동시키며, 아킬레스건을 가로질러 공을 앞뒤로 움직이고 조직을 비틀며 압박을 가함으로써 조직의 미끄럼 면에 있는 유착을 제거한다.

래터럴 앵클 스매시 & 플로스(lateral ankle Smash & Floss)

뒤꿈치/발목의 바깥쪽과 바닥의 사이에 공 하나를 두어라. 한 손으로 그 공을 유지하면서 다른 손으로 발을 최대 범위로 굴곡 운동시켜 미끄럼 면을 문질러라.

좌우 회전: 안팎으로 작용이 생길 수 있게 발을 좌우로 움직여라.

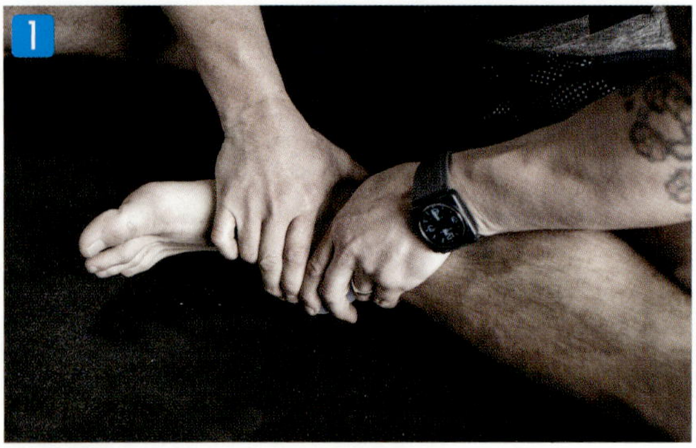

1 발목 옆에 공을 두고 손으로 압박하라.

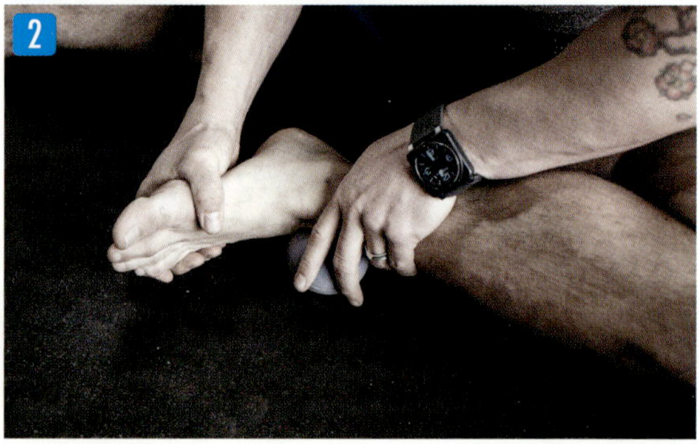

2 다른 손으로 공을 발목 안으로 압박하면서 한 손으로 발을 굴곡 신전시켜라.

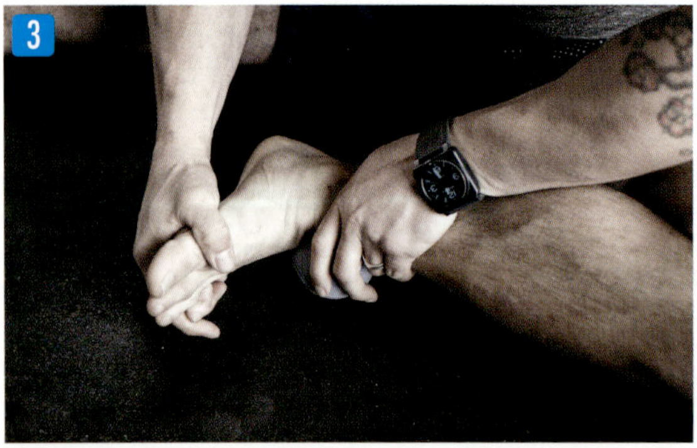

3 발목을 공과 바닥으로 압박함으로써 얼마나 더 깊이 할 수 있는지 인지하라.

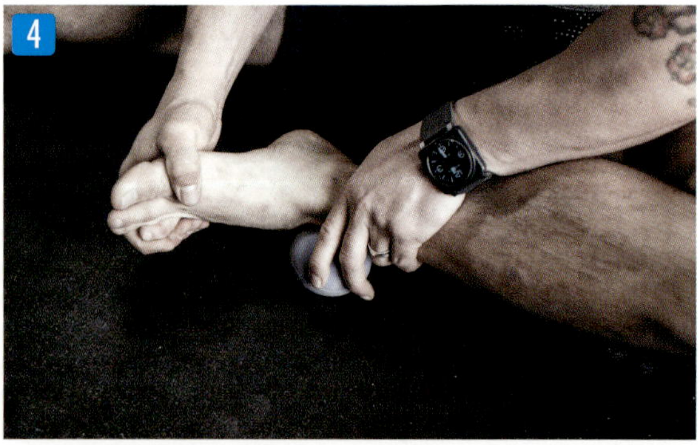

4 발을 위아래뿐 아니라 좌우로 회전시켜라. 조직과 근막을 떼어내고 그 부위의 혈류를 열어줄 지점을 찾아라.

미디얼 앵클 스매시 & 트위스트(Medial ankle Smash & Twist)

여기서 미션은 생명력과 미끄럼 면 기능을 족관절 내측면의 근막과 조직에 불어넣는 것이다. 복사뼈 아래 지점에서 시작하라.

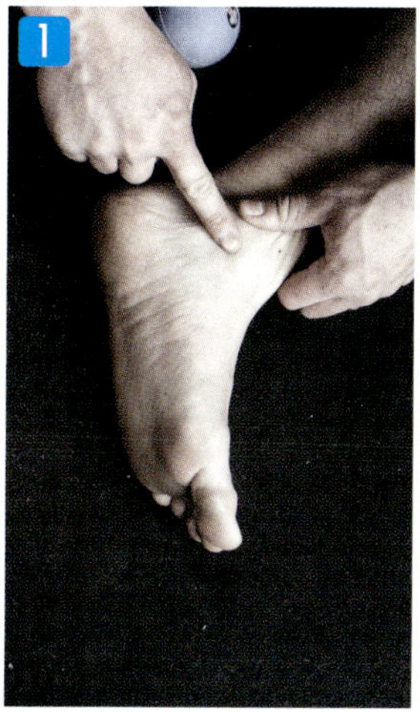

발목 내측 복사뼈 근처의 지점을 선택하라.

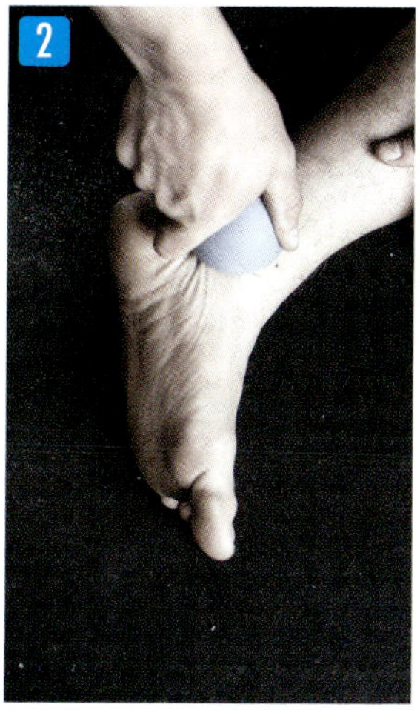

요가 튠 업 볼이나 또는 라켓공 같은 부드럽고 잡기 좋은 공을 가지고 그 지점을 눌러 고정하라. 그리고 비트는 동작을 하라.

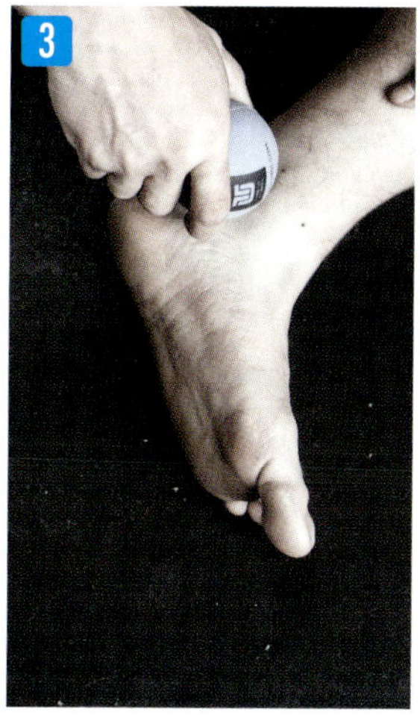

그 부위에서 엉겨붙은 조직이 있는 병변을 찾으며 움직인다.

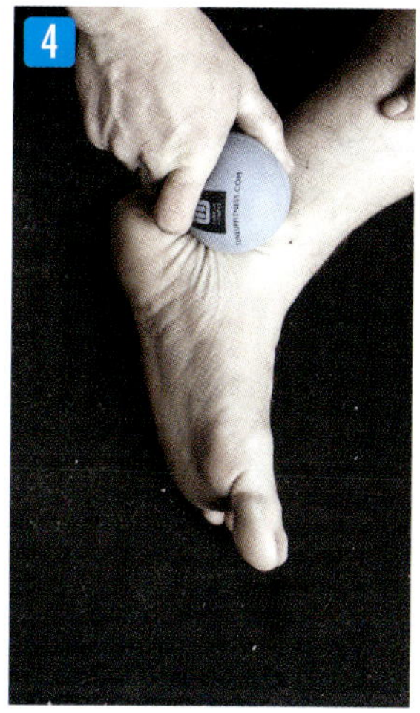

치료해야 할 덩어리를 찾으면, 깊이 파고들어 비틀어라.

투 볼 스매시 & 플로스(Two-Ball Smash & Floss)

정강이에는 이 모빌리제이션을 적용할 텐데, 발과 정강이가 연결되어 있기 때문에 발에도 아주 좋은 효과가 있다는 것을 기억하라. 꼭두각시 인형 줄을 다루는 것과 같다. 아래 다리의 뼈들(측면 구획)과 바닥 사이에 공 하나를 두어라. 그리고 다른 공 하나를 정강이 안쪽(전방 구획)에 두어라. 정강이 위아래로 움직이며 바깥부터 속의 조직들을 파고 들어라. 정강이 통증(shin splints)에 작별을 고하라!

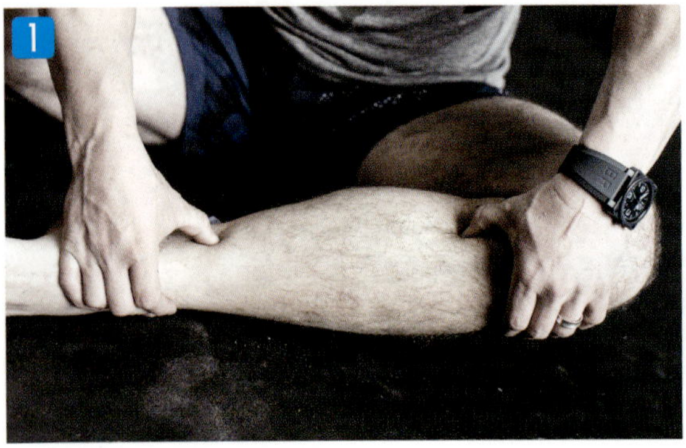

경골을 따라 준비하라.

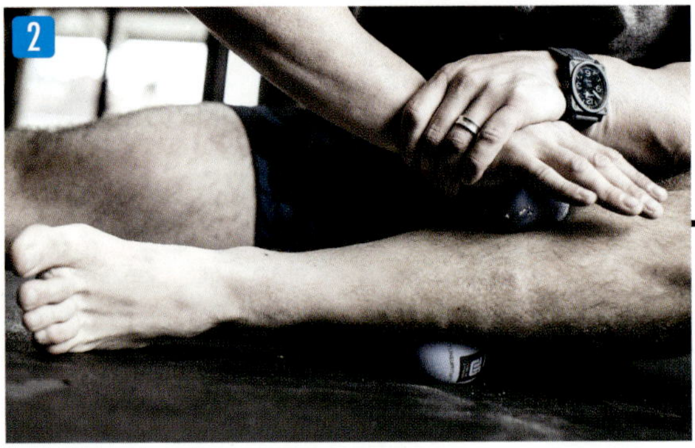

손으로 공을 경골 안쪽으로 압박하면서, 동시 타격을 위해 다른 공을 비골과 바닥 사이에 두어라.

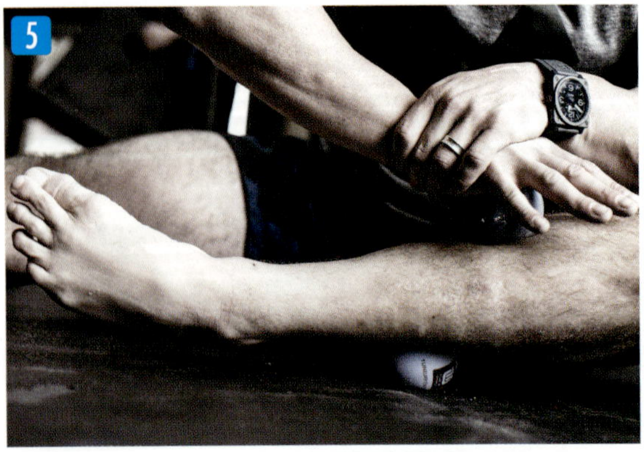

발을 굴곡하고 여기에 더불어 발을 측면으로 회전시켜라.

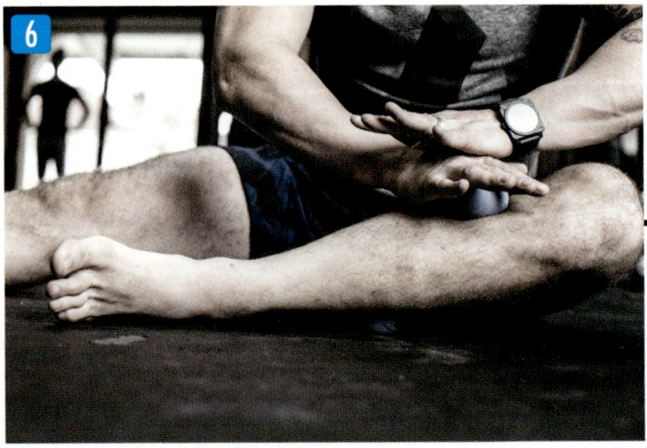

두 손을 함께 위쪽 공에 올려 최대 압력을 가하라.

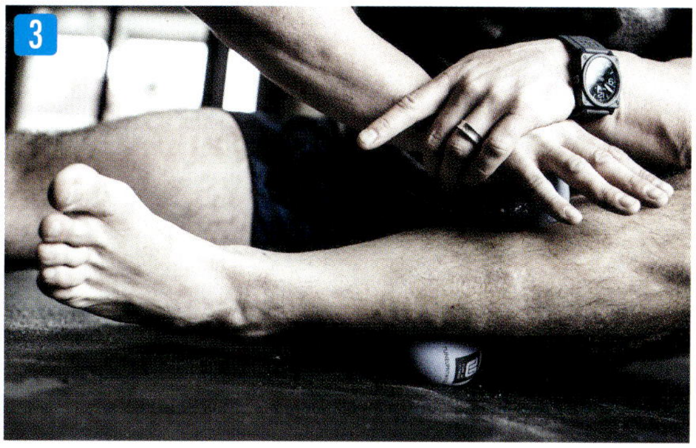

위에 있는 공을 무릎의 앞쪽 근처에서 발목까지 굴려라.

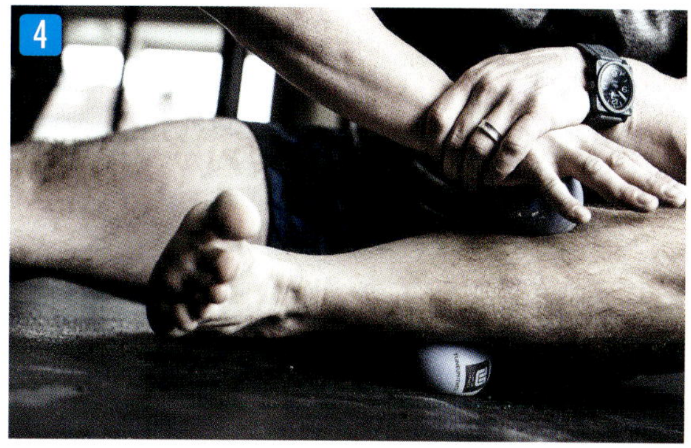

발을 바닥에서 들어 폴로스 작용이 깊에 들어가는 효과를 얻을 수 있게 발목을 수축 이완시켜라.

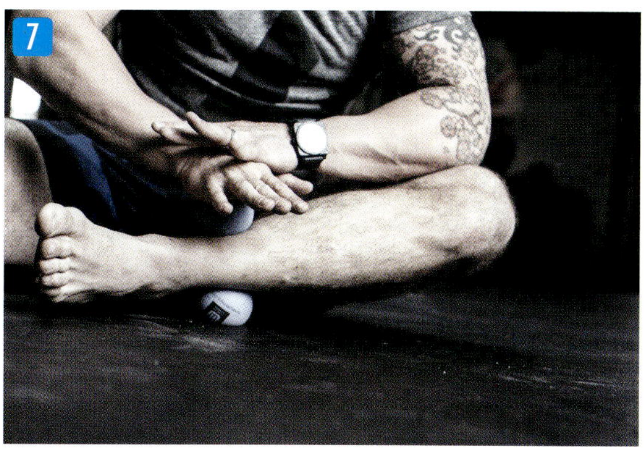

위쪽 공을 정강이 아래쪽으로 작용시켜라. 경골을 따라 내려가면서 발의 굴곡과 회전을 지속하라.

더블 볼 앵클 스매시 & 스트립(Double-Ball Ankle Smash & Strip)

달리기로 인한 급성 통증들은 발에 표현될 수 있을지라도, 업스트림 문제가 종종 범인이기도 하다. 발의 움직임을 조절하는 조직들 전부는 아래 다리에 들어가 있다. 그러므로 통증이 있다면, 정강이의 문제 지점을 찾아냄으로써 느슨함을 만들어야 한다는 것을 잊지 마라. 이 모빌리제이션은 아래쪽 다리 조직에 파고들어 어떻게 되는지를 알게 해줄 것이다.

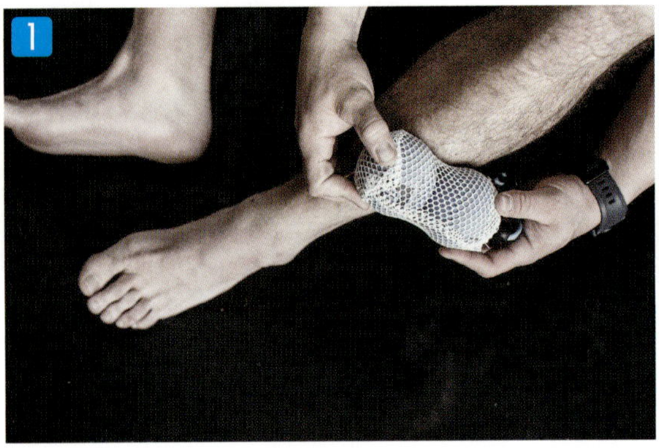

더블 라크로이나 제미니를 사용하라(사진에서 나는 질 밀러의 요가 툰 업 테라피 공 한 쌍을 쓰고 있다).

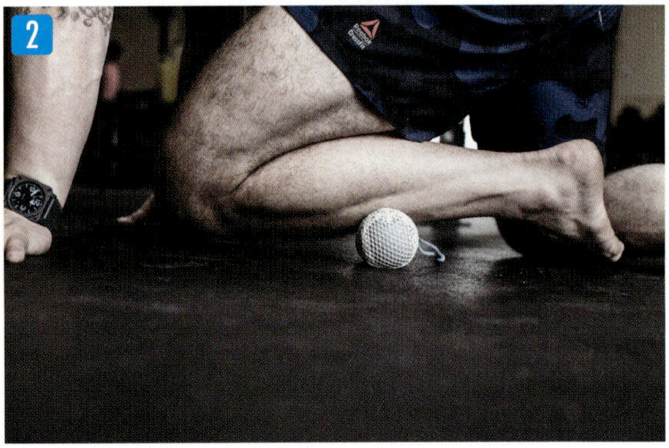

힘을 가하기 위해서 체중을 이용하며, 정강이를 공들 사이에 두고 위아래로 굴려서 천천히 그 조직을 벗겨라.

발과 발가락

플랜타르 모빌리제이션(Plantar Mobilizations)

공을 이용해서 짧은 시간 동안 발의 아치와 발 주변을 위아래로 움직이자. 체중을 이용해서 간단하게 압박 파동 모션을 적용하라. 엉망이며 작은 뭉친 곳들을 찾은 다음 그 조직들을 처치하는 데 추가적인 시간을 보내라. 〈왕좌의 게임(Game of Thrones)〉을 보는가? 이를 시청하는 동안 동안 발바닥 운동하기가 좋다.

교대 도구: 글로벌 시어를 하기 위해 롤러를 이용하라.

발바닥 모빌리제이션의 주요 원칙은 능동적으로 발에 있는 급성 문제 지점을 찾는 것과 그 이후 비트는 힘, 압박 파동, 스매시를 이용하여 판 용수철(이것은 당신의 발이다)을 구성하는 근막, 근육, 신경, 그외 조직들을 활성화 시키도록 하는 것이다.

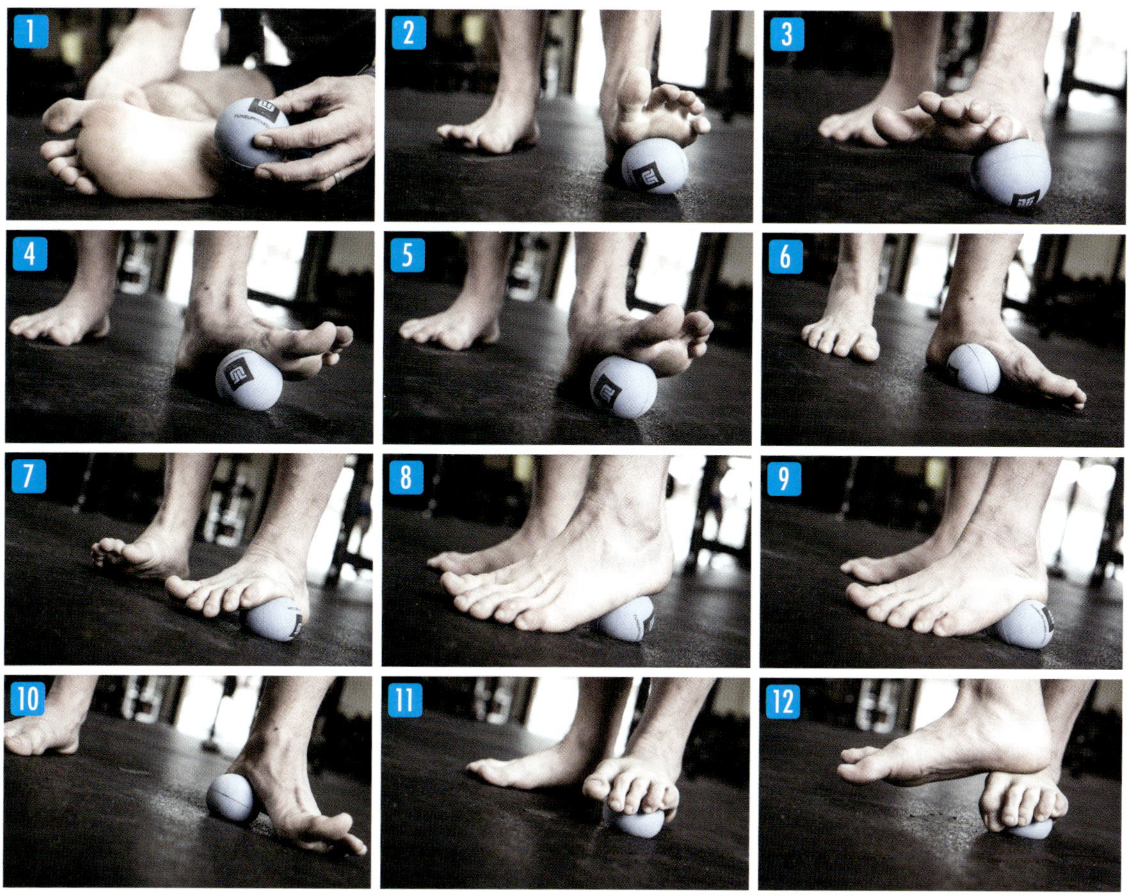

돌시플렉션 워크(Dorsiflexion Work)

부하가 걸린 족배굴곡 운동만이 발가락의 아침을 깨운다. 무릎을 꿇은 자세에서 발가락을 말아올리고 이로써 움직임 범위를 깨우는 데 시간을 써라.

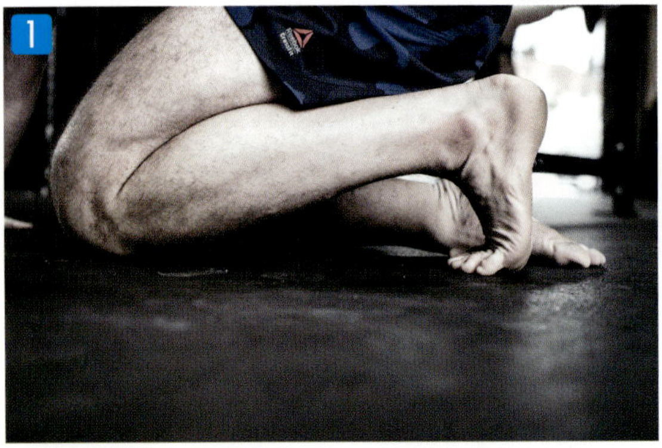

육상선수가 발받침에서 준비하듯이 무릎을 꿇어라. 그리고 발의 근막과 근육 운동을 시작하기 위해 이 자세를 유지하라.

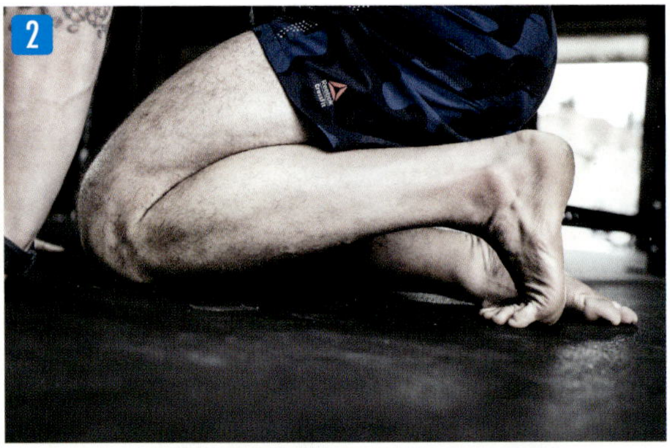

좌우부터 전후로 운동하고 각 발에 사랑의 2분을 주어라.

플랜타르 플렉션 오버드라이브(Plantar Flexion Overdrive)

이것은 보이는 것처럼 아주 끝내주는 느낌이다. 무릎을 꿇은 자세에서 근막을 활성화하고 발바닥의 움직임 범위를 발달시키기 위해 수축-이완 움직임을 써라.

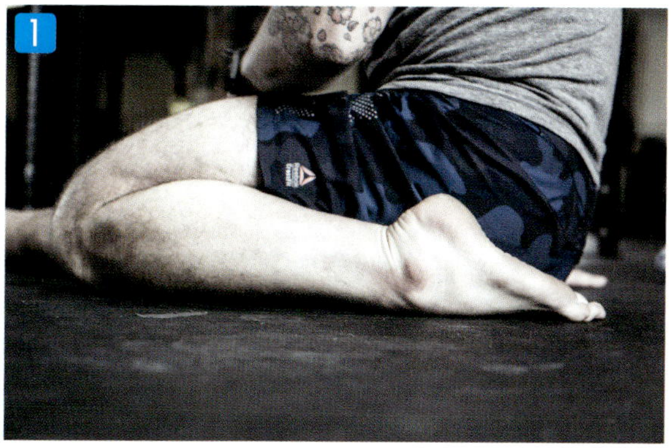

한쪽 다리가 완전히 굴곡되고 발은 족저굴곡된 채 바닥에 앉아라.

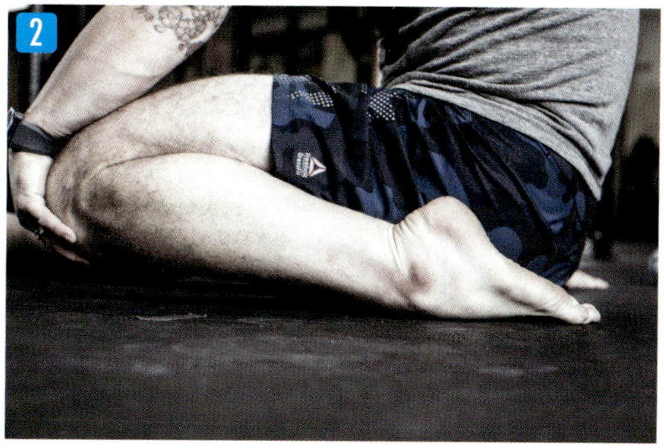

무릎을 들어올리면, 발의 위쪽 도처의 근막에서 상당히 놀라운 불꽃놀이가 진행되는 걸 알아차릴 것이다.

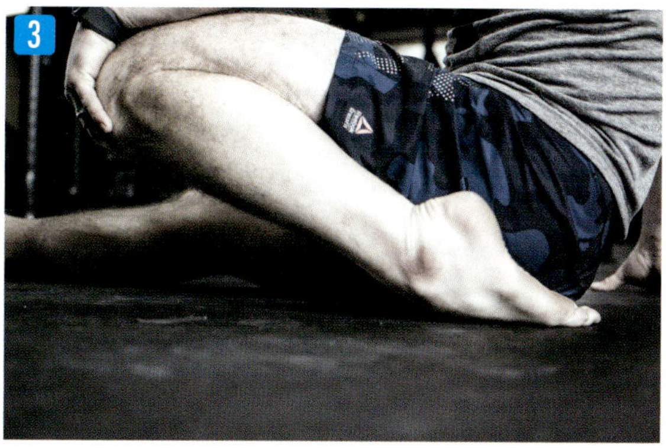

최대 족저굴곡까지 운동할 때까지 발과 무릎의 정렬을 유지하라.

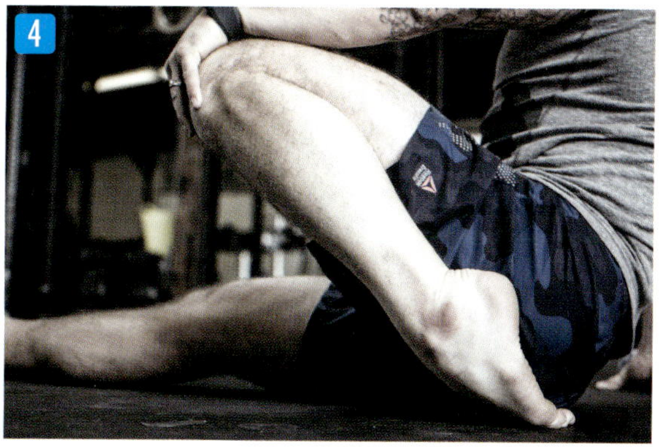

한쪽씩 최대 자세를 2분 간 유지해라. 한쪽 발을 모빌리제이션하고 난 후, 얼마만큼의 변화를 얻었는지 확인하기 위해서 운동한 발의 운동 범위를 반대쪽 발의 운동 범위와 비교해서 확인하라.

토 그립(Toe Grip)

토 그립은 발바닥 운동과 비슷하지만, 근력 강화와 발가락을 뻗어나가게 하는 데 많은 효과가 있다.

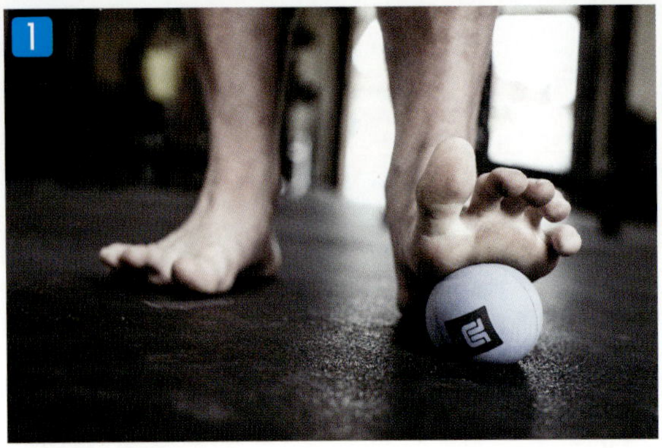

발가락을 넓게 벌려라.

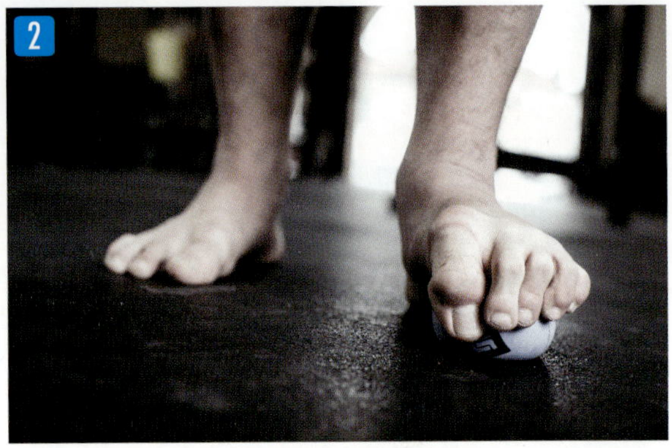

한 손으로 농구공을 집으려고 할 때처럼 발가락으로 공을 잡아라.

토 리-애니메이터(Toe Re-animator)

이 모빌리제이션은 스트레치 테라피를 만든 키트 래플린으로부터 시작되었는데, 이는 수년 간 과한 신발 착용으로(5장 참고) 위축되어온 발가락을 깨우는 거친 방법이다. 손가락을 발가락들 사이에 깍지 끼고 위아래, 좌우, 사이사이로 움직여라. 이것은 또 다른 TV 시청중 시행하기 적합한 활동이다.

사진들을 아이디어의 표본으로 사용하라. 핵심적인 아이디어는 손가락과 발가락을 깍지 끼는 것이다.

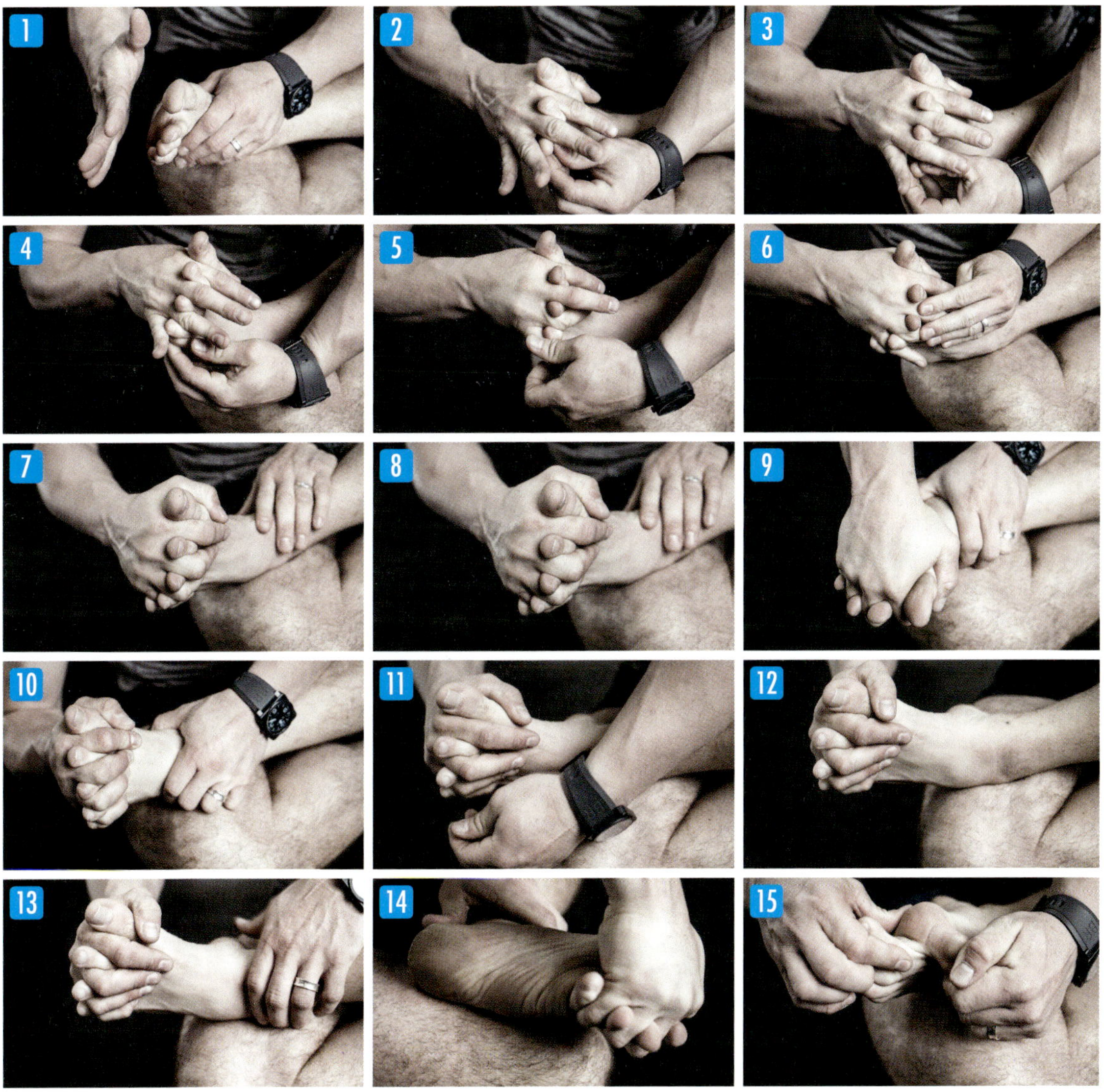

대퇴부

어덕터 스매시(Adductor Smash)

한 발이 바닥을 디딜 때마다 가져야 하는 안정성에서 내전근은 매우 중요한 역할을 한다. 러너들은 햄스트링, 장경인대, 대퇴사두근에 집중하면서 내전근은 무시하는 경향이 있다. 내전근은 등허리의 안정화에 도움을 준다. 그러므로 내전근을 정기적으로 가동시킬 것을 유념해두자. 롤러로 허벅지 안쪽에 압력 파동 기법을 가한다.

롤러를 허벅지 안쪽에 위치시키고 적당한 깊이까지 들어가도록 힘을 빼라. 압박이 심화되게 같은 쪽 고관절을 바닥을 향해 밀어라. 내전근에서 문제의 원인이 되는 뭉친 곳을 찾아라.

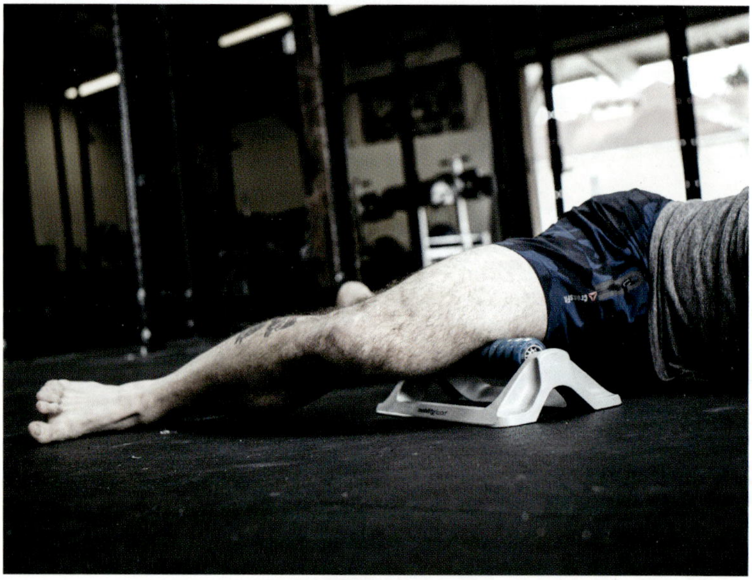

앤테리어 힙 스매시(Anterior Hip Smash)

이 모빌리제이션은 최적의 고관절 기능(8장, 9장 참고)과 연관된 스탠더드를 추구할 때 도움을 줄 좋은 도구다. 이는 또한 요통 완화에 좋은 방법이다. 허벅지 전방과 측면에 깊은 조직들을 스매시하는 데 공 하나를 이용하라. 한쪽에 10분씩 할애하라. 그리고 나서 일어서서 반대쪽과 비교하라.

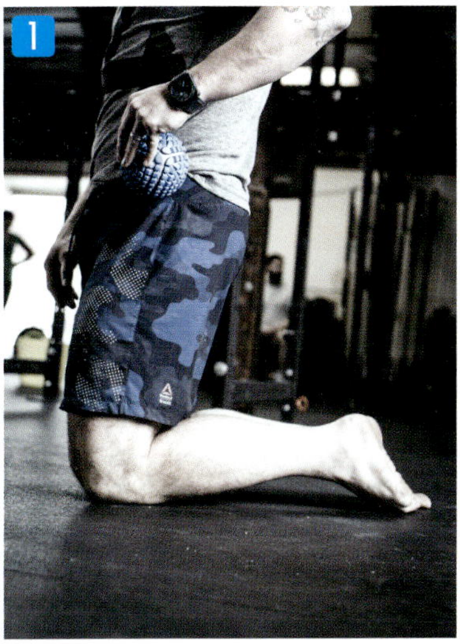

시작점은 바로 장골의 가장 위쪽이다. 만약 앉는 시간이 길다면, 이 부위의 조직들은 아마 엉망일 것이다. 그리고 이 모빌리제이션의 통증 역시 엉망일 것이다.

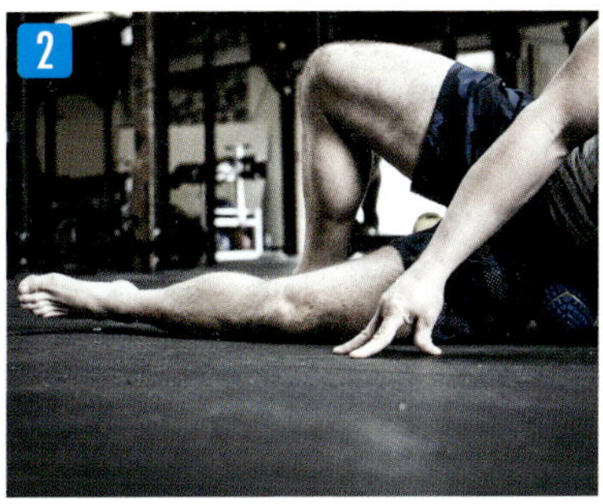

체중으로 공을 누르고 나서 눌린 섬유를 따라 앞뒤로 굴려라.

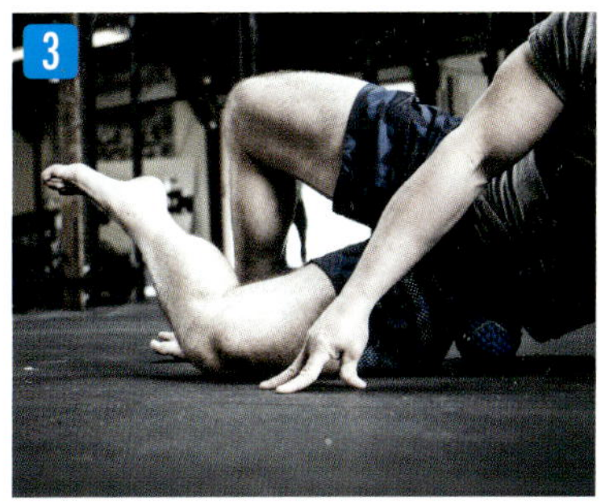

대퇴골을 회전시켜 회전력을 더하라. 그리고 호흡하기를 기억하라.

햄스트링 플로스(Hamstring Floss)

햄스트링은 러너의 가장 좋은 친구다. 후방 사슬의 강력한 근육들을 이용한다면(달리려면 반드시 그래야 한다) 특히 더 그렇다. 햄스트링은 복수형이라는 것에 유의하라. 다리를 굴곡시키는 데 함께 작용하는 세 개의 근육을 가지고 있다. 그것들 모두는 집중을 받을 만하다. 박스나 의자와 롤러를 사용해서, 뭉침이나 긴장된 조직의 주머니를 찾으며 햄스트링을 따라 가동 기법을 하라. 문제 지점을 찾았다면 그것들을 특별 대우하라.

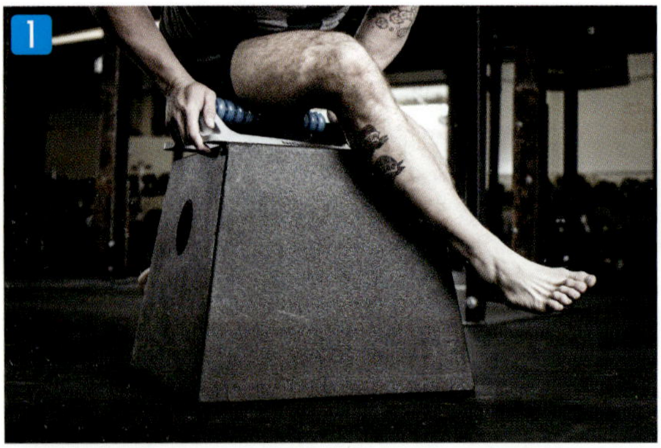

상자나 또는 지렛대의 힘을 얻을 수 있는 솟은 표면을 이용하여, 롤러를 햄스트링에 대라.

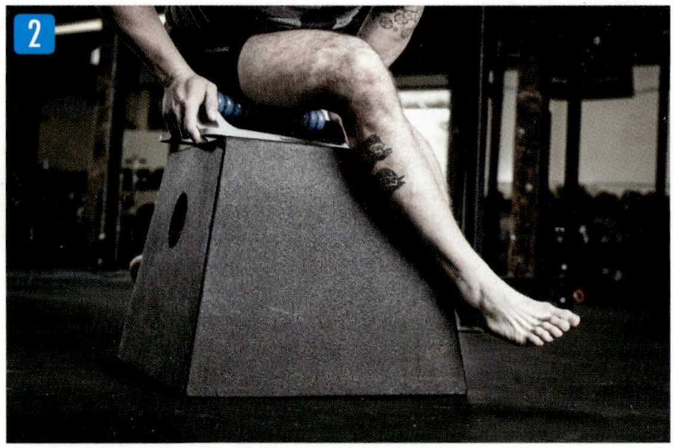

그 조직이 다양한 각도에서 운동하도록 다리를 회전, 굴곡 그리고 신전하라.

대퇴부

햄스트링 스매시, 슈퍼프렌드 버전(Hamstring Smash, Superfriend Version)

이 모빌리제이션은 타이 마사지와 매우 비슷하다. 트레이닝 파트너가 위아래 그리고 햄스트링을 가로질러 작업하는 동안 힘을 빼고 바닥에 있어라.

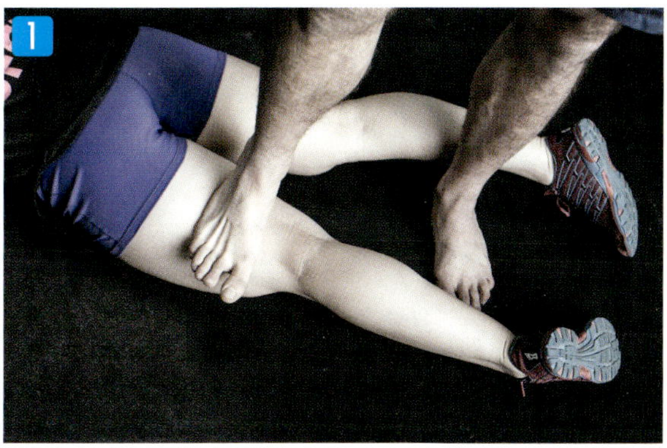

파트너의 맨발을 햄스트링에 올리게 하고 조직들을 가로질러 깊이 작업하게 하라.

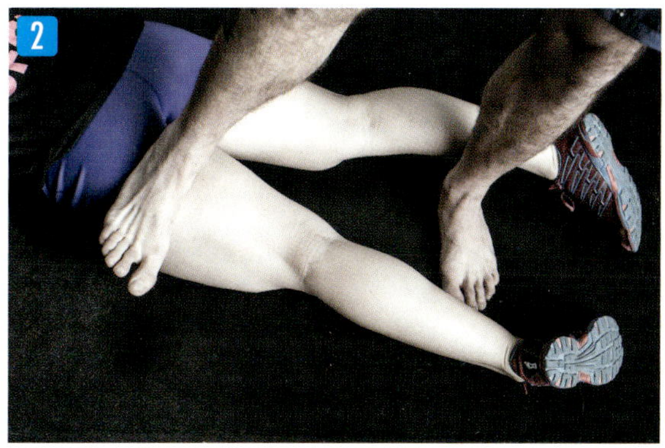

햄스트링의 상부로 작업해가는 것을 확인하라.

니 360(Knee 360)

무릎이 아픈가? 바깥쪽에는 더블 라크로스 볼 기구를, 안쪽에는 또 다른 공 하나를 사용하라. 무릎 주변과 위쪽을 작업해서 슬관절 안정화를 위해 장시간 고생한 조직들의 통증을 완화하라.

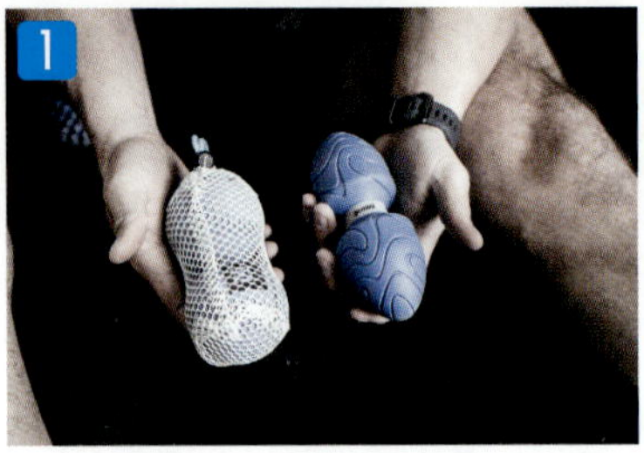

그림 왼쪽에 있는 것이 더블 라크로스 볼 기구고 오른쪽이 제미니다. 라크로스 볼 두 개를 붙여 쓸 수도 있다.

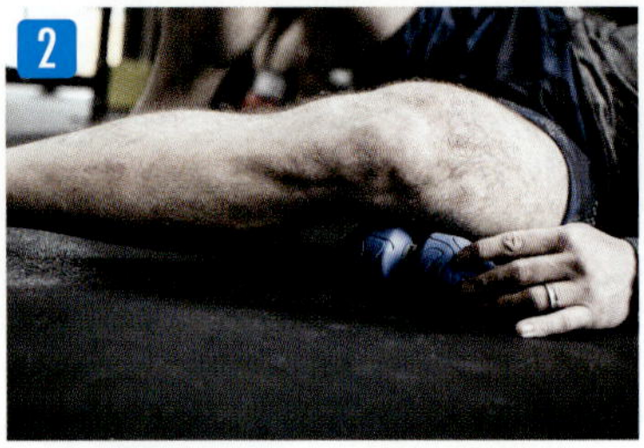

그 도구를 위치시켜서 무릎의 상부 쪽 작업을 시작할 수 있게 하라.

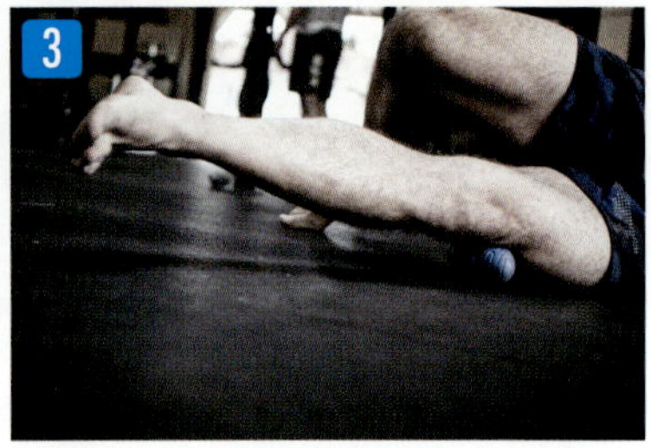

몸을 뒤로 기대어 해당 조직들을 작업하라.

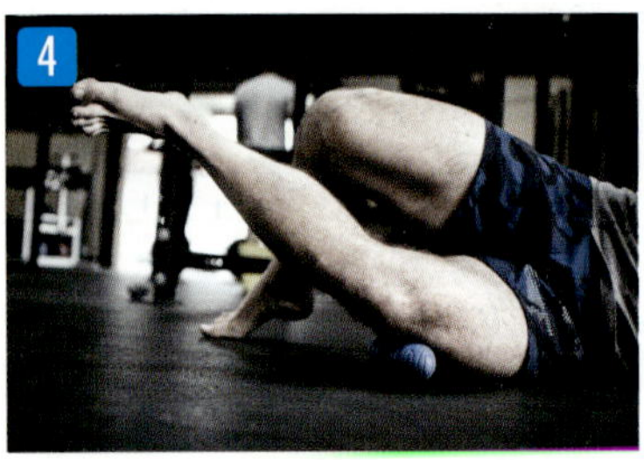

다리를 회전시켜서 압력 파동 기법을 사용하라.

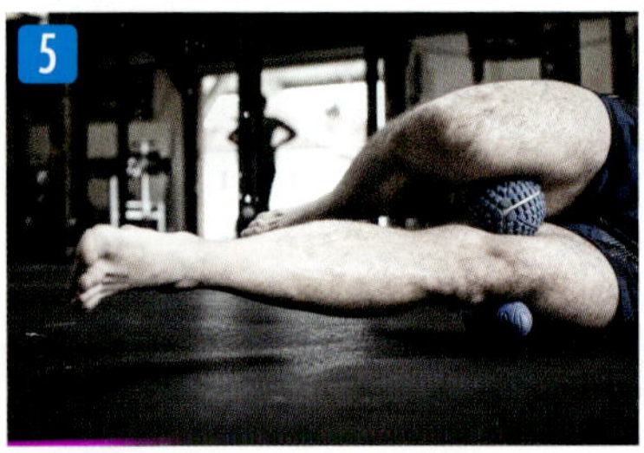

부드러운 공이나 슈퍼노바를 위쪽 다리 내측에 더해서 무릎 주변에 추가적인 작업이 되도록 하라.

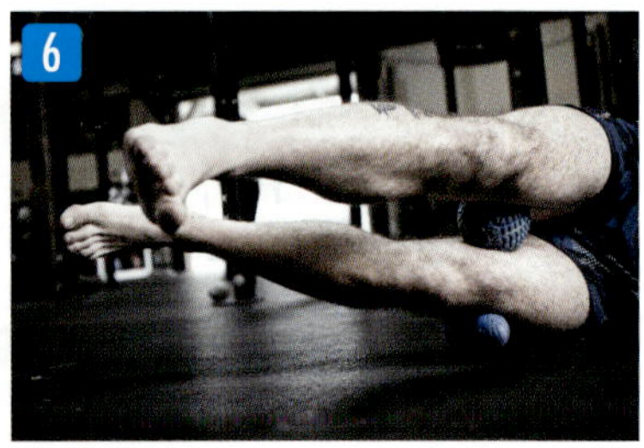

내전근 조직들에 압력 파동 기법을 하기 위해 다리를 굴곡, 신전시켜라.

니 플렉션 갭 & 스매시(Knee Flexion Gap & Smash)

이 모빌리제이션은 무릎 뒤쪽 조직들의 유착을 떼어내는 데 효과적인 방법이다. 또한 긴장되어 있는 종아리 근육을 다루기에도 훌륭한 방법이다. 무릎으로 공 하나를 감싼 후 다리를 굴곡시켜라. 발을 주변으로 움직이고, 압력을 증가시키기 위해 발을 밑으로 넣음으로써 그 조직들을 작업하라.

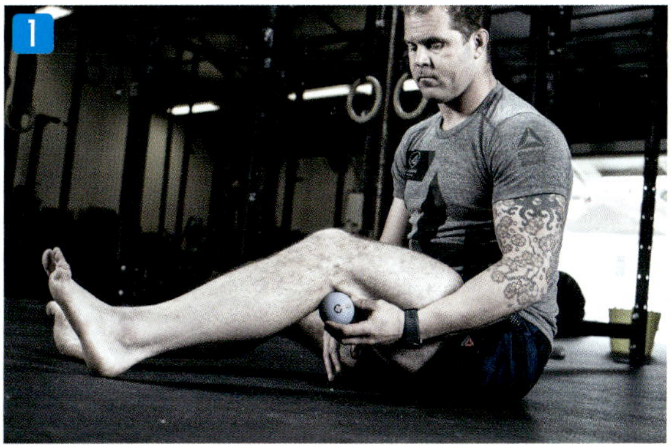

바닥에 앉아서 공 하나를 무릎 뒤쪽에 두어라.

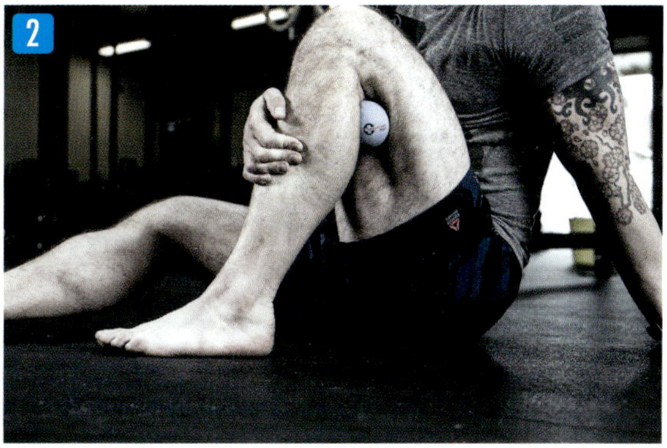

조직들 속으로 압박력이 생기도록 다리를 굴곡시켜 공을 감싸라. 추가적인 작업을 위해 발을 굴곡, 신전시켜라.

파텔라 스매시 & 플로스(Patellar Smash & Floss)

공을 무릎 위에 두고 누워라. 그리고 슬개골 주변 조직들을 탐색하기 시작하라. 다리를 회전하고 아래 다리와 발을 굴곡 신전하고, 유착들을 떼어내라.

이 모빌리제이션(다른 무릎 모빌리제이션과 협력하여)은 통증으로 발현되는 긴장 완화에 뛰어난 효과를 나타낼 수 있다. 바닥에 엎드려 공과 체중을 이용해 슬개골 주변 조직들을 스매시하라.

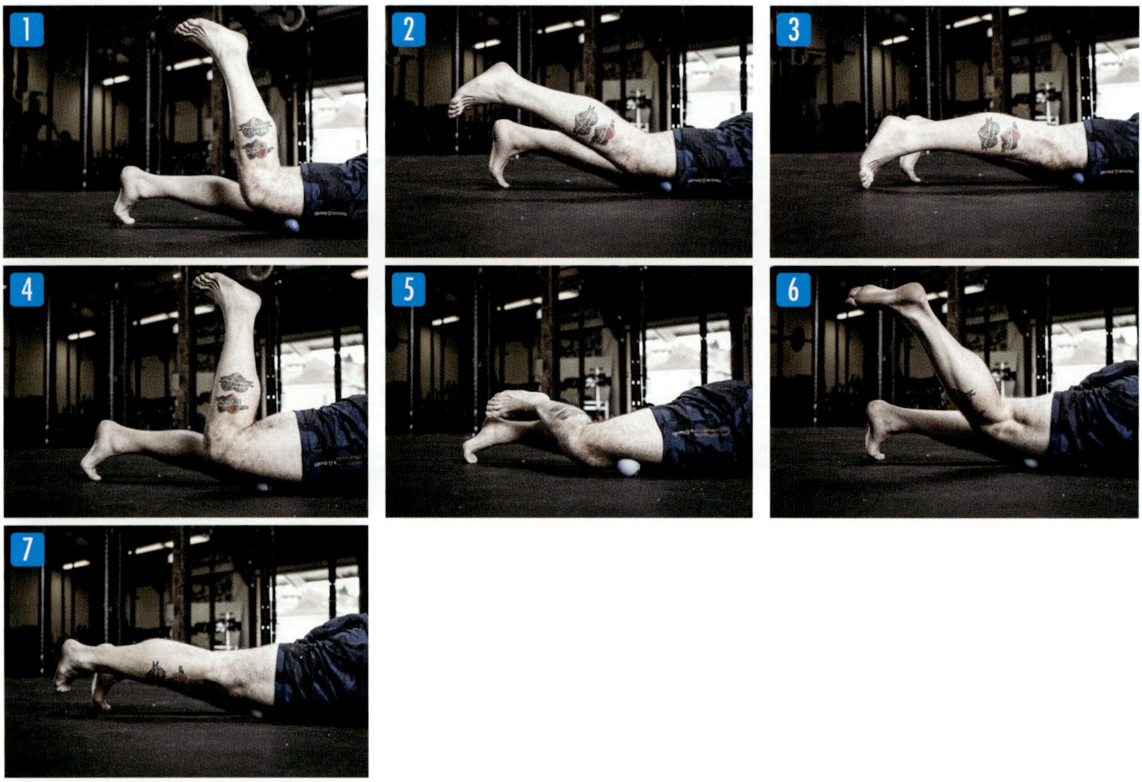

쿼드 스매시, 슈퍼프렌드 버전(Quad Smash, Superfriend Version)

친구에게 모빌리티 작업을 하게 하는 것의 장점은, 조직들이 좋은 마찰을 받는 동안 드러누워 몸에 힘을 빼고 머리를 식힐 수 있다는 것이다. 다가올 여름휴가나 그 비슷한 것들을 생각하라.

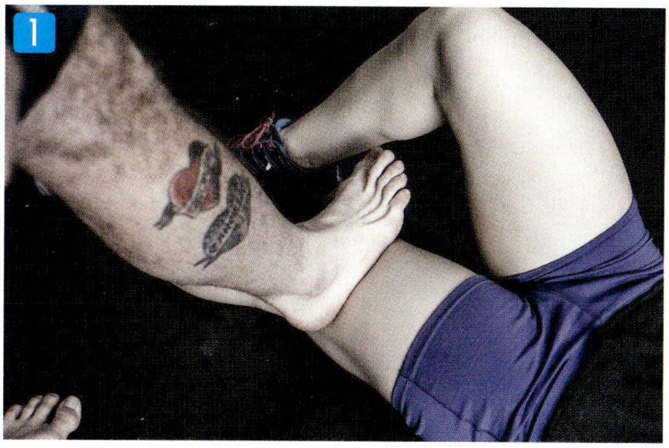

친구가 발로 체중을 대퇴사두근에 얹게 하라.

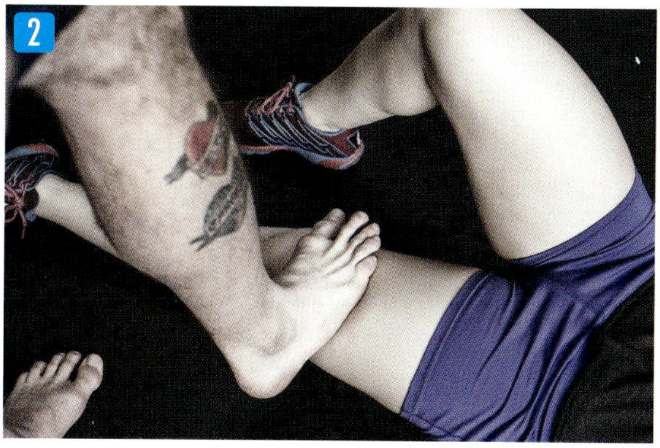

대퇴사두근 전체에 걸쳐 대퇴골 전방의 위아래로 작업하라. 트리거 포인트에는 추가로 시간을 할애하라.

쿼드 스매시 롤러(Quad Smash Roller)

무릎 위쪽 조직들 전체에 걸쳐 작업하라. 롤러를 편하게 받아들이고 최적의 효과를 위해 앞뒤로 움직여라.

롤러 또는 배틀스타로 깊은 스매시를 한쪽에 2분씩 하면, 트레이닝이 대퇴사두근에 남긴 긴장들을 처리할 수 있다.

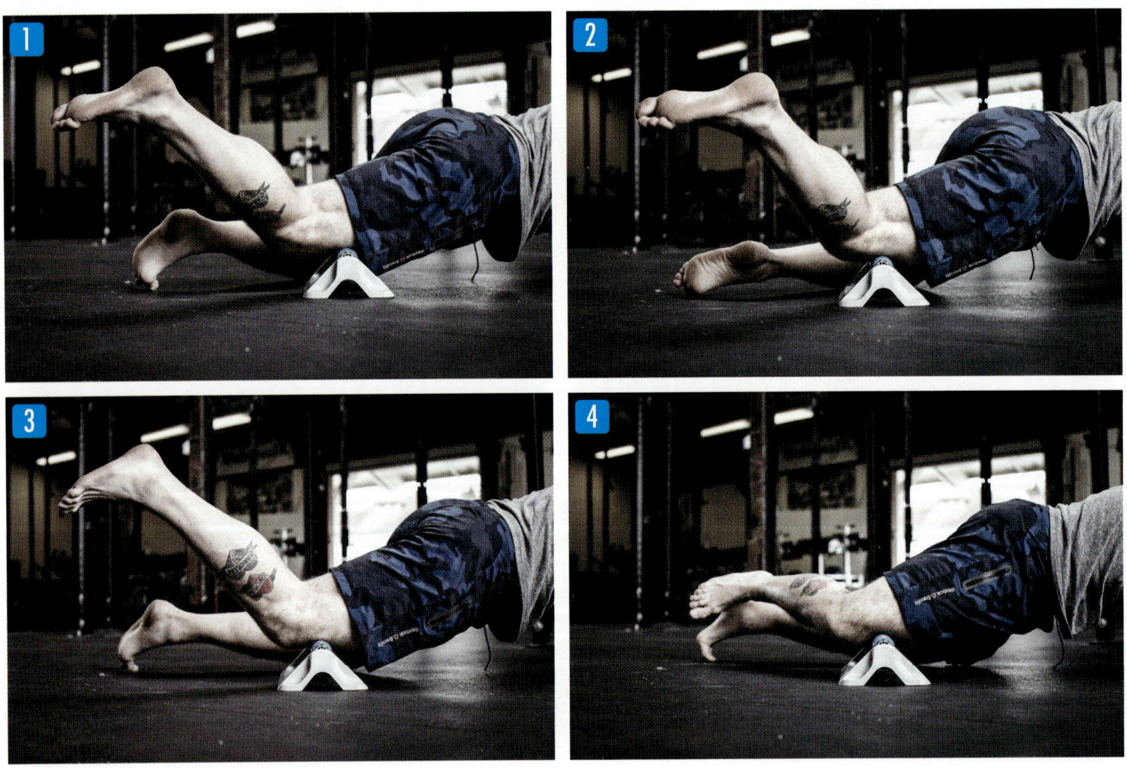

체간과 둔부

밴디드 힙, 싱글 레그 스쿼트(Banded Hip, Single-Leg Squat)

이 강력한 기법은 고관절 신전 능력을 향상시킨다(9장 참고). 밴드는 관절낭 제한 문제를 개선하고 심화 동작을 할 수 있도록 해준다. 엉덩이 주름에 걸쳐 밴드를 고리로 묶고 뒤로 물러나서 동작을 할 수 있을 정도의 텐션이 걸리게 한다. 복부와 둔부에 힘을 주고 그림처럼 무릎을 바닥으로 낮춰라. 반복한다.

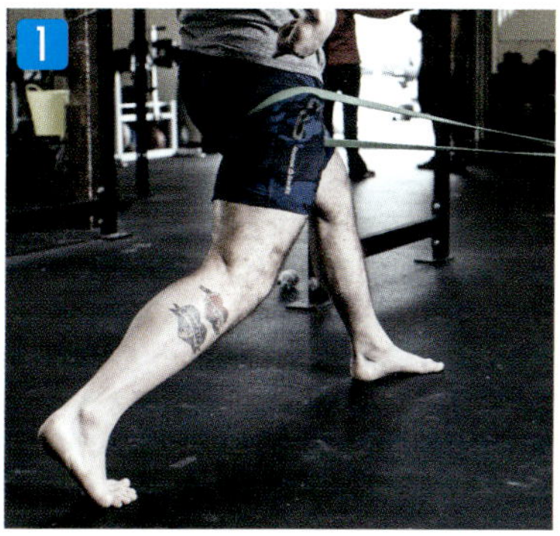

1 기둥을 마주하고, 엉덩이 주름 위쪽에 밴드로 고리를 묶어라. 밴드에 많은 텐션을 주기 위해 뒤로 물러나라. 깊은 런지 자세를 할 때 하는 것처럼 엉덩이에 힘을 줘라.

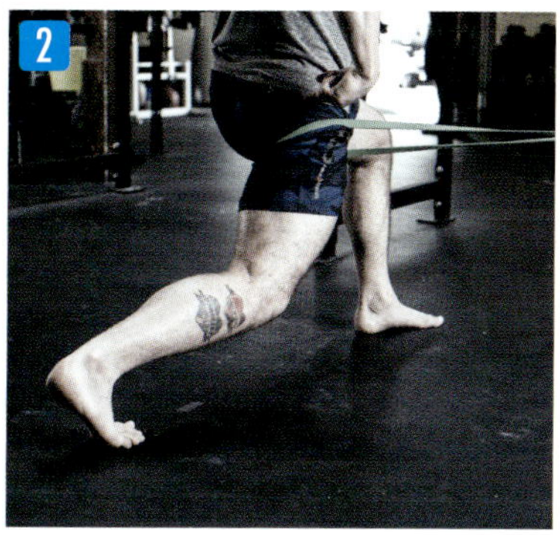

2 둔부에 힘을 준 채로, 복부 근육에도 힘을 주고 몸통은 든 채로 무릎을 바닥으로 떨어뜨려라.

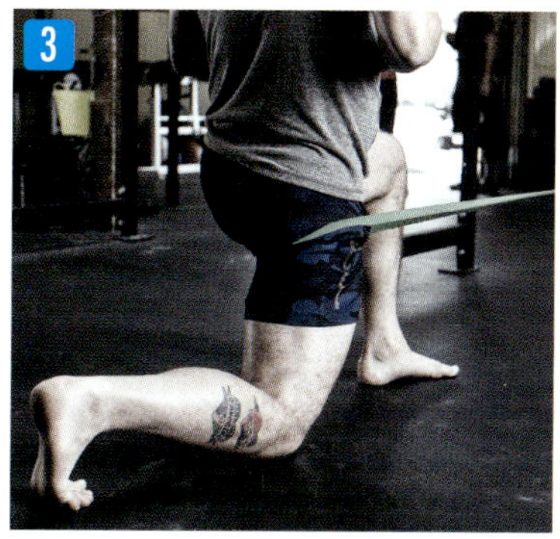

3 양쪽 다리 모두 신전시켜 시작 자세로 돌아가라.

더블 밴드 힙 디스트랙션(Double-Band Hip Distraction)

이 모빌리제이션은 고관절낭의 생명력과 건강을 복귀시키는 강력한 방법이며, 고관절의 굴곡과 신전 운동의 훌륭한 무기다(8장과 9장 참고).

두 개의 밴드가 필요하다. 하나는 고관절에, 하나는 발에 감는다. 이제 오른 다리를 몸을 가로지르게 움직이고, 몸 바깥으로 움직인다.

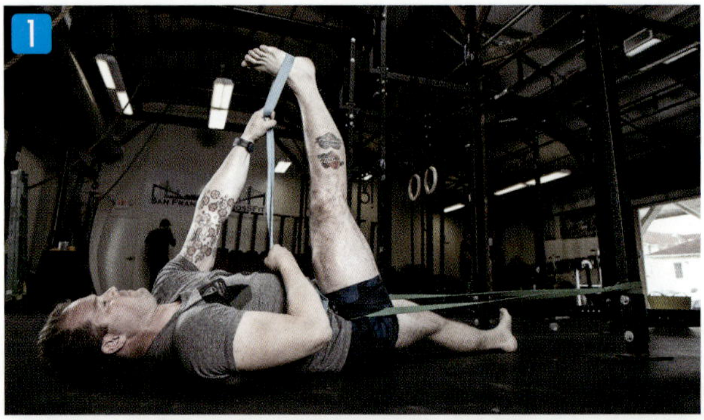

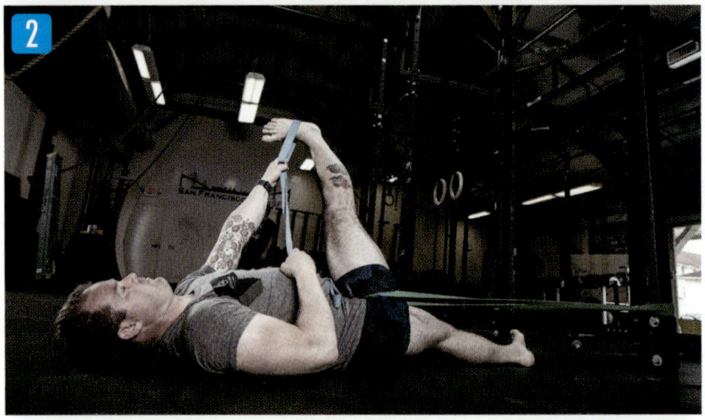

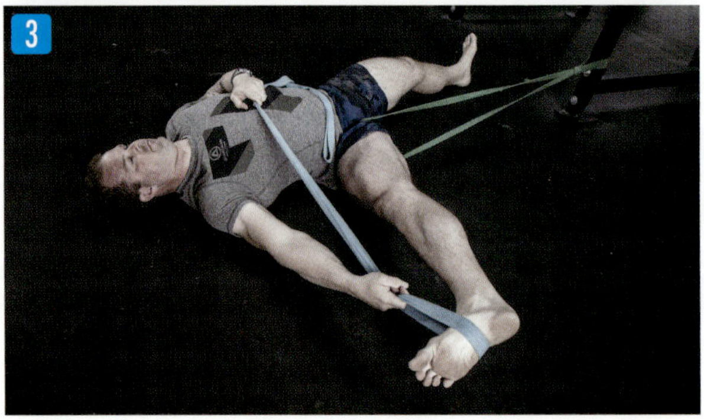

글로벌 거트 스매시(Global Gut Smash)

달릴 때 좋은 자세를 유지하고 있다 해도, 체간을 안정화하는 일 때문에 체간을 혹사시키기 쉽다. 만약 마사지 치료사에게 장요근 마사지를 받아본 경험이 있다면, 이것이 뱃속부터 얼마나 뻐근하고 고통스러운지 알 것이다. 그러므로 복부를 전반적인 방식으로 운동하고 장요근도 빼먹지 마라.

장요근은 하부 요추에 기시하고 장골 하부에 종지하는 긴 근육이다. 이는 척추를 안정화하고 고관절을 굴곡시킨다. 그리고 회전을 통해 힘을 생성하는 것을 돕는다. 많은 러너들의 경우 장요근은 심각한 손상을 받고 아주 긴장된다. 크고 부드러운 공(반쯤 바람 빠진 축구공 같은)을 이용하여, 배 아래에 그 공을 깔고 누워라. 복근을 다루고 장요근을 찾아서(장요근 느낌을 찾을 수 있을 것이다) 여기에도 시간을 좀 할애하라.

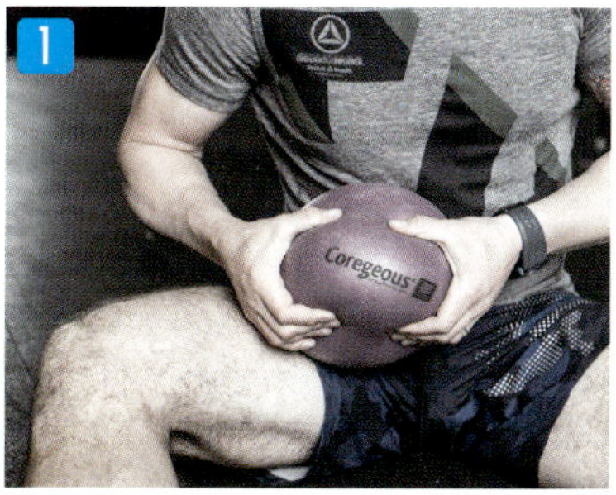

바람 빠진 축구공이나 그 비슷한 것을 이용하라. 나는 질 밀러가 특별히 이런 종류의 처치를 위해 고안한 코어져스 볼을 이용한다.

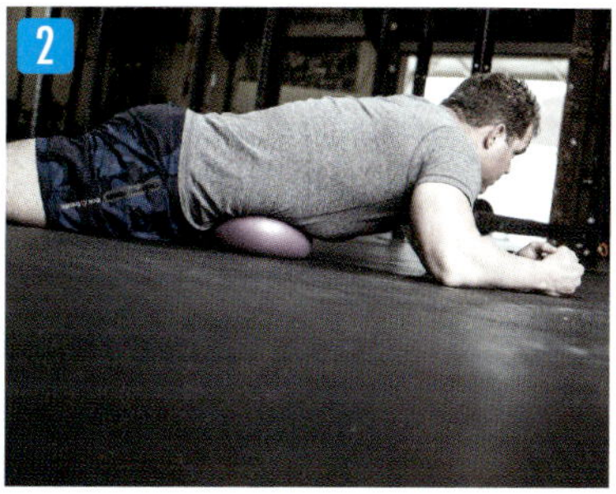

공이 내장 바로 위에 위치하게 공 위에 누워라. 크게 숨을 마시고 잠시 그대로 유지한 후, 숨을 내뱉어서 힘을 뺄 때 공이 안으로, 전반적으로 파고들게 해라. 이는 내장의 깊이를 정확히 조사할 것이다.

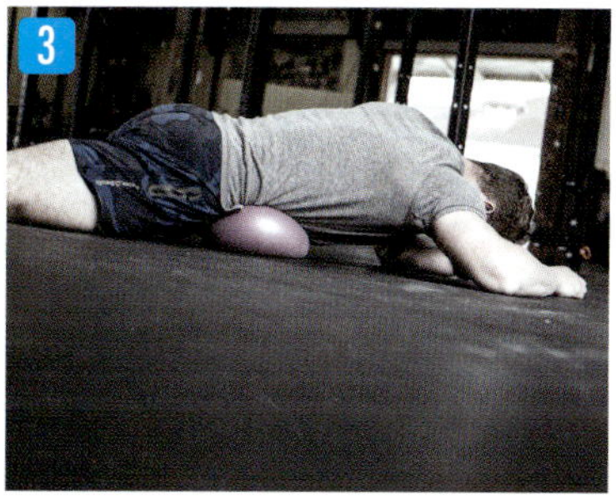

복부 전체에 걸쳐 처치하며 천국을 느낄 수 있는 부위를 찾아라. 장요근의 통증을 덜기 위해 수축하고 이완하라.

쏘아스 스매시 & 플로스(Psoas Smash & Floss)

장요근에 더 신경쓰기 위해, 소프트볼을 이용해 깊게 파고들어라.

1

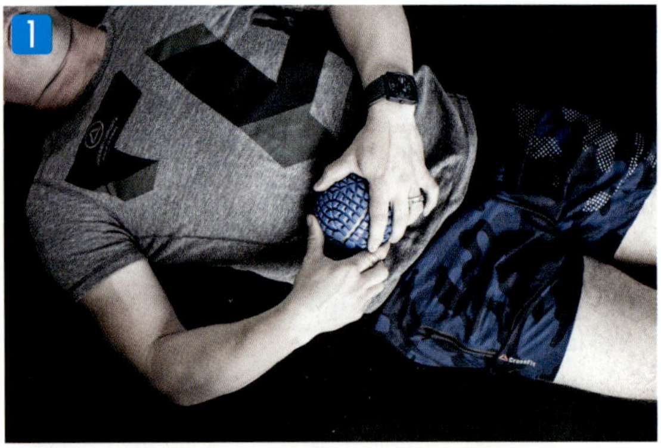

사진의 공 위치를 확인하라. 이 부위를 통해 장요근을 파고 들 것이다.

2

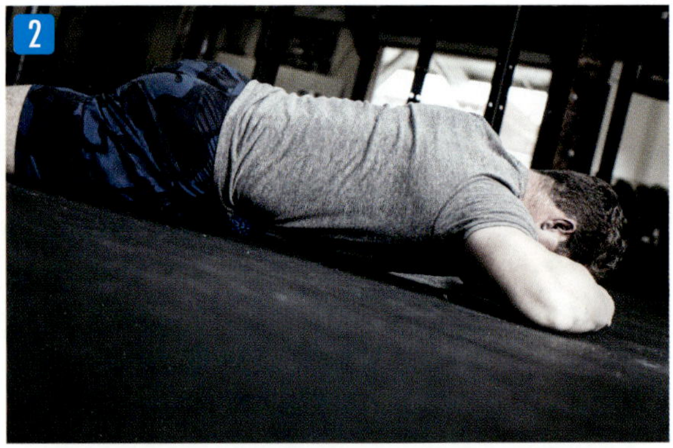

체중을 공에 실으면서 좌우로 움직여서, 장요근을 탐색하고 찾아라.

글루트 스매시 & 플로스(Glute Smash & Floss)

보통 공 하나로 엉덩이에서 무리하고 있는 근육들을 파고들 수 있다. 이에는 심부 회전 근육들도 포함된다. 최적의 고관절 기능은 안정화, 부상예방, 근력산출에 아주 중요하다. 글루트 스매시 & 플로스는 숨어 있는 트리거 포인트와 문제 지점을 처리하는 것을 돕는다. 소프트볼이나 슈퍼노바를 이용하는데, 공을 의자나 박스 위에 두고 그 위에 앉아라. 둔부 근육을 가르면서 할 수 있는 최대로 체중을 실어라.

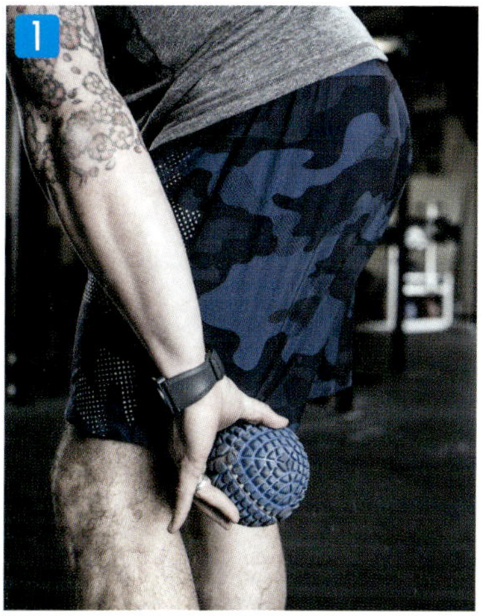

무릎 바로 위, 햄스트링 하부에서 시작하라.

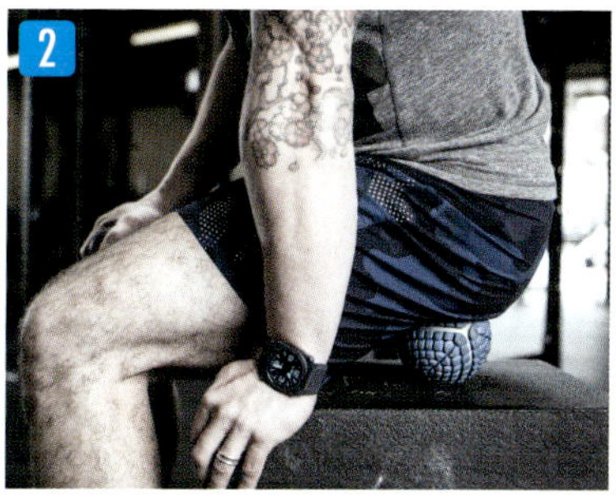

박스에 앉아서 엉덩이까지 모든 방향으로 움직이며 그 길을 따라 얽혀 있는 조직들을 찾아라.

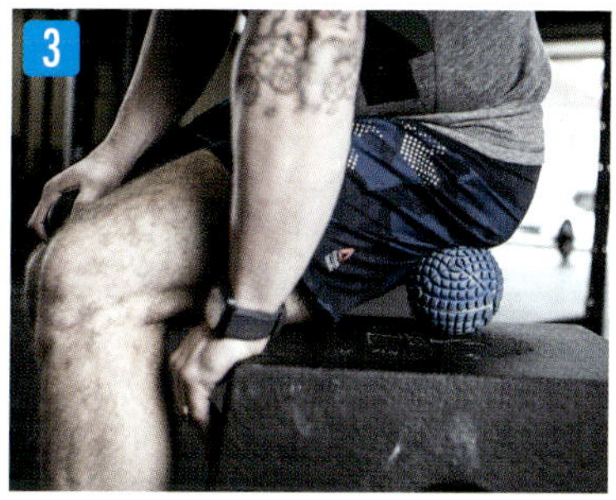

문제 부위를 찾았다면 그 근육을 수축하고 이완하고, 앞뒤로 압력 파동을 하고, 조직 속으로 파고들어라. 다리를 수축하고 이완함으로써 플로스하라.

글루트 스매시(Glute Smash)

좀 더 겨냥한 처치를 위해, 특정 뭉친 곳에 라크로스 볼을 써서 조직들 사이의 유착을 떨어뜨려라.

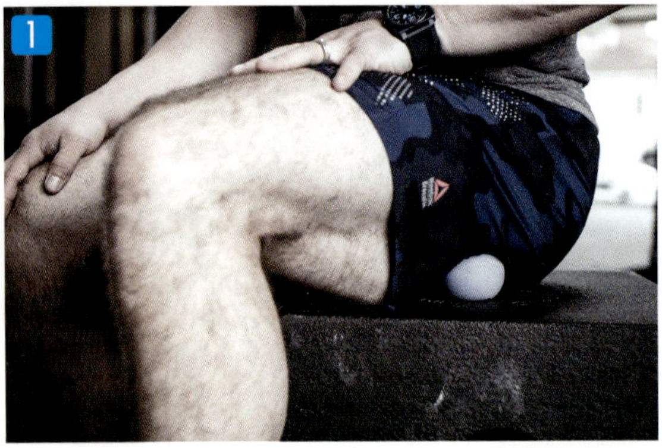

라크로스 볼 또는 요가 툰 업 공을 엉덩이 아래에 놓는다.

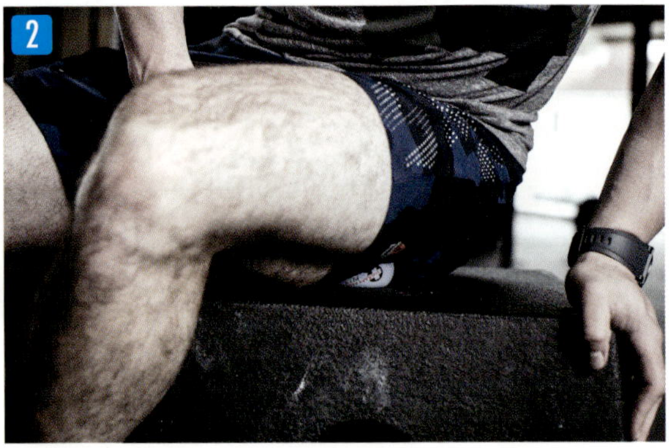

특히 불편한 부위를 찾았다면, 공 전체에 걸쳐 다리를 앞뒤로 회전시켜라.

힙 캡슐 로테이션(Hip Capsule Rotation)

나쁜 자세로 하는 달리기 중 상당수는 고관절 전방에 충돌을 만들 수 있고, 중립의 발로 걷거나 달리는 능력을 제한함으로써 달리기를 그만두게 할 수 있다(4장 참고). 이 모빌리제이션은 고관절을 재설정하는 것을 도울 수 있다. 체중의 대부분을 한쪽 무릎에 두고 바닥에 무릎 꿇은 자세를 하라. 슬개골은 고관절에 수직으로 아래에 있어야 한다. 고관절을 바깥쪽으로 떨어뜨리고 체중을 무릎에 싣는 것을 계속하라. 몸통을 앞뒤로 움직여라.

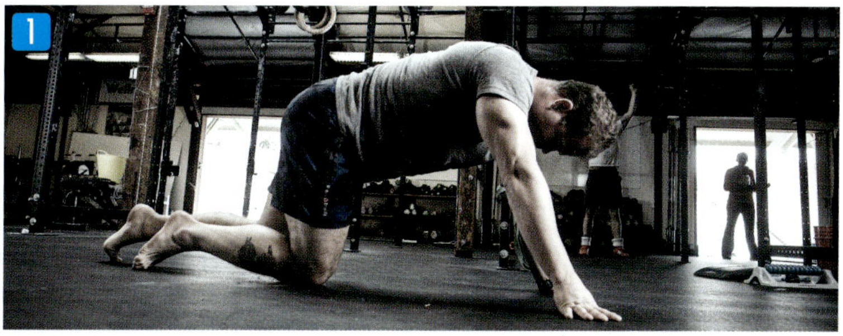

손과 무릎 위에서 체중을 한쪽 무릎으로 옮겨라. 고관절과 무릎이 일직선에 있는지 확인하라.

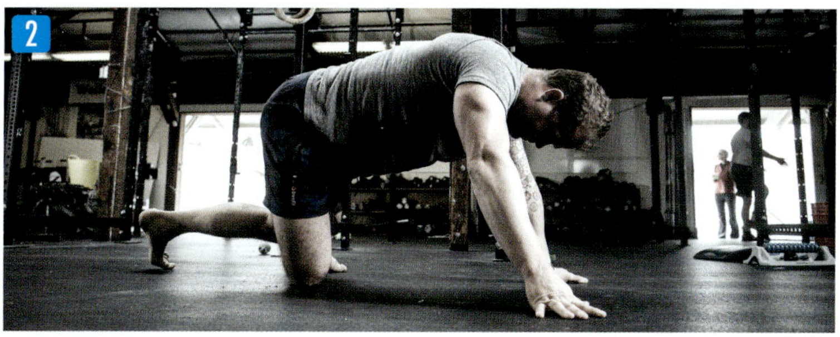

무릎에 중심을 두고, 마치 대퇴골을 이용해 고관절에 구멍을 내려는 것처럼 고관절을 바닥을 향해 움직여라. 여기가 관절낭에 딱 맞는 위치다.

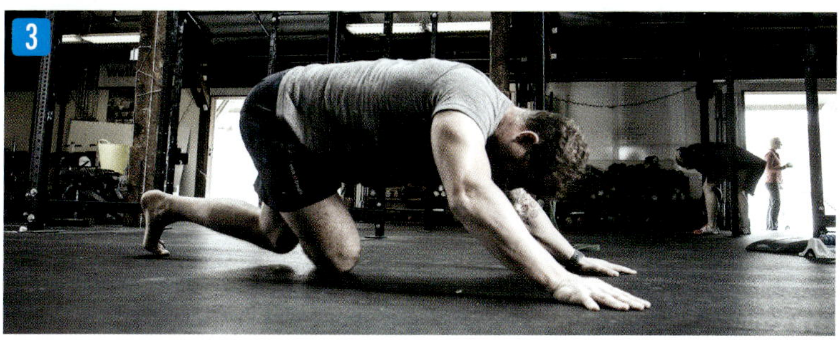

무릎에서 몸을 앞뒤로 움직여서 고관절낭의 양끝까지 운동하라.

포스테리어 체인 밴디드 플로스(Posterior Chain Banded Floss)

이 기법은 밴디드 플로스 기법을 이용하여 근력, 건강한 햄스트링, 조직 내의 미끄러짐을 유지하는 데 가장 좋은 방법 중 하나다. 플로싱 동작은 고관절 자세에도 도움을 줄 것이다.

1
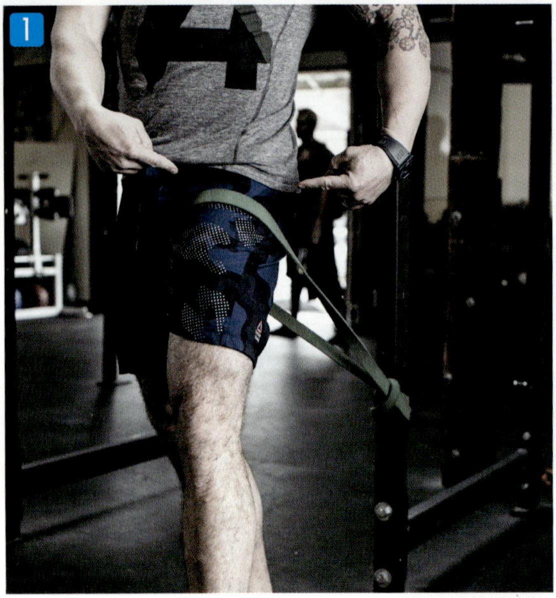

2
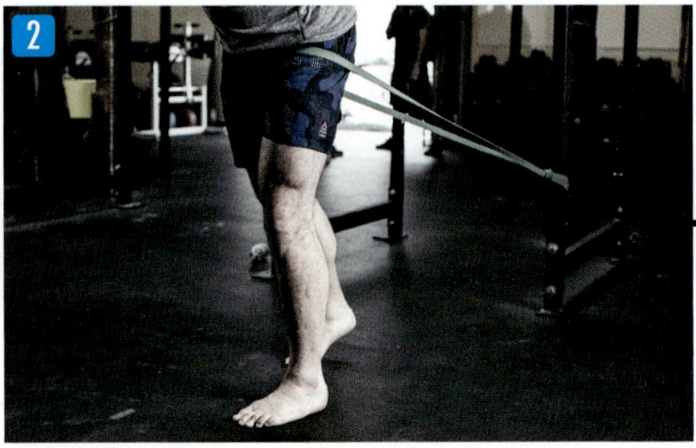

5
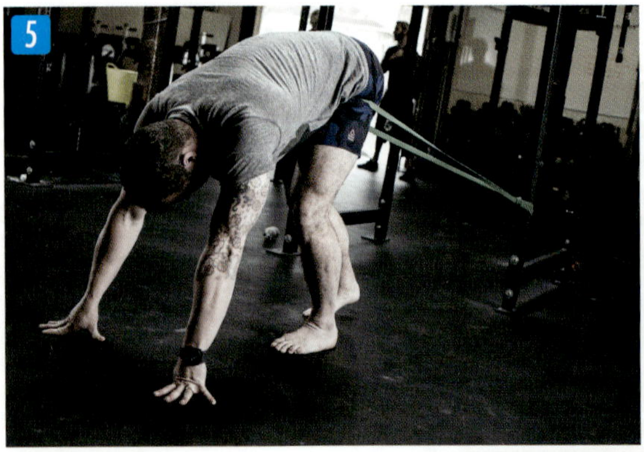

6
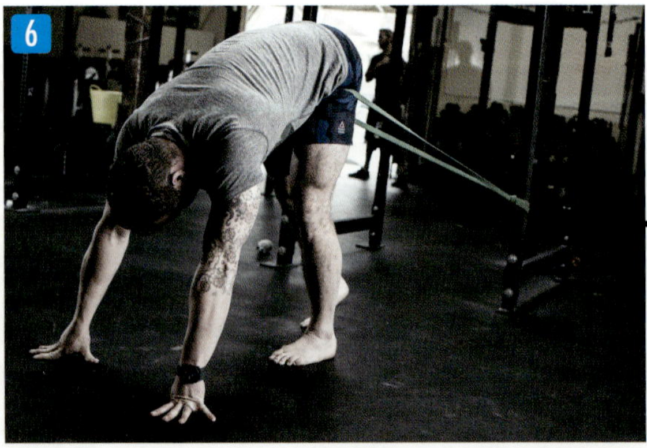

기둥에 등을 돌린 채로,
밴드를 고관절 앞쪽에 걸쳐 고리를 걸어라.
밴드에 텐션을 주기 위해 앞으로 몇 걸음 나아가라.
손을 앞쪽 바닥에 두고, 다리를 굴곡하고
신전하기를 시작하라.

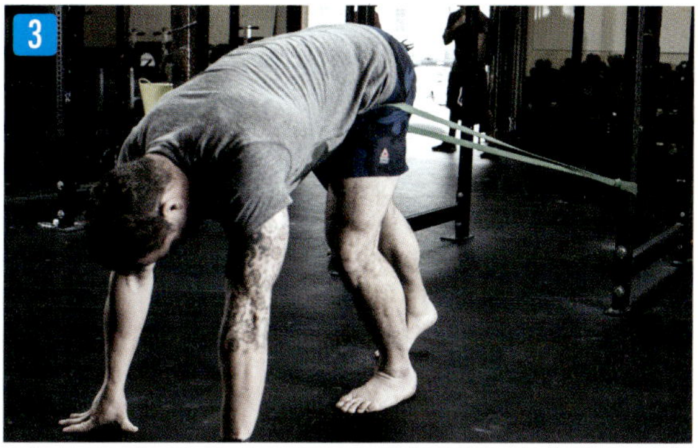

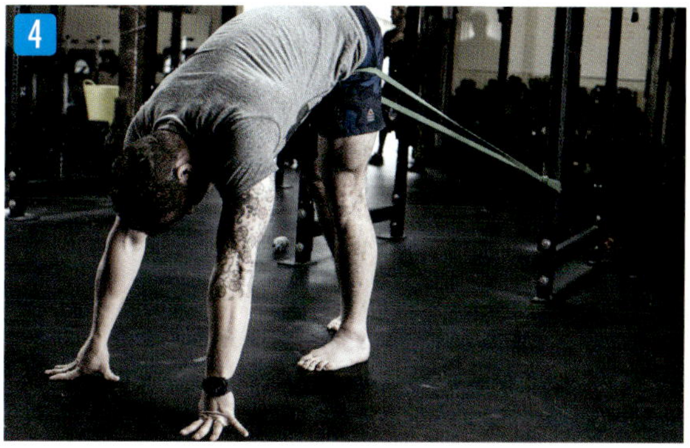

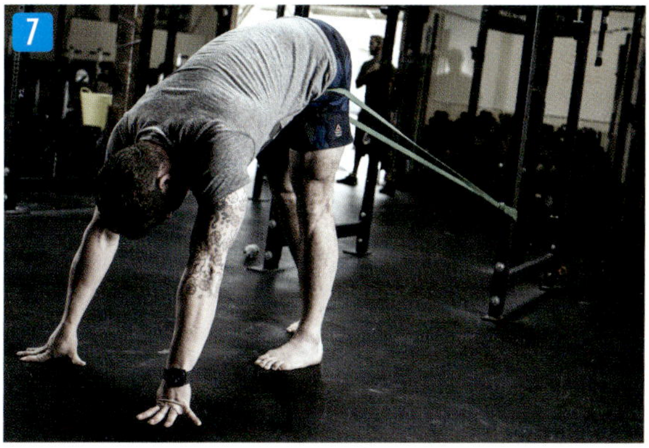

싱글 레그 플렉션(Single Leg Flexion)

이 모빌리제이션은 스쿼트 능력, 고관절 굴곡과 신전 그리고 전반적인 고관절 기능을 향상시키고 정복하는 데 좋은 운동이다. 이 운동에는 어떤 장비도 필요 없어서 잠시 시간이 날 때 짬을 내 하기에 좋다. 이 기법에 능숙해질수록, 대퇴골을 이리저리 움직이고 등을 편평히 펴서 마치 캔오프너로 캔을 따듯이 고관절의 관절낭 주변의 제한들을 제거할 수 있을 것이다.

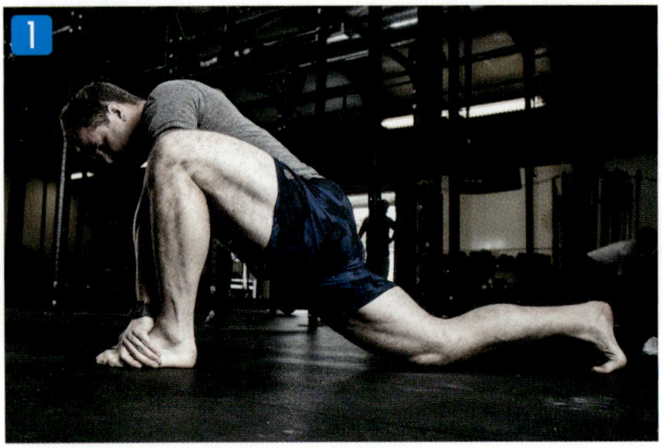

1 한쪽 다리를 뒤에 끄는 채로 앞쪽의 발은 바닥 위에 세워라.

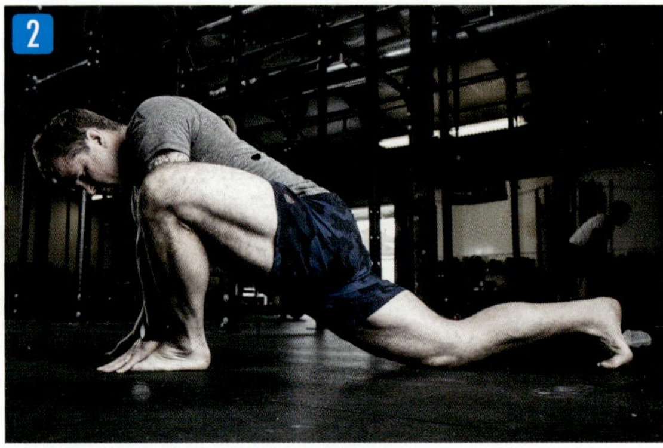

2 뒷다리의 무릎은 낮추면서 고관절도 바닥으로 이동시켜라.

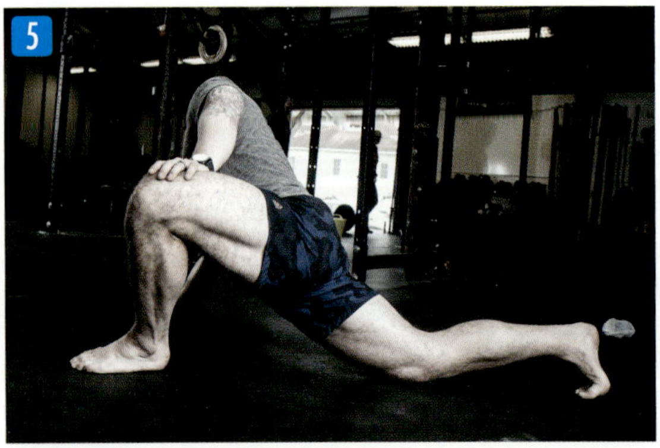

5 몸을 반대쪽으로 신전할 때 손을 함께 밀어라.

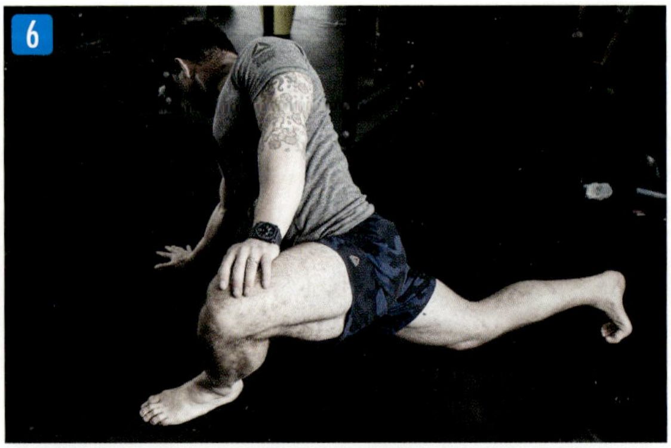

6 위에서 본 모습이다. 고관절에 '캔오프너 효과(can opener effect)'가 적용됨을 주목하라.

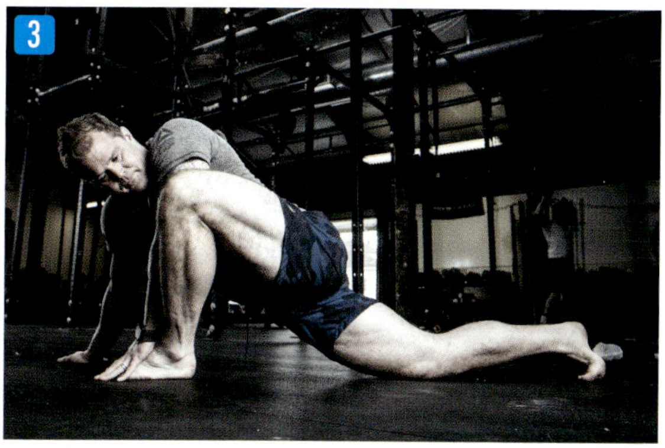

사진처럼 상체를 안쪽으로 회전하면서, 둔부에서 특별히 더 당기는 부위에 집중하라.

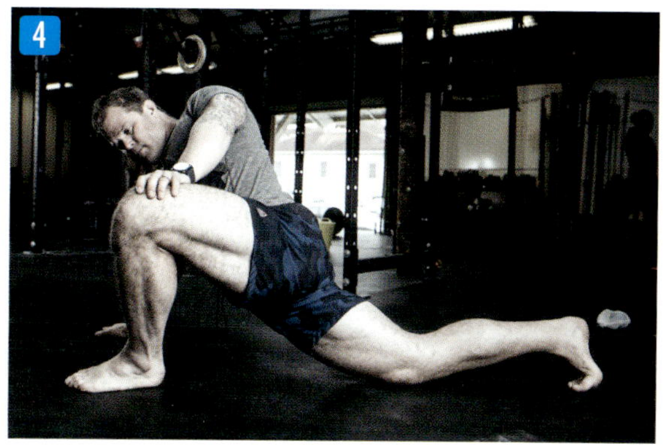

손으로 무릎 위를 누르면서 반대쪽 팔을 바닥에 떨어뜨려라.

등과 허리

로우 백 볼 스매시(Low-Back Ball Smash)

달리기는 허리 부위를 망가트릴 수 있는데 달릴 때 발생하는 쿵쿵거리는 충격 때문이다. 척추의 중립과 안정성을 유지하는 것이 요통 예방에 있어 첫 번째로 요구되는 부분이다. 하지만 이와 더불어 허리의 건강과 근력을 유지하기 위해, 시간을 내어 허리의 조직들을 다루고 트리거 포인트를 해결하는 작업도 동시에 진행해야 한다.

척추의 한쪽 편을 따라 공 하나를 위치시키고 그 위에 누워라. 같은 쪽의 팔을 머리 위로 올리고 체중을 이용해 요추 주변의 경직된 조직들을 압박하라.

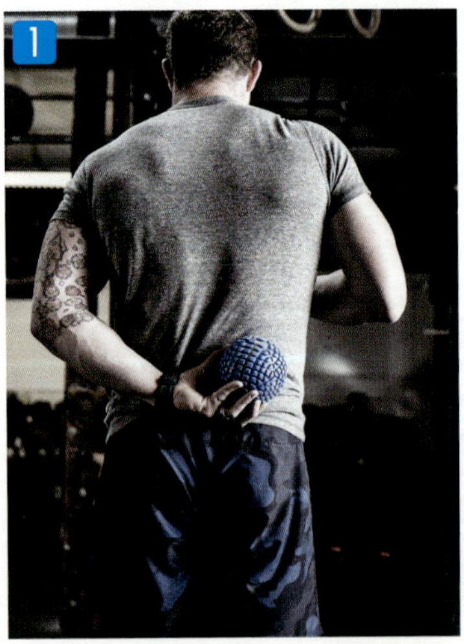

목표 지점은 아래 허리 근방이다. 시작하고자 하는 곳이 여기다.

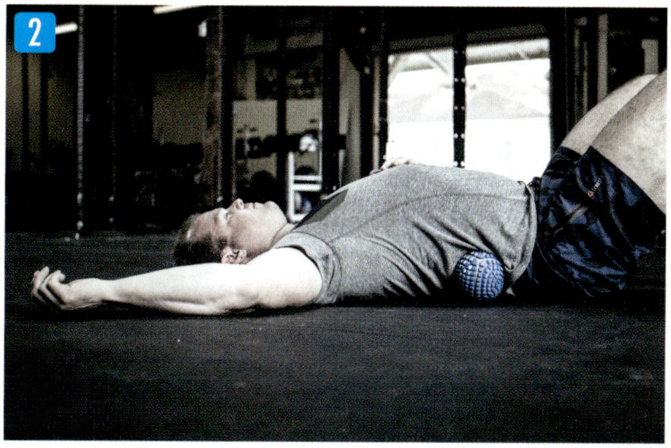

이것은 스매시이므로, 해야 할 첫 번째는 공 위에 누워서 편안히 힘을 빼는 것이다. 호흡을 잊지 마라. 공이 훨씬 더 깊이 도달하도록 하기 위해 수축-이완 기법을 이용하라.

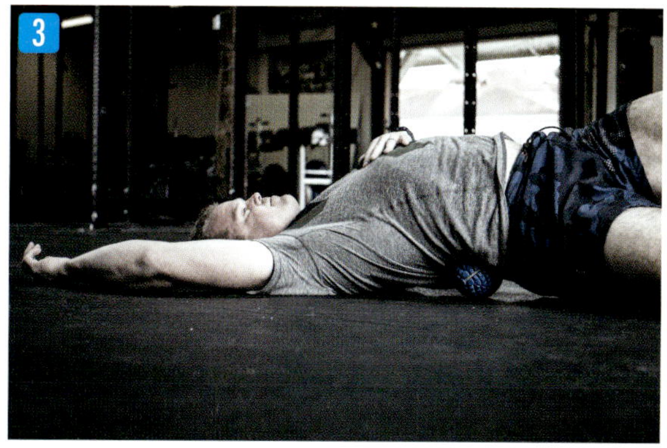

불편한 곳에 압력 파동을 만들도록 공 위에서 주변을 천천히 움직여라.

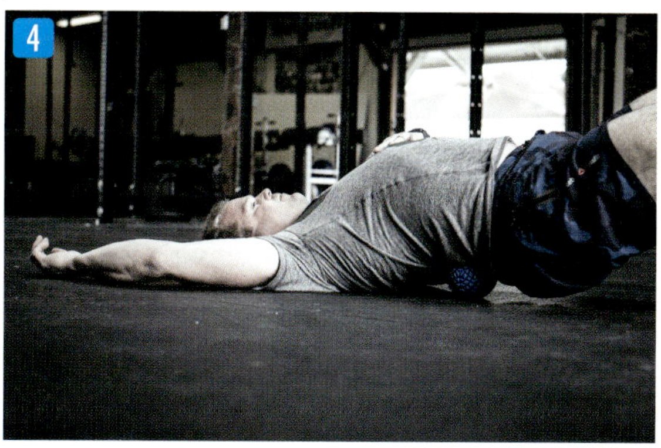

공에 더 많은 체중을 가하기 위해 지렛대의 원리처럼 엉덩이를 바닥 위로 들어올려라. 공을 허리 전체에 움직이면서 호흡하고 힘을 빼라. 그리고 뻐근하거나 뭉친 지점들에 추가 시간을 할애하라.

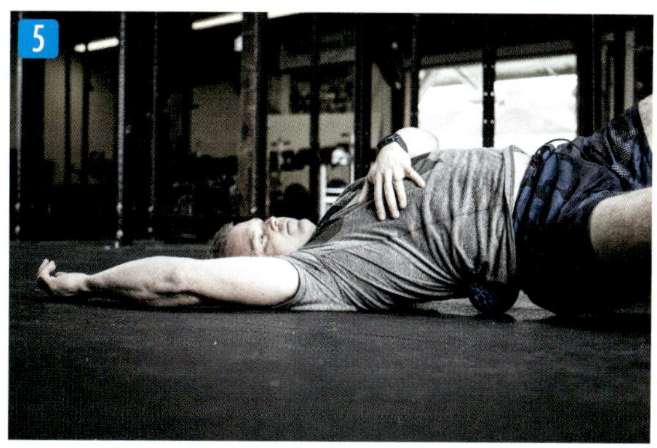

공 위의 조직들을 따라 옆으로 구르듯이 체간을 회전하라.

T-스파인 글로벌 스매시(T-Spine Global Smash)

배틀 스타 위에 흉추 부위가 가로지르게 눕고, 양팔을 껴안듯 교차시킨다. 엉덩이와 다리를 이용해 추가적인 압력을 가한다. 몸통을 좌우로 움직인다.

6장의 내용을 상기하면, 장거리 러너들은 상부 척추와 흉추의 유연성이 망가져 있을 것임을 알 것이다. 이는 운동선수가 달릴 때 좋은 자세를 할 수 없게 하는 어깨 전방으로 말린 자세 문제로 귀착한다. 이는 목 통증의 원인이 될 수도 있다. 왜냐하면 머리가 몸의 앞쪽으로 밀려나가기 쉽고, 근육으로 안정화시켜야 하기 때문이다. 우리의 뼈대는 머리가 앞으로 나간 것에 대응하는 구조로 만들어져 있지 않다.

이 문제에서 벗어나는 것은 흉추 열기부터 시작해야 한다. 이 모빌리제이션은 흉추를 여는 데 직접적인 효과를 준다.

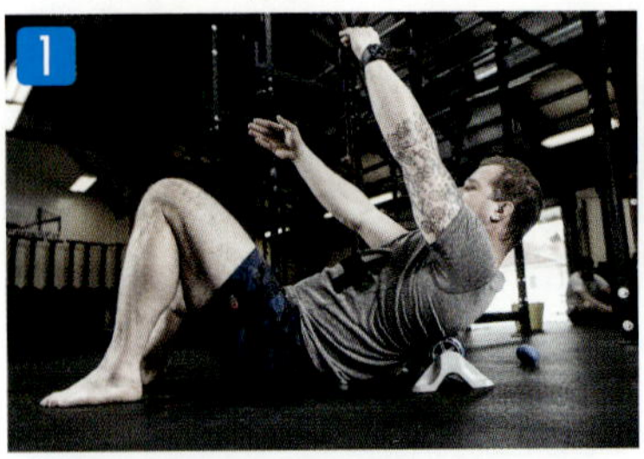

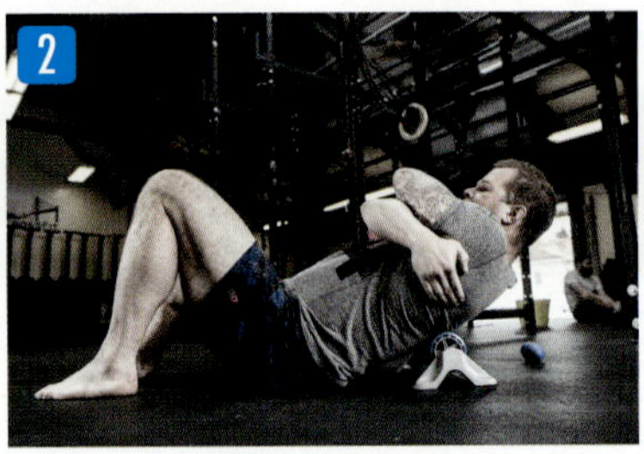

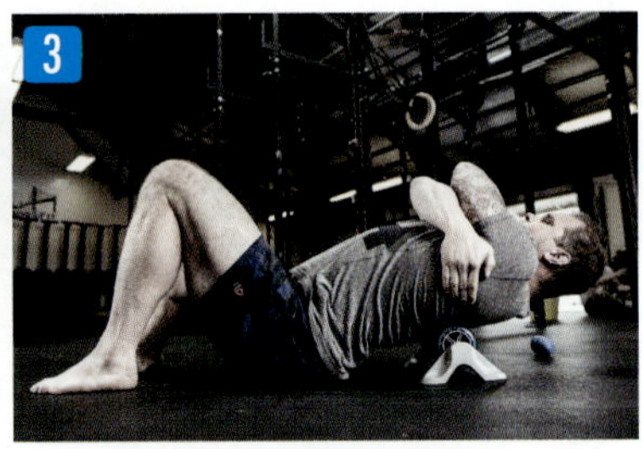

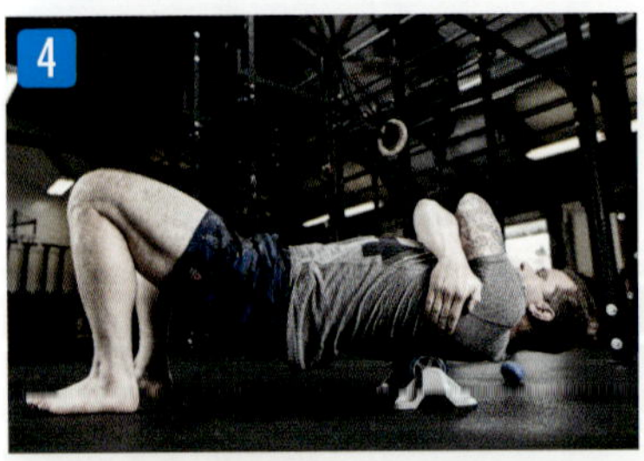

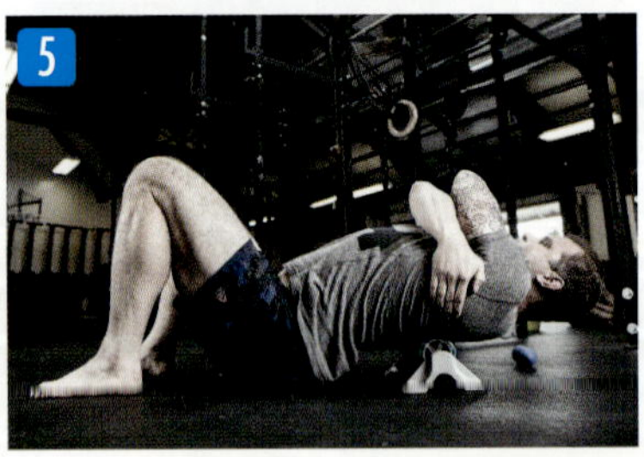

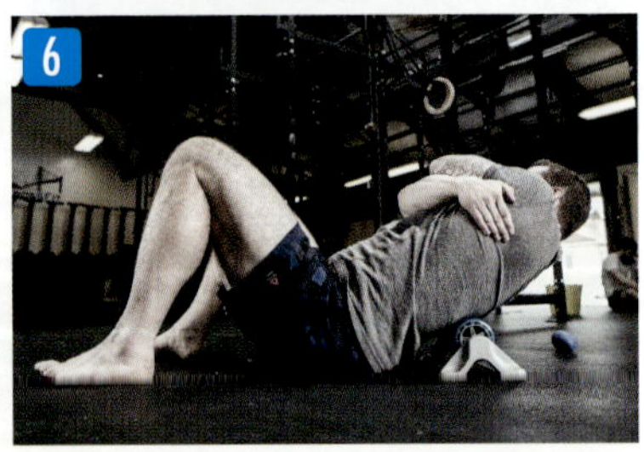

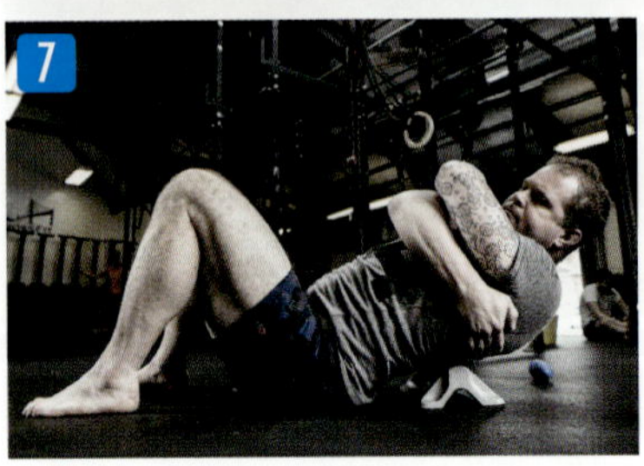

T-스파인 더블 볼 스트립(T-Spine Double-Ball Strip)

척추에 좀 더 특정한 효과를 주기 위해, 더블 라크로스 볼 기구 또는 제미니를 척추골에 붙어 있는 조직들을 떼어내는 데 사용하라.

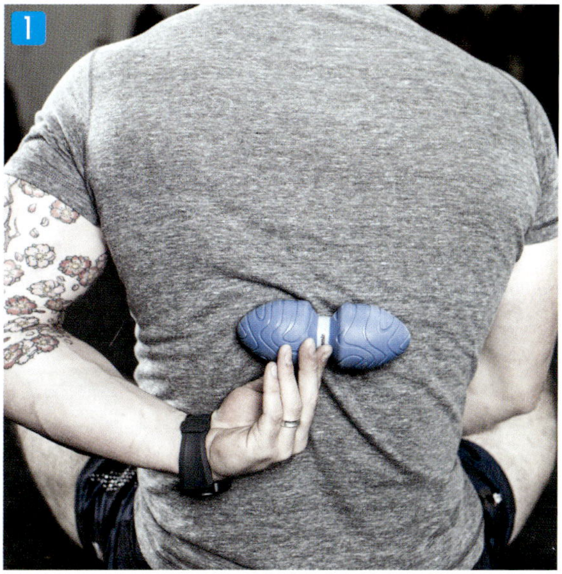

도구를(나는 제미니를 쓰고 있다) 척추 위에 위치시켜라.

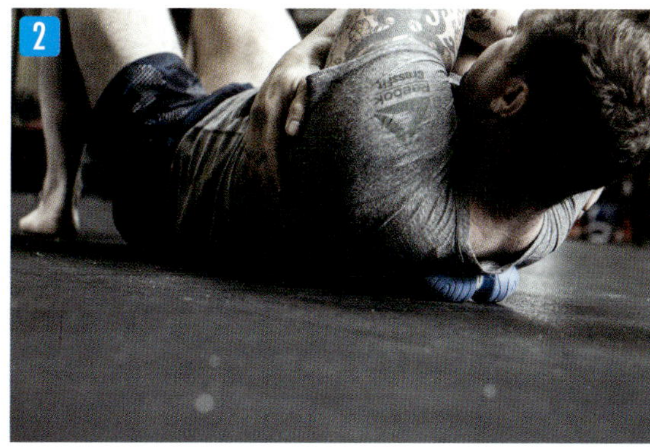

도구 위에 누운 채로, 도구를 굴려서 흉추 부위에 가도록 하라. 팔로 몸을 감싸서 느슨함을 없애라.

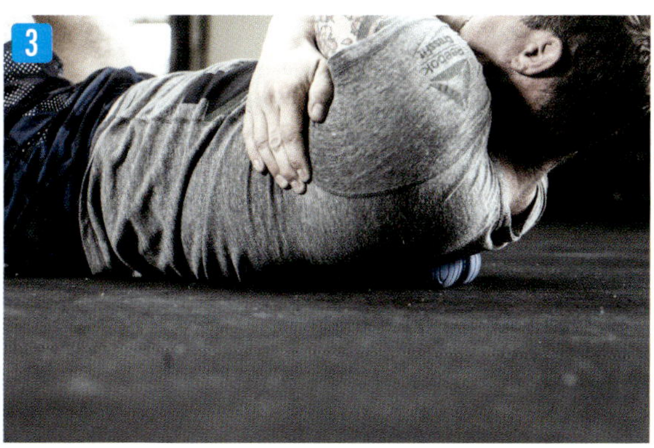

발로 바닥을 누르며 엉덩이를 들어올려서, 도구가 등 위쪽과 목의 기저부에 작용케 하라.

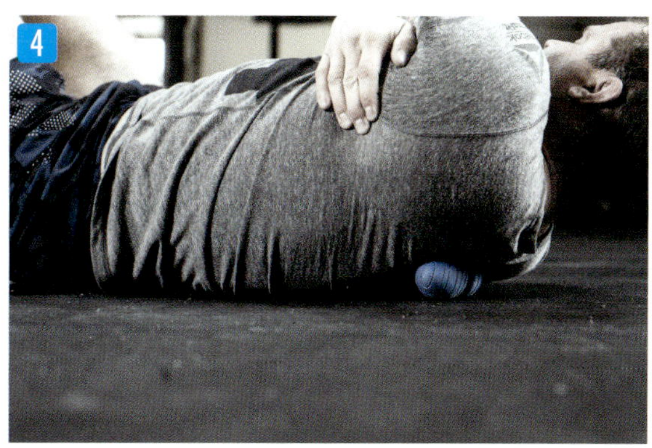

각 척추골 레벨에서 멈추고 좌우로 작용시켜 주변 조직을 풀어라.

어깨

앤테리어 숄더(Anterior Shoulder)

만약 유연한 흉추에 대한 스탠더드가 취약점이라면, 나쁜 자세(뻣뻣한 상부 흉추에 의해 망가질 수 있는)로부터 탈출하도록 어깨 전면을 처치하라.

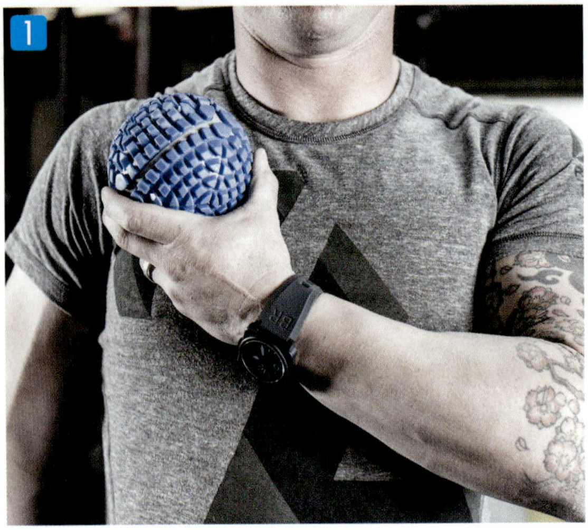

여기가 목표 부위다.

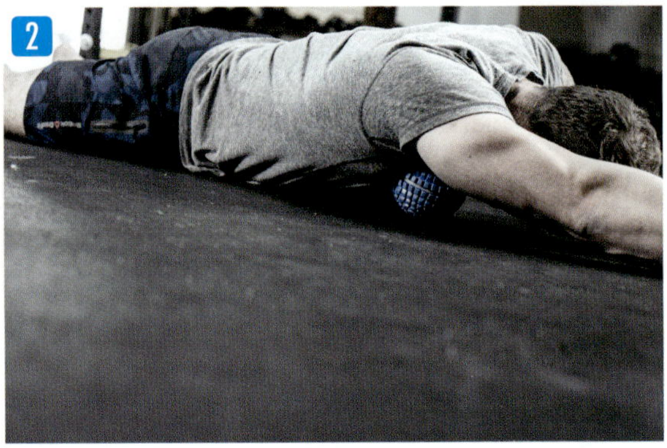

도구를 어깨 앞에 두고 팔을 머리 위로 신전하라.

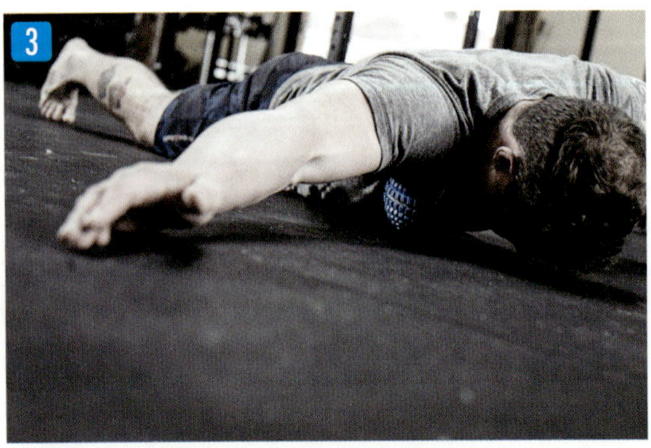

팔을 수평 자세로 움직이고 체중으로 공을 눌러라.

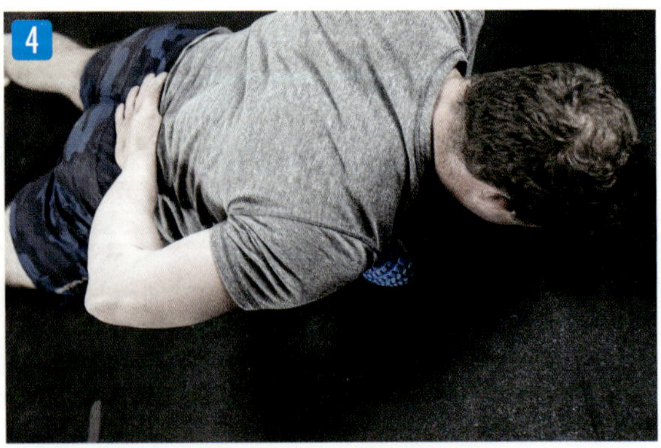

팔로 아래쪽 허리를 감싸고 체중으로 공을 눌러라.

밴디드 불리(Banded Bully)

흉추 운동 중 한 부분으로써 이 모빌리제이션으로 견관절을 재설정 하라. 어깨 주름에 밴드를 고리처럼 걸고서 체중을 그 안으로 기대라. 고개를 옆으로 돌려서 모빌리제이션을 강화하라.

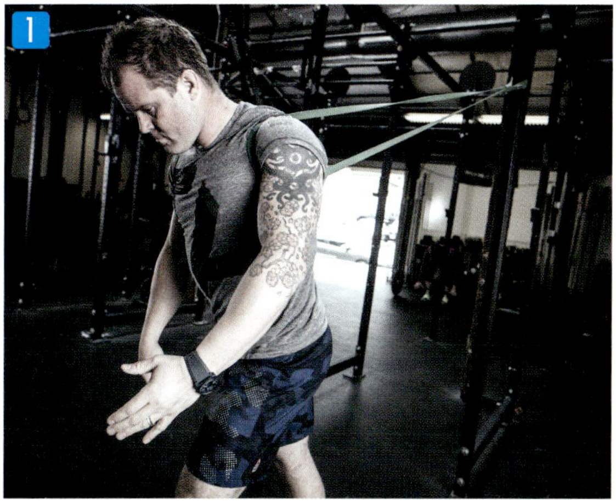

1 어깨를 따라 밴드를 고리처럼 묶고 밴드에 텐션이 생기도록 기둥에서 떨어지고 견관절을 견인하라. 견관절이 뒤로 관절캡슐 속으로 당겨지는 것을 느껴라.

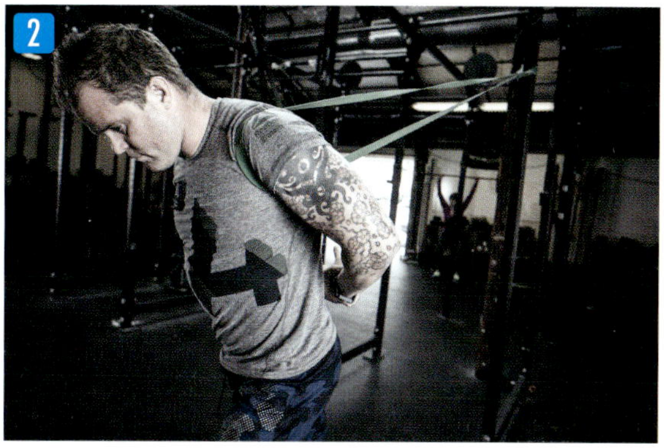

2 팔로 아래쪽 허리를 감싸고 반대쪽 손으로 팔을 잡아라.

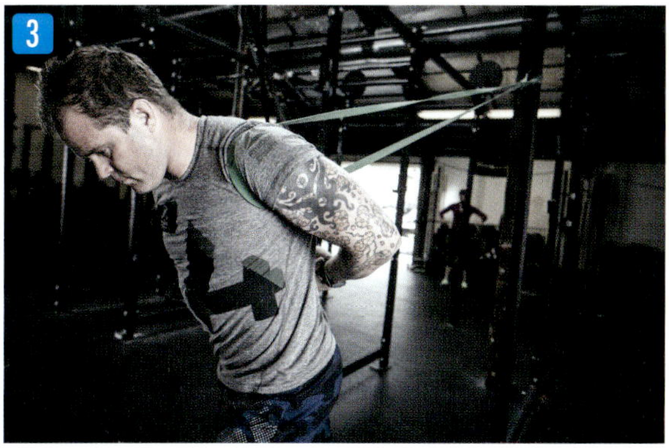

3 팔을 등에서 떨어지게 들어올려라.

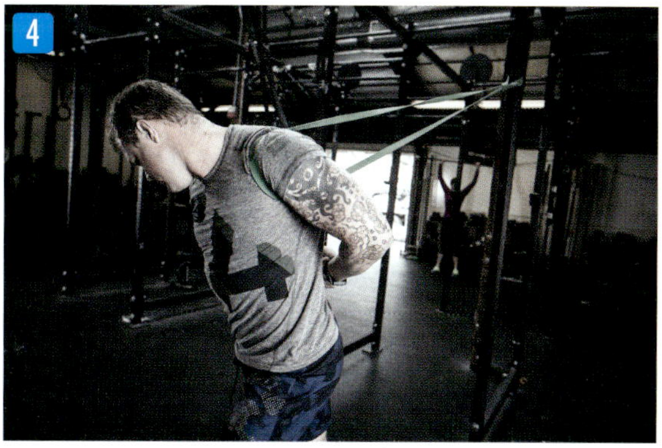

4 고개를 옆으로 돌려서 그 부위 조직들에 추가적인 플로싱을 주어라.

28일 간의
모빌리티 점검 계획
샘플

모든 운동선수는 다르다. 그리고 모든 운동선수는 그만의 처리해야 할 강점과 약점을 가지고 있다. 선생으로서 나의 주요한 임무는 (격언에도 이르듯이) 고기를 잡아주는 것보다 어떻게 잡는지를 가르치는 것이다. 내 목표는 당신 스스로 책임지는 유지 시스템으로 독려하고 권한을 맡기는 것이다.

그렇긴 하지만 여기에서는 어떻게 삶 속에 레디 투 런을 자리잡게 할지에 대한 28일 간의 샘플을 소개하고자 한다. 매일, 하루에 최소 10분 간 가동성 문제를 해결하는 시간을 가지는 것이 핵심이다. 4주간의 코스에서 신체의 각 부위(발, 하지, 상지, 둔부와 체간, 그리고 흉배부)에 적어도 한 번은 이르러야 한다. 당신이 인지한 취약점들을 더욱 자주 다루길 바란다.

이 28일 동안 라이프스타일 문제들도 역시 관리해야만 한다. 매일 충분히 수분을 섭취하는가? 발의 중립위를 변치 않는 습관으로 만들었는가? 갑자기 재발하는 문제 부위들을 관리하고 있는가? 이것들은 사소한 것처럼 보일 수 있지만 그렇지 않다. 이는 선수들의 라이프스타일 문제(나는 이를 적응 문제라고도 한다)인데, 러너와 다른 운동선수들을 미치게 하는 부상의 원천이다.

시간 때문에 압박을 받는다면, 일상중에 가동성을 개선할 방법을 모색해야만 한다는 것을 기억하라. 워밍업이나 쿨다운의 일부로 만들어라. 그리고 공공장소에서 운동하기가 꺼려지더라도 밀어붙여라. 예를 들어 비행기 탑승을 기다릴 때다. 부끄러워하지 마라. 자유롭게 움직이는 상태가 되고 달릴 준비를 하라.

	월요일	화요일	수요일
1주	카우치 스트레치(118쪽) 한쪽에 각 2분씩. 추진 로켓 작업: 정강이에 투 볼 스매시 & 플로스(218쪽)를 시행하라. 한쪽 다리에 2분씩.	부두 화요일(아래를 보라). 추진 로켓 작업: 스쿼트 검사 #1(96쪽)과 #2(100쪽), 뒤이어 로우 백 볼 스매시(246쪽)를 2분간.	발바닥 풀기(아래를 보라). 추진 로켓 작업: 고관절 굴곡 스탠더드(109쪽)를 검사하라. 그러고 나서 고관절 가동 범위에 영향을 주는 굳은 조직들에 공을 적용하라.
2주	카우치 스트레치(118쪽) 한쪽에 각 2분씩. 추진 로켓 작업: 고관절 테스트(109쪽).	부두 화요일(아래를 보라). 추진 로켓 작업: 더블 볼 앵클 스매시 & 스트립(220쪽) 각 다리에 2분씩.	쏘아스 스매시 & 플로스(238쪽) 2~5분간. 추진 로켓 작업: 발바닥 풀기(아래를 보라).
3주	카우치 스트레치(118쪽). 추진 로켓 작업: 카프 스매시 & 압박 파동(209쪽) 각 다리에 2분씩.	부두 화요일(아래를 보라). 추진 로켓 작업: T-스파인 글로벌 스매시(248쪽)과 앤테리어 숄더(250쪽).	발바닥 풀기(아래를 보라). 추진 로켓 작업: 돌시플렉션 워크(222쪽)
4주	카우치 스트레치(118쪽) 한쪽에 각 2분씩. 추진 로켓 작업: 햄스트링 플로스(228쪽) 각 다리에 2분씩.	부두 화요일(아래를 보라). 추진 로켓 작업: 글로벌 거트 스매시(237쪽).	점핑과 랜딩 테스트 #1(176쪽)과 #2(178쪽). 추진 로켓 작업: 밴디드 불리(251쪽).

부두 화요일: 가지고 있는 부두 플로스 밴드를 꺼내서 문제 부위(지치거나 아픈 부위)를 감싸라. 그 부위는 발, 발목, 종아리 또는 햄스트링일 수 있다. 감싼 채로 적어도 2분을 보내고 해당 팔다리를 최대 가동 범위로 움직여라.

발바닥 풀기: 적어도 10분 간 발바닥 모빌리제이션에 발을 적셔라. 토 그립(224쪽)과 토 리-애니메이터(225쪽)가 발바닥을 되살리게 해줄 것이다.

브레이싱 시퀀스 드릴: 깨어 있는 시간에 하고 있던 일을 멈추고 발이 중립위를 이루고 있는지 확인하라. 그러고 나서 조이기 파트(69쪽)로 넘어간다.

목요일	금요일	토요일	일요일
브레이싱 시퀀스 드릴(아래를 보라). 추진 로켓 작업: 어덕터 스매시(226쪽) 각 다리에 2분씩.	염소몰이(아래를 보라). 추진 로켓 작업: 압박 양말을 1시간이나 그 이상 착용.	맨발로 생활하는 토요일(아래를 보라). 추진 로켓 작업: 토 리-애니메이터(225쪽).	T-스파인 글로벌 스매시(248쪽)와 더블 볼 스트립(249쪽). 추진 로켓 작업: 라이프스타일 도구 확인(아래를 보라).
햄스트링 플로스(228쪽) 각 다리에 2분씩. 추진 로켓 작업: 카우치 스트레치(118쪽) 한쪽에 각 2분씩.	염소몰이(아래를 보라). 추진 로켓 작업: 압박 양말을 1시간이나 그 이상 착용.	맨발로 생활하는 토요일(아래를 보라). 추진 로켓 작업: 발목의 가동 범위 테스트 #1(128쪽)과 #2(130쪽), 이후 미디얼 앵클 스매시 & 트위스트(217쪽).	워밍업/쿨다운 운동: 워밍업과 쿨다운을 손봐라. 워밍업에 줄넘기를 추가하고 선택한 모빌리제이션을 쿨다운에 더하라.
점핑과 랜딩 테스트 #1(176쪽)와 #2(178쪽). 추진 로켓 작업: 본 쏘우 카프 스매시(212쪽).	염소몰이(아래를 보라). 추진 로켓 작업: 니 플렉션 갭 & 스매시(231쪽).	맨발로 생활하는 토요일(아래를 보라). 추진 로켓 작업: 플랜타르 플렉션 오버드라이브(223쪽).	T-스파인 글로벌 스매시(248쪽)와 앤테리어 숄더(250쪽). 추진 로켓 작업: 라이프스타일 도구 확인(아래를 보라).
발바닥 풀기(아래를 보라). 추진 로켓 작업: 글루트 스매시(240쪽) 한쪽에 각 2분씩.	염소몰이(아래를 보라). 추진 로켓 작업: 앤테리어 힙 스매시(227쪽). 더블 추진 로켓 작업: 오늘 밤 집에서 영화를 볼 건가? 한 잔의 와인을 가지고 한쪽에 2분씩 카우치 스트레치를 유지하라.	맨발로 생활하는 토요일(아래를 보라). 추진 로켓 작업: 토 리-애니메이터(225쪽). 보너스: 책상에서 일하고 오래 앉아 있는가? 더 나은 삶을 위해 심각하게 입식책상을 사거나 만드는 것을 고려하라.	스쿼트 연습: 좋은 스쿼트 자세를 취하고 그 자세로 총 10분을 보내라. 추진 로켓 작업: 1시간 동안 압박양말 착용.

염소몰이: 검사 결과를 참조해서 한 개 또는 그 이상 염소나 취약점인 스탠더드를 선택하라. 아마 등 상부 가동성 문제(스탠더드 #3, 유연한 흉추)나 망가진 아킬레스건(스탠더드 #7, 발목의 가동 범위)을 가지고 있거나, 또는 스쿼트 기술(스탠더드 #4)이 필요할 것이다. 취약점들을 강점으로 발달시킬수록 부상 예방과 성과를 얻게 될 것이라는 사실을 인지하고, 이런 취약점들을 운동하는 데 염소몰이 시간을 보내라.

맨발로 생활하는 토요일: 하루에 할 수 있는 한 많은 시간을 맨발로 보내라.

라이프스타일 도구 확인: 가지고 있는 모빌리티 도구의 목록을 만들고 플랫슈즈, 압박양말, 전해질 등의 필요성을 평가하는 시간을 가져라. 다음 주에 필요로 하는 물품을 가지고 있는지 확인하라. 플랫슈즈로의 변화를 고려하며 다음주의 목표를 계획하라(아직 하지 않았다면). 현명하고 안전한 변화를 계획하기 위해서 80쪽을 보라.

PART 4

당신은 여러 개념들에 대해 알았고 도구를 가지고 있으며 능력도 있다. 이제 무엇을 해야 하나? 이 마지막 부분에서 당신에게 무기를 주고자 한다. 12가지 스탠더드에 집중하면서, 생활습관의 변화 및 모빌리티 개선 작업 등을 통합하는 것이 시작점이 될 것이다. 하지만 스포츠인의 인생에는 언제나 직면하고 해결하고 배워야 할 새로운 도전이 기다리고 있다. 달리기로 인해 생길 수 있는 몇 가지 특별하고 일반적인 부상에 대해 약간 이야기를 해보자. 그리고 계속 한계를 초월할 수 있도록 스포츠의학으로부터 어떤 도움을 받을 수 있는지 살펴보자.

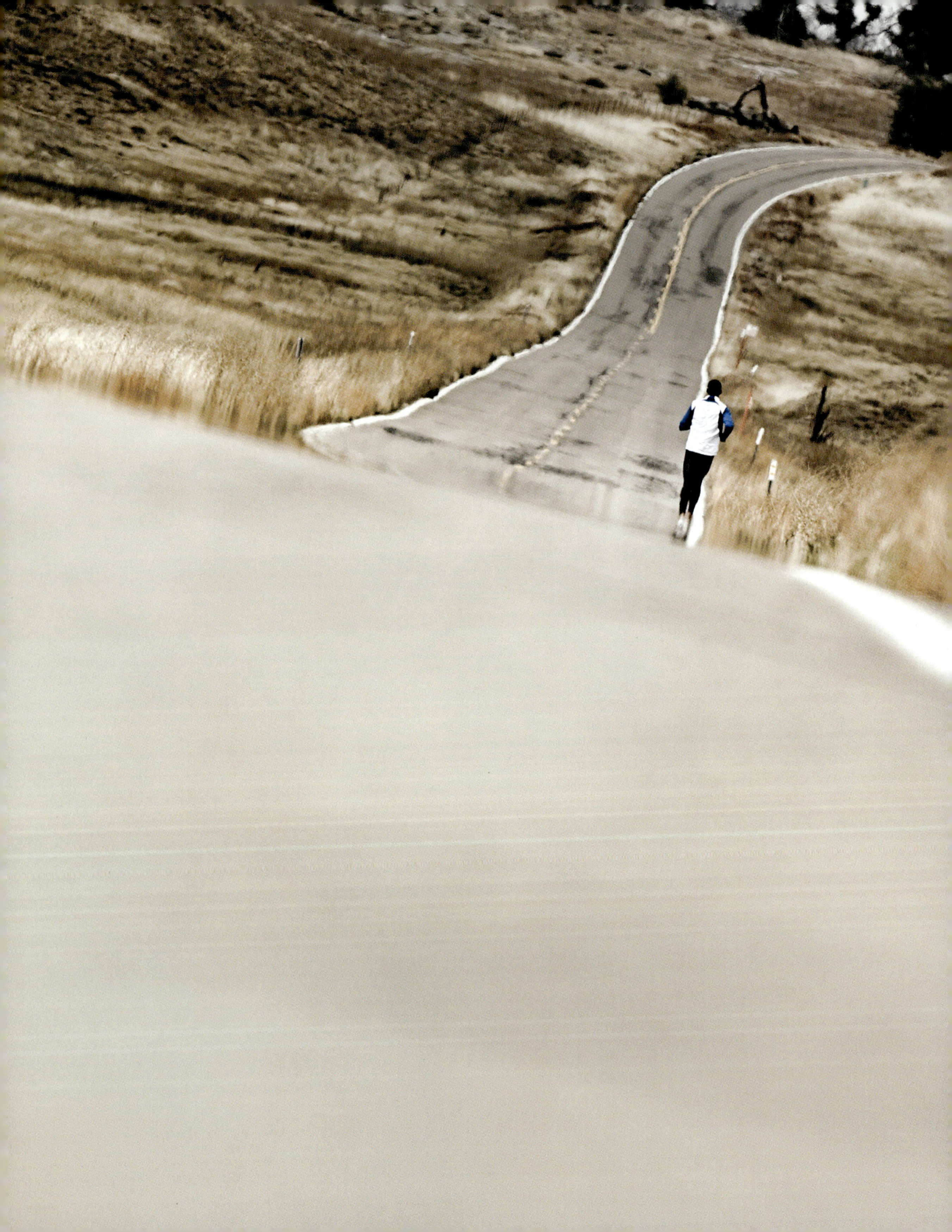

CHAPTER 18
일반적인 부상 해결법

지금쯤이면 달리기를 통해 생기는 부상이 다른 우주에서 온 신비로운 존재가 아님을 알 것이다. 이는 물리학과 생물학의 산물이다. 더 빨리, 더 오래, 더 잘 달리기 위한 메커니즘, 동작 범위 및 잠재력에 있어서 부족한 부분에 대한 메시지라고 생각하면 된다.

이 챕터는 이 책의 앞부분에서 제시한 정보를 검토하는 형태가 될 것이다. 하지만 몇몇 빈번한 부상에 대한 기본적인 대응 계획을 제공하고자 한다. 그러면 달리기로부터 비롯된 만성통증으로부터 '레디 투 런'의 매뉴얼을 어떻게 활용할 수 있는지 알 것이다. 이것은 2단계 계획으로, 두 단계를 동시에 진행할 수 있다.

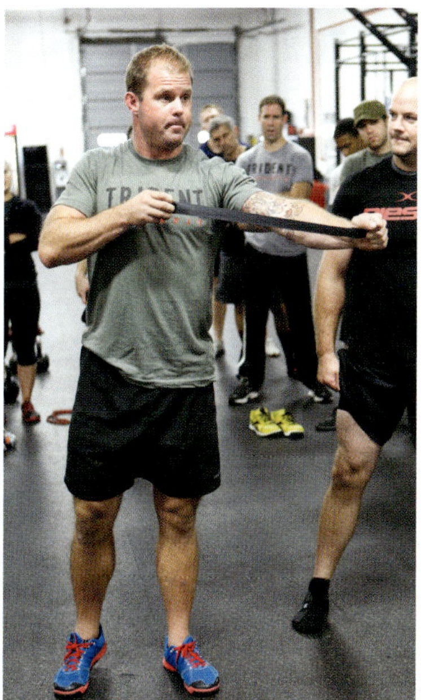

1. **만성통증이 고개를 들 때, 문제의 근본적인 원인을 파악하기 위해 메커니즘 및 자세를 연구하라. 이를테면 발바닥 통증은 둔근 및 허리 부위가 약하고 불균형 상태라는 것을 의미한다. 올바른 자세를 취하라. 발을 중립 자세로 만들고 올바른 자세의 스쿼트를 하고 고관절 굴곡, 고관절 신전을 한다. 그리고 발과 발목의 가동성 운동을 해야 한다.**
2. **자세와 메커니즘이 먼저다. 증상을 치료하는 것은 두 번째로 해야 할 일이다. 문제 부위에 조치를 취하라. 해당 부위의 위와 아래이거나, '상류 영역 및 하류 영역'이어야 한다. 만약 무릎에 통증이 있다면 무릎 아랫부분(종아리)과 윗부분(햄스트링, 둔근 및 쿼드)에 매일 조치를 취해야 한다. 방법은 해당 문제 부위를 여유롭**

게 함으로써 안정시키는 것이다. 염증이 있는 부위에 부두 플로스 압박 밴드(154쪽 참조)를 사용하고 통증이 느껴지는 부위의 끈끈하고 움직이는 면에 조치를 한다.

만약 이 조치를 취한 후에도 변화가 없다면(그럴 경우는 드물겠지만), 노력한 내용과 결과를 염두에 두고 신뢰할 만한 스포츠의학 의료인과 상의해야 한다.

이 접근 방식의 사용법을 요약해서 보여주기 위해, 달리기로 인해 생길 수 있는 일반적인 만성 부상들과 그에 대해 어떤 조치를 해야 하는지를 설명하겠다.

족저근막염

족저근막염(Plantar fasciitis)은 모든 러너들 및 스포츠 동호인들을 쇠약하게 만드는 재앙이다. 족저근막염은 발바닥에 있는 결합 조직에 문제가 생긴 것이다. 그것은 삼각형의 형태이며, 뾰족한 부분이 발꿈치 및 발꿈치뼈를 향한다.

족저근막염은 발에 생기는 만성통증을 포괄적으로 지칭하는 말이다. 그것은 신경 종말 부위에서 비롯됐을 수도 있으며, 염증이 생긴 점액낭(bursa sac)으로 인해 생길 수도 있다. 중요한 것은 이 족저근막염이 생기면 발을 땅에 디딜 때마다 고통스럽다는 것이다. 이는 달리기에 있어서 치명적이다.

통증을 느끼면 스포츠인답게 그 문제를 직접 공격해야 한다. 처음 해야 할 일은 메커니즘 내 근본적인 원인을 분석하는 것이다. 발뒤꿈치로 걸음을 내딛는 사람들은 매일 만성 발바닥 통증을 호소한다. 그것은 약한 엉덩이와 불안정한 체간 중심선을 나타내는 것일 수도 있다.

발의 배측 굴곡(dorsiflexion) 및 저측 굴곡(plantar flexion)에 대해서도 살펴봐야 한다. 만약 동작 범위가 짧다면(스탠더드 #7로 테스트를 하면 나옴), 이것은 발바닥 통증으로 이어질 것이다. 만약 문제가 족저근막염이라면, 발목의 동작 범위에 대한 스탠더드를 가장 우선적으로 살펴보라.

즉각적인 문제를 완화시키려면 문제의 상부와 하부 영역에 조치를 해야 한다. 이것은 발가락, 특히 엄지발가락의 가동성뿐 아니라 아킬레스건과 종아리 근육을 치료하는 가동성 운동을 선택해야 한다는 의미다. 그렇게 하면 시스템에 여유가 생기기 시작한다.

추가적으로 치료 과정을 촉진시키기 위해 부두 플로스 밴드를 사용해야 한다. 부두 플로스 밴드로 압박을 한다(154쪽 참조). 발바닥을 밴드로 감고 몇 분간 발을 구부리고 눌러봐야 한다. 이렇게 하면 미끄럼 면이 시원해지고 림프계에 도움을 줄 수 있다.

또한 요가 튠 업 볼 또는 라크로스 볼을 발바닥 세포 조직에 직접 사용해야 한다. 221쪽부터 시작되는 발 운동 관련 내용을 참조하라.

시스템에 부담을 주는, 상태가 좋지 않은 부위들을 찾아야 한다. 볼을 그 부위들에 깊이 굴려라. 발바닥에 약간의 유연함을 되돌려줄 필요가 있다. 이 일은 하루 일과가 되어야 하며, 침대에서 일어나 맨발에 체중을 싣기 전에 해야 한다. 워밍업 스탠더드를 고수한다고 생각하면 된다.

장경인대증후군

족저근막염과 마찬가지로 장경인대증후군(Iliotibial band Syndrome)은 장경인대와 관련된 부상들을 포괄적으로 지칭하는 용어다. 그것은 보통 무릎 바깥쪽에서 느껴지는 통증을 지칭한다. 이 역시 일반적으로 러너들에게 생기는 문제다.

장경인대(IT band)는 엄청난 근육이다. 나는 해부학 수업에서 장경인대를 처음 꺼냈을 때 그 두께에 크게 놀란 적이 있다. 그것은 둔근, 햄스트링 및 쿼드 등 기본적으로 모든 부위와 연결되어 있다.

그러므로 메커니즘을 연구하고, 동작에 문제가 없는지 살펴봐야 한다. 일반적으로 장경인대증후군은 약한 엉덩이와 외반(valgus) 무릎으로 인한 문제다. 외반 무릎의 경우, 관절은 안쪽으로 내려앉으며 끔찍하게 발뒤꿈치부터 땅에 내딛게 된다.

장경인대를 '스트레칭'으로 늘릴 수 있다고 생각하지 마라. 그 인대는 워낙 튼튼해서, 자동차를 견인할 수도 있을 정도다!

대신에, 문제의 상부와 하부 영역에 조치를 하고서 시스템을 다시 이완시켜야 한다. 정말로 고관절 부위, 특히 엉덩이 부위를 집중 공략해야 한다. 햄스트링과 대퇴사두근의 가동성 운동을 통해서도 이완 조치를 할 수 있다(228, 229, 233쪽 참조). 염증이 있는 부위에는 부드 플로스 압박 밴드(154쪽 참조) 조치를 해야 한다.

무릎 안쪽에 볼을 놓고 굴곡 간격(flexion gapping)이 생기도록 그 볼을 감싸면서 다리를 구부린다(196쪽 참조). 무릎 뒤에 있는 신경근 묶음에 유의해야 한다. 만약 이상하고 신경질적인 고통을 느끼면, 그 자세를 중단하고 공을 움직여야 한다. 이걸 하면서 부상을 당하는 불상사가 생겨서는 안 되기 때문이다.

연골연화증

이 끔찍한 질환은 발걸음을 내딛을 때마다 무릎 안쪽에 통증을 유발한다. 역학부터 시작하자. 예상했겠지만, 연골연화증(Runner's knee)은 잘못된 메커니즘의 산물인 경우가 많다. 발이 중립 상태가 아니고 무릎은 안쪽으로 내려앉는다. 그러면 관절 내 결합조직과 연골이 엉망이 된다.

자세를 교정하고 잃어버린 동작 범위(고관절 굴곡 및 신전)를 찾아야 한다. 부두 플로스 밴드로 무릎을 압박하고(154쪽 참조) 관절을 완전한 동작 범위로 움직여야 한다. 상부와 하부 영역의 가동성 운동을 해서 종아리, 정강이, 햄스트링, 사두근을 연다. 그리고 둔근을 압박한다.

신스플린트

신스플린트(Shin Splints)는 러너, 축구선수, 농구선수 및 달리기가 많은 스포츠에 종사하는 다른 운동선수들에게 발생하는 극심한 고통으로, 특히 트랙이나 코트와 같은 단단한 표면에서 달릴 경우에 자주 발생한다.

지금쯤이면 어떻게 진행될지 알고 있어야 한다. 자세와 메커니즘을 점검하고 교정하라. 부두 플로스 밴드를 꺼내서 문제의 부위에 감고, 발을 구부리고 누르는 데 약간의 시간을 써야 한다.

발목의 배측 굴곡과 저측 굴곡의 경우에는, 다리와 엉덩이를 적게 사용해서 가동성 운동을 해야 한다.

정강이와 땅 사이에 라크로스 볼을 놓고(218~220쪽 참조) 그 전방 구역(anterior compartment)을 운동시킨다. 발목과 무릎 사이에서 위로 올렸다가 내렸다가를 반복해야 한다.

마지막으로 아킬레스건, 발바닥, 엄지발가락 및 다리 윗부분을 운동해서 상부와 하부 영역을 여유롭게 만든다.

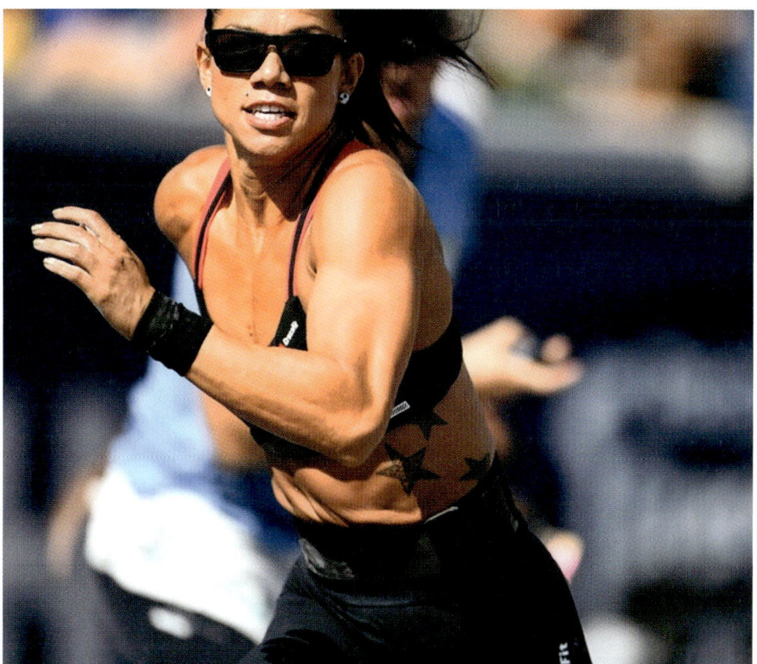

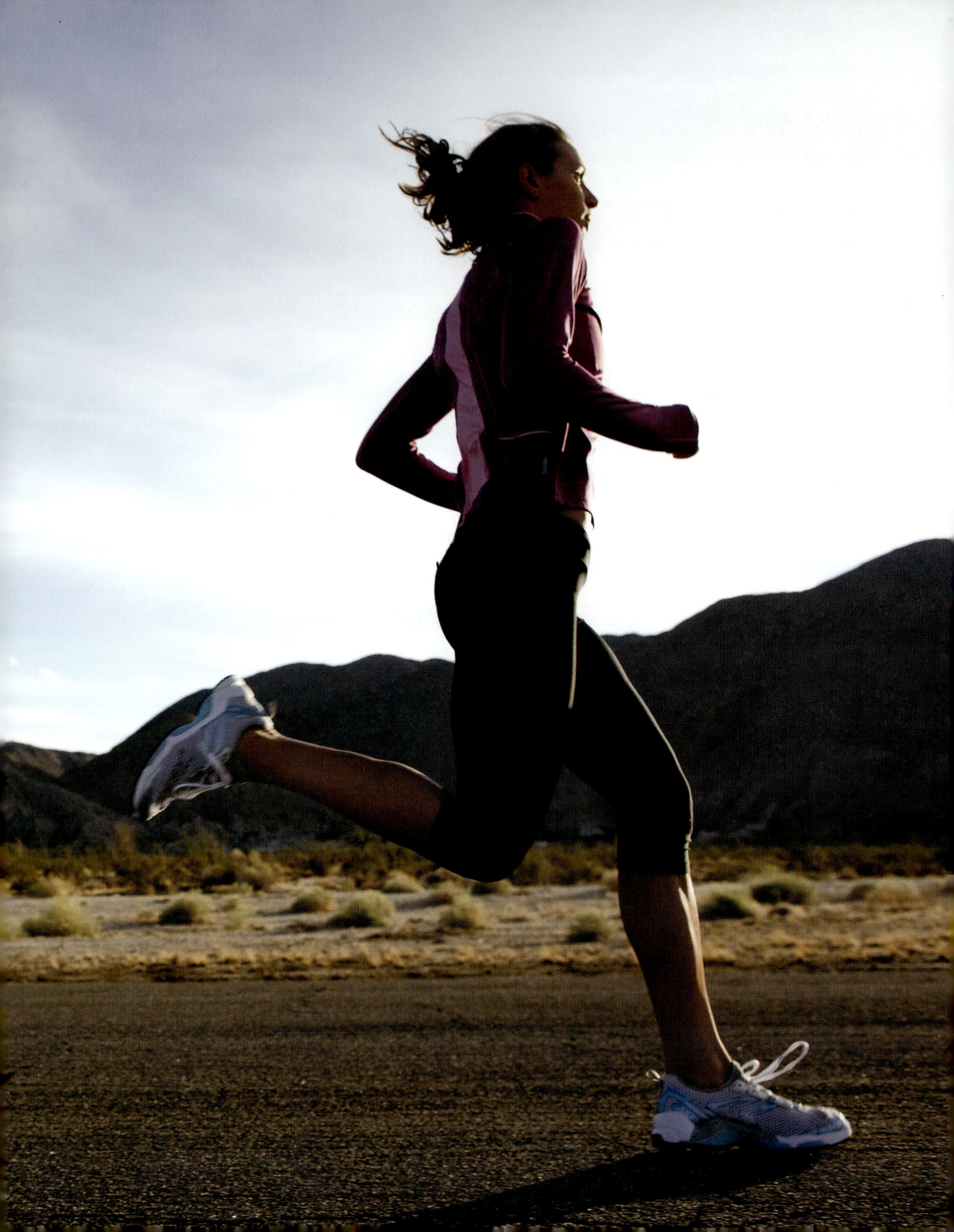

CHAPTER 19

급가속 추진 엔진을 단 스포츠의학

나는 당신이 내가 완전히 믿고 있고 이 책으로부터 가져가길 바라는 두 가지 이론을 확신하기 바란다. 처음 볼 때 이 원칙들은 한 가지가 다른 하나와 따로 가는 것처럼 보이지만, 사실 강철을 이루는 철과 탄소의 합금과 같이 함께 작용한다.

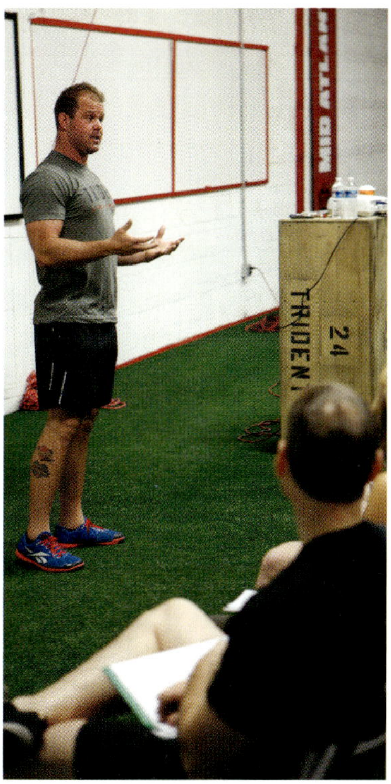

원칙 #1: 모든 인간들은 스스로 기본적인 유지 보수를 수행할 수 있어야 한다.

더 수준 높은 퍼포먼스와 부상 방지를 향한 여정의 첫 발걸음은 이 책에서 소개한 스탠더드를 성취하고 유지하기 위한 운동을 하루에 단지 10~15분 정도 수행할 수 있는 것이 얼마나 가치 있는 것인지 이해하고 인식하는 것이다. 당신의 신체 조직과 관절 상태, 수분 상태, 자세 정렬과 신체 각 부위의 가동 범위에 대한 것들이 오로지 스포츠의학 전문가와 신발판매원에게만 맡겨져서는 안 된다. 이는 당신이 해야 할 일이며, 그리고 나는 이러한 일들이 당신의 일이 되기를 원한다. 이러한 것들을 책임감 있게 행함으로써, 즉각적으로 다음의 여러 가지 것들을 얻을 수 있다.

- **이 일을 하루에 24시간 접할 수 있다.**
- **신체역학을 탐구하고, 문제점을 알아내고, 자신만의 가동성을 창조해냄으로써 매우 가치 있는 깨달음을 얻을 것이다.**

- 움직임과 역학이라는 새롭고 개별화된 언어를 알게 될 것이며, 이는 트레이닝 동안이나, 도전적인 지구력 훈련의 가장 힘든 순간에 작동할 것이다. 자세가 무너질 때, 어떻게 문제를 해결할 수 있는지 알게 될 것이다.

마침내 이 정보는 물리치료사나 병원, 스포츠 마사지사를 만날 때 준비를 잘 갖추게 할 것이다. 단지 보험 양식을 채우거나, 다른 사람에게 문제점을 털어놓는 것보다, 지불한 금액이 합당한지를 확신할 수 있다.

그리고 첫 번째 원칙은 두 번째 원칙으로 이어진다.

원칙 #2: 도수치료사, 물리치료사, 스포츠의료 병원, 또는 다른 피트니스 종사자에게 갔을 때, 어렵게 얻은 이 정보를 공유하라.

퍼스널 트레이너가 지금까지 문제 해결을 위해 한 것들을 물어볼 때, 리스트를 가지고 가서 대답할 준비를 하라. 당신이 했던 운동, 컴프레션의 사용, 신체역학의 변화, 자신의 기본 유지로 수행하려는 어떠한 다른 것들을 총동원하라.

첫 번째로, 이 리스트는 치료사의 마음을 사로잡을 것이다. 왜? 나의 경험으로부터 말할 수 있다. 나는 항상 나의 물리치료 환자들에게 이 질문을 해보면, 대부분 매번 그들은 한 가지 슬프고 공허한 단어 "없어요"라고 대답한다.

지금까지 시도했고, 어떤 것은 작용하고 어떤 것은 작용하지 않았던 것에 대한 세부사항이 적힌 몇 장의 훈련일지를 손수 들고 병원에 간다면, 퍼스널 트레이너는 문제점을 해결하기 위해 돕는 것을 100마일 앞서 시작할 수 있다. 그것은 집중할 수 있는 매우 가치 있는 정보를 제공할 것이다.

그래, 그렇다. 나는 당신이 스스로의 몸을 유지 보수하기를 원한다. 그러나 이는 임상의(의사)를 피하라는 의미는 아니다. 그보다 이상적인 시나리오는 최상의 건강과 퍼포먼스를 이룰 수 있도록 돕는 매우 괜찮고 헌신적인 물리치료사를 찾아서, 장기적인 관계와 장기간의 대화로 발전시켜야 하는 것이다.

'건너뛰는 날은 없다'(191쪽)에 대한 다른 이유는 이 책에서 나타난 12가지 스탠더드를 모두 이해하고 최상의 모빌리티를 이루는 당신의 노력이 절대로 끝나지 않아야 한다는 것이다.

이것은 일생 동안 지속해야 하는 과정이다. 그리고 오랜 기간의 건강과 퍼포먼스를 책임져줄 수 있는 믿을 만한 전문가의 도움을 받는 것은 매우 중요하다. 의료비용의 본전을 뽑을 것이고 이 프로세스는 몇 가지 발생하는 문제들(러너를 일립티컬 트레이너[운동기구] 전문가로 만들어버리는)을 피할 수 있게 도와준다.

그러므로 이 도전을 시작하라. 다음에 스포츠의학 전문가를 만날 계획이 있다면, 평소 하고 있는 운동에 대한 가능한 많은 정보를 공유해 그의 마음을 사로잡아라. 그가 당신이 하고 있는 운동에 얼마나 헌신적인가를 알게 된다면, 더 많은 깨달음과 성과를 되돌려 받을 것이다.

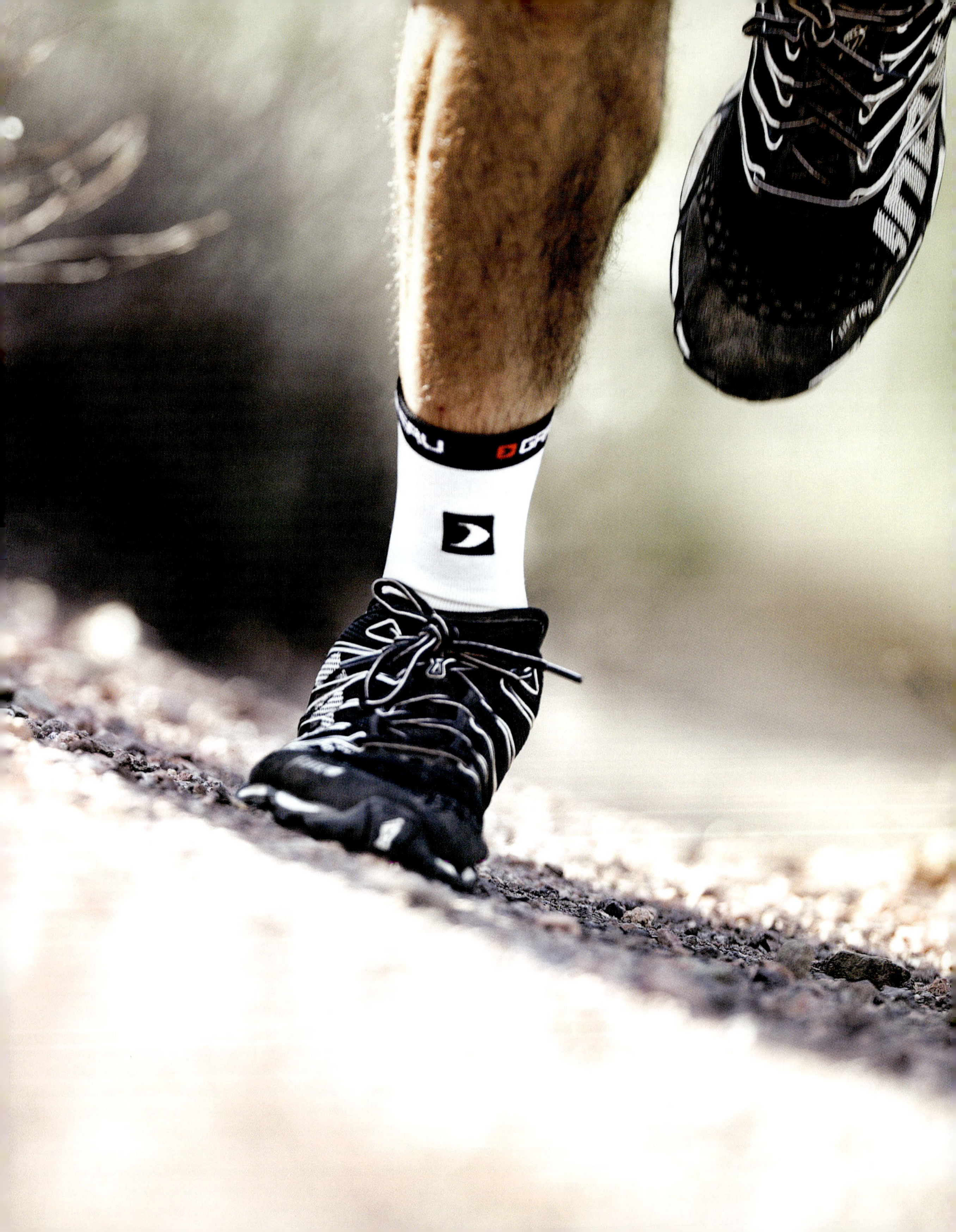

책을 마치며

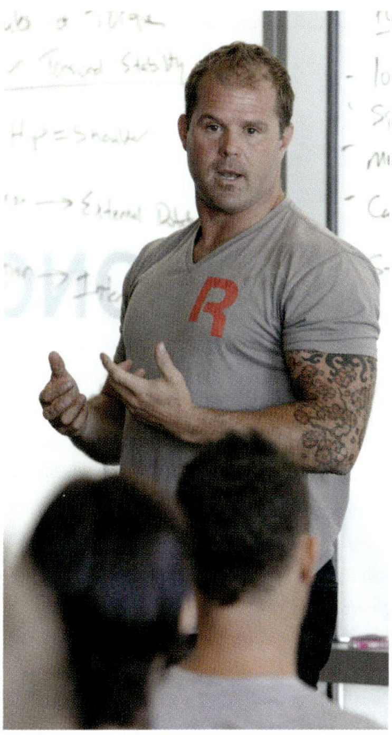

얼마 전, 샌프란시스코에 사는 한 사운드 앤지니어는 북부 캘리포니아의 레드우드 숲을 가로지르는 자이언트 하프 마라톤 코스를 준비하고 달렸다. 남편이자 두 딸의 아버지인 그는 보채는 어린 두 딸을 돌보고, 때마침 마감일이 가까워오면서 오랜 시간 사운드보드에 엎드려 일을 하면서 잃었던 건강과 체력의 집중된 회복으로 트레이닝과 마라톤을 하였다. 그는 트레이닝을 좋아했고, 달리기를 하면서 알게 된 커뮤니티를 좋아했다. 그는 경기중 적절한 페이스 메이커를 찾을 수 없었다. 이것은 그가 의도했던 것보다 좀 더 빨리 달린 것으로 밝혀졌다. 그는 마지막 즈음에 급격한 피로를 느꼈지만, 경기 초반에 미리 대비를 해놨기 때문에 문제가 되지 않았다. 그는 목표를 달성했고 두 시간 이내로 경기를 마쳤다.

모든 것은 완벽했다. 한 가지만 빼면. 그의 정강이는 손상되었고 종아리에서 발바닥까지 다친 뒤 생긴 계속되는 통증 때문에 다시는 달릴 수 없었다.

그래서 이런 경우는 많은 러너, 크로스피터, 다양한 종목의 운동선수들에게 흔한 일이기 때문에, 그는 그의 주치의를 찾아갔다.

주치의는 그의 문제점과 통증에 대한 처방을 내렸다.

의사가 뭐라고 했을까? (상상할 수 있는가?) 어깨를 으쓱하면서 다음과 같은 처방을 내렸다. "달리지 마세요."

비교적 달리기 초보자인 사운드 엔지니어는 '아, 이게 다야? 이미 다 끝난 것인가?'라고 생각했다.

아니다. 그렇지 않다.

앞 단원에서보다 좀 더 많은 생각을 추가하자면, 운동선수로서 문제점이나 통증으로 의사를 만나는 것에 대해 구분할 필요가 있다. 이상하고 가벼운 통증이나 아픔이 생겼다면 의사를 찾아가는 것이 심각한 병의 가능성에서 벗어나는 방법이다. 발의 통증이 뒤꿈치의 가벼운 염증이나 피로 골절과 관계 있을까? 또는 대퇴골에 깊은 통증이 있다면 골수암이 아니라고 확신하고 싶을 것이다.

선수로서 신체적인 문제나 통증으로 의사를 찾아갈 때, 명확히 해야 할 필요가 있다. 의사가 판단하는 건강을 위협하는 (또는 생명의 위협) 가능성에서 벗어나면, 달리기를 중단하라는 의사의 충고를 무시할 수 있다.

그러나 어떤 건강을 위협(또는 생명의 위협)하는 가능성들에서 벗어나고, 그것이 스스로 행했던 달리기와 관계된 경기로 발생한 계속되는 통증이라고 깨닫는 순간, 의사가 뛰지 말라고 한 충고를 무시할 수 있다. 달리기에 저명한 의사인 팀 녹스는 선수가 아닌 의사가 주는 충고를 최종적으로 받아들이지 말라고 조언한다. 사운드 엔지니어의 경우, 한 차례의 정강이 손상으로 선수가 되는 새로 찾은 행복을 버려야 한다는 것이 어이없을 수도 있다. 그에게 단순하고 효과적인 치료는 중립의 발을 만들어 그의 발과 발목 조직에 힘과 유연성을 가중시키는 것(줄넘기를 하거나 이 조직을 스매싱과 플로싱하는 것이 첫 번째 도움이 될 것이다)을 시작하는 것이다. 그러나 불행히도 그는 무엇을 해야 할지 결정하기 이전에 수많은 혼돈스러운 정보를 자세히 살펴봐야 할 것이다. 어떤 사람들은 그에게 달리기를 그만하라고 하거나, 또 다른 사람들은 그에게 "다른 러닝화가 필요해"라고 말할지도 모른다.

제자리로 돌아와서, 나는 다시 한 번 더 강조한다. 선수로서 스스로 가진 기본 움직임의 90%로 처리할 힘을 가져야 한다. 당연히 증상을 해결하기를 바라지만 신체역학과 당신이 사용하는 신체 위치 그리고 그러한 위치로 들어가는 능력에 대한 심도 있는 수리를 효과적으로 하기 위한 시간과 노력을 투자해야 한다.

나는 이 책에서 당신에게 많은 정보를 주었고 많은 요구를 했다. 따라야 할 과제로 준 12가지 스탠더드에 나타난 일반적인 컨셉과 요구 사항 모두가 아주 강력할지도 모른다. 그리고 매일, 하루 중 단 10분만 투자하기를 바라는 것이 시작의 시동을 걸 수 있다는 것을 알고 있다. 여기 또 한 가지 무언가를 더해야 할지도 모른다. 하지만 이러한 몇 가지 아이디어와 기술을 이용한다면 더 많은 에너지를 만들 수 있는 보상을 받을 것을 확신한다. 더 많은 것을 하고 더 많이 배우고 더 많이 실험하기를 원할 것이다.

나는 적어도 이 책의 매력을 알기 전까지 책을 덮어버리지 않기를 원한다. 그래서 정말, 정말로 시간이 없을지라도 제발 이 과제를 단지 적어도 한 주만이라도 시행해봤으면 한다. 시험삼아 뛰어보라. 단지 하루에 몇 분만 해보길 바란다. 그리고 달릴 때 최선의 노력을 하고 느끼는 변화에 집중하길 바란다. 나는 당신이 그것으로부터 어떤 효과를 얻자마자 자발적으로 전체 프로그램으로 시간을 투자할 계획을 세울 것을 확신한다. 이번 주에 수행한 움직임과 가동성 프로그램을 통해 느낀 것을 살펴보고, 만약 몇 가지 긍정적인 변화를 느끼고 좀 더 심도 있게 진행하기를 원한다면, 스스로 스탠더드들에 대한 테스트와 '레디 투 런'(달릴 준비됨)을 향한 여정의 시작을 즉각적으로 해볼 수 있다.

움직임과 모빌리티 작업 샘플

월요일	화요일	수요일	목요일
힙 익스텐션: 카우치 스트레치(118쪽), 양쪽 각 2분.	힙 펑션: 스쿼트 자세에서 총 4분 버티기, 필요하면 막대 지지대 사용.	발: 플랜타르 모빌리제이션(221쪽), 양쪽 각 2분.	래터럴 앵클 스매시 & 플로스(216쪽), 미디얼 앵클 스매시 & 트위스트(217쪽).
물 100온즈 마시기, 적어도 전해질이 첨가된 것.	물 100온즈 마시기, 적어도 전해질이 첨가된 것.	물 100온즈 마시기, 적어도 전해질이 첨가된 것.	물 100온즈 마시기, 적어도 전해질이 첨가된 것.
체간 조이기 수행(69쪽). 적어도 3번 실시.	운동 전에 워밍업, 운동 후엔 쿨다운하는 것을 명심하라.	직장이나 집에서는 적어도 몇 시간은 평평한 신발을 신어라.	하루 동안, 직장이나 집에서, 전화를 받거나 TV를 보는 동안 카우치 스트레치(118쪽)를 하라. 이러한 조그마한 운동(양쪽 각 2분)을 일상생활로 만들어라.

금요일	토요일	일요일
T-스파인 글로벌 스매시(228쪽), 햄스트링 플로스(228쪽).	맨발로 생활하는 토요일(75쪽)와 쿼드 스매시 롤러(234쪽).	글루트 스매시 & 플로스(239쪽).
물 100온즈 마시기, 적어도 전해질이 첨가된 것.	물 100온즈 마시기, 적어도 전해질이 첨가된 것.	물 100온즈 마시기, 적어도 전해질이 첨가된 것.
운동 후 쿨다운으로 가동성 운동을 선택해 추가.	브레이싱 시퀀스 다시 수행. 목표는 5회.	맥주를 들고 친구와 가족과 핫텁을 즐겨라. 만약 없다면 따뜻한 물로 목욕을 하라.

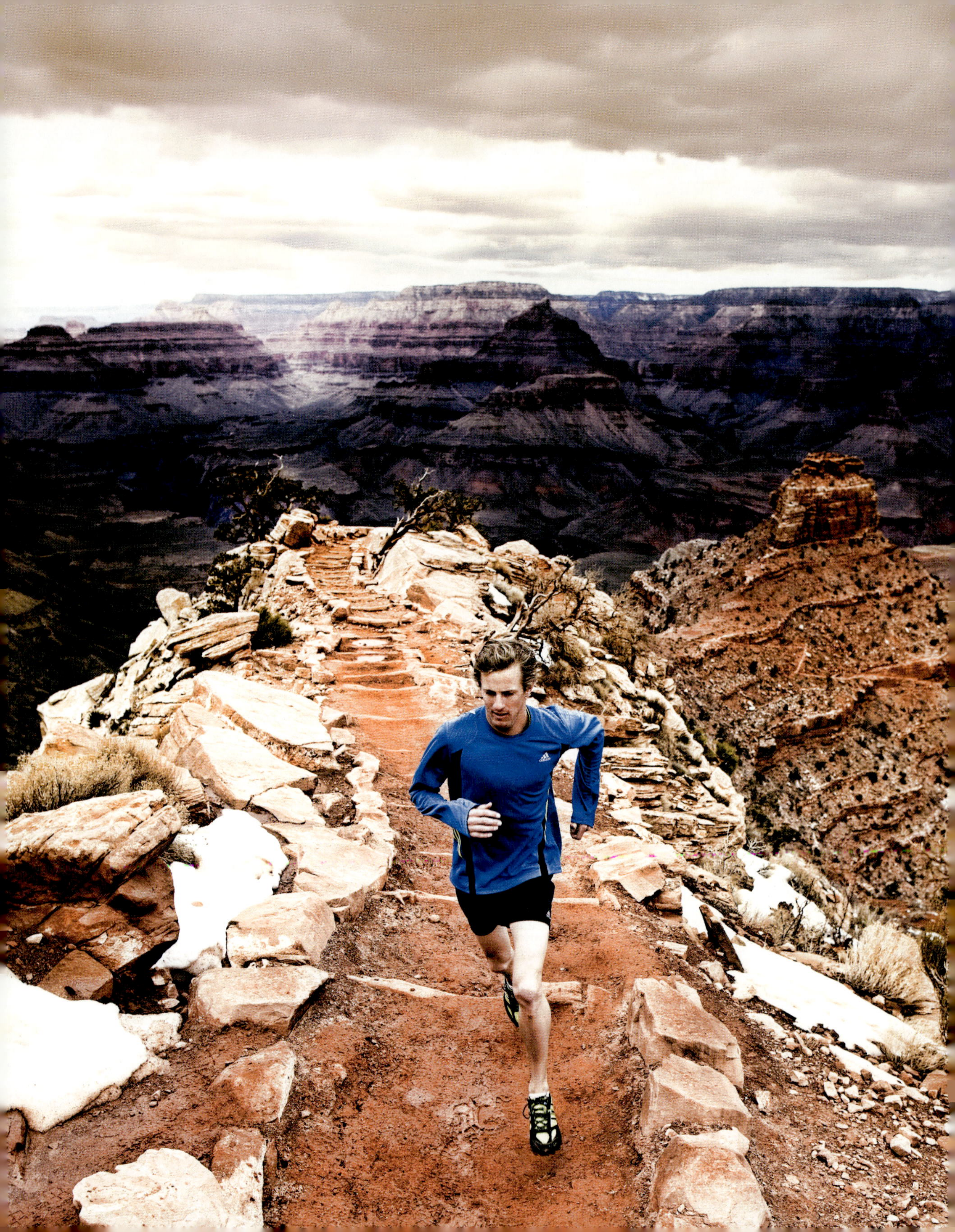

달리기의 위력:
지속적인 교육

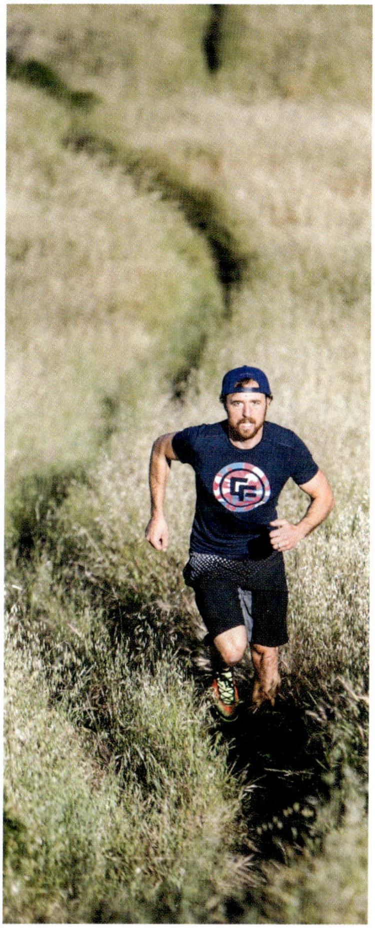

달리기는 모든 선수들의 공통적인 움직임이다. 당신은 축구를 하면서 뛴다. 당신이 철인 3종 경기 선수이면 뛴다. 당신이 크로스피터이면 뛴다. 아이폰을 던져놓고 뛴다. 하지만 공통적인 문제점은 선수들은 그들의 종목에 관계된 모든 다양한 다른 기술들을 개선하려고 시간을 투자하지만 달리기에는 이 같은 노력을 하지 않는다는 것이다. 이러한 믿음이 있다. '이봐, 나는 전방위적으로 훌륭히 트레이닝 하고 있기 때문에 내 달리기 실력은 충분해'라고 생각한다. 하지만 당신과 나, 우리 모두는 이 12가지 스탠더드를 충족하지 않았다면(발목 가동성이 충분하지 않거나 고관절 기능이 부족하다면) 잘 달릴 수 없다. 그리고 만약 잘 못 달린다면 빨리 달릴 수 없거나 부상당했기 때문에 전혀 달릴 수가 없다. 레디 투 런의 스탠더드를 향한 추적과 유지는 진행중인 과정일 것이고 창의적이고 사려 깊으며 집중력이 요구될 것이다. 달리기 능력을 깨닫기 위해 12가지 스탠더드를 최대치로 끌어내기를 원하는가? 그렇지 않더라도 이 책을 가능한 많이 봐야 할 타당한 이유가 있다. 나는 운전을 하려고 차에 탈 때, 비록 짧은 거리를 갈지라도 기름을 꽉 채우는 것을 선호한다. 이것은 완충제와 관계된 것으로, 나를 다른 일들로부터 자유롭게 해준다. 그러면 이제 지속적인 교육에 대해서 얘기해보자. 여기에서 어디로 갈 것인가? 12가지 스탠더드를 익힌 후, 크로스핏 인듀어런스 세미나나 포즈 주법 세미나에 시간을 투자하고, 역학적으로 적용시켜라.

달릴 준비가 됐다는 것은 움직임의 정확한 패턴을 완벽히 터득해 정확한 위치를 사용할 수 있다는 것이다. 이것이 완벽한 한방일 것이다.

두 번째로 MoblityWOD.com을 항상 체크하라. 그곳은 우리가 저녁을 먹으면서 대화(선수의 문제점을 해결하고 인간의 가능성을 깨닫는 것에 관한 대화)하고 우리가 함께할 수 있는 아이디어로 놀 수 있는 장소이다. 아래에 몇 가지 고전적인 모빌리트 와드가 있는데 이것들은 이 책의 근복적인 콘셉트와 테크닉에 접근하는 것을 도와줄 것이다.

끈적하게 유착된 조직들을 뜯어내라

표면을 따라 생기는 기능장애의 총 공격과 전반적인 뻣뻣함은 달리기나 뜀뛰기 그리고 다른 착지 운동을 심하게 하는 선수들에게 전염되는 경향이 있다. 이 모든 것을 푸는 방법이 여기에 있다.

www.mobilitywod.com/2010/11/episode-85-unglue-your-sticks-man/

신장의 범위(extension dimnsion)

상부 둔근의 경직은 다리의 내회전을 제한할 수 있다. 신장과 내회전이 불편하다면, 햄스트링을 잘 사용할 수 없고, 비정상적이고 강력한 움직임 패턴의 유출로 발이 흔들릴 수 있다. 이 영상은 그것을 풀어주는 방법을 알려줄 것이다.

www.mobilitywod.com/2011/01/episode-151365-runnersplit-jerk-dream.html

연기의 제동(smoking brakes)

내리막길을 달리는 것은 힘들고 언덕이 많은 곳을 달리는 것과 달리 허벅지와 협력근이 타들어가게 느껴지는 경향이 있다. 여기 해독제가 있다.

www.mobilitywod.com/2010/09/episdoe-23-runners-legs/

탈수증(Dehydration nation)

말한 것과 같이, 당신은 시스템의 시스템이다. 연기가 난 자리에 점화가 있고 점화의 자리에 탈수가 있다. 마치 종아리 근육이 소고기 육포처럼 되는 것과 같이 말이다. 갈증을 해결할 시간이다.

www.mobilitywod.com/2011/04/episode-213365-recovering-your-jumping-calves.html

스프링

두 발이 완전히 망가질 수 있는 이유를 이해하고 싶다면, 발이 하는 모든 일을 고려하라. 그리고 해부학 수업을 듣고 카데바의 발의 피부를 벗겨내고 얼마나 많은 일을 하는지 이해하라. 또는 이 동영상을 보라.

www.mobilitywod.com/2011/04/episode-220365-lower-leg-business.html

아킬레스건의 관리

크로스핏 인듀어런스 세미나나 포즈주법 세미나에 갈 계획인가? 그러면 이 영상을 보고 아래 다리의 완벽한 변화를 이해하고 준비하라.

www.mobilitywod.com/2011/04/episode-237365-heel-cord-love.html

내측 사슬이 하는 일

후방 사슬에 관한 이야기를 많이 했지만, 내측 사슬(서혜부와 내전근)과 일어나는 전체적인 역학(시스템의 시스템의 시스템)에 관해서 잊지 말자.

www.mobilitywod.com/2011/05/episode-241365-sumo-and-medial-chain-business.html

햄스트링 천국

스트레칭은 힘들다. 햄스트링에 힘을 불어넣고 싶은가? 친한 친구를 붙들고 당신의 새로운 다리를 준비하라.

www.mobilitywod.com/2011/06/episode-272365-tj-murphy-edition-and-hamstring-stiffness.html

장경인대와 더 많은 것들

장경인대에 문제가 있다면 신고 있는 신발을 불평하기 전에 이 영상을 보라.

www.mobilitywod.com/2010/10/episode-61-it-band-hell-and-help/

스쿼트의 힘

스쿼트의 스탠더드를 달성하는 것이 목전에 있다고 생각한다면, 나의 고모(다섯 차례 철인 3종 경기에 우승했으며 궁극의 석기시대 시계를 가지고 있는[석기인이 시계가 없었던 이후로])에게 그것을 말하라.

www.mobilitywod.com/2011/02/episode-181-10-minute-squat-test-6/

브라이언 맥켄지 워밍업

크로스핏 인듀어런스 최고의 코치이자 최고의 러너인 브라이언 맥켄지가 당신의 워밍업을 정리해줄 것이다.

www.mobilitywod.com/2012/03/warm-up-brian-mackenzie-running-warm-up/

참고자료

책

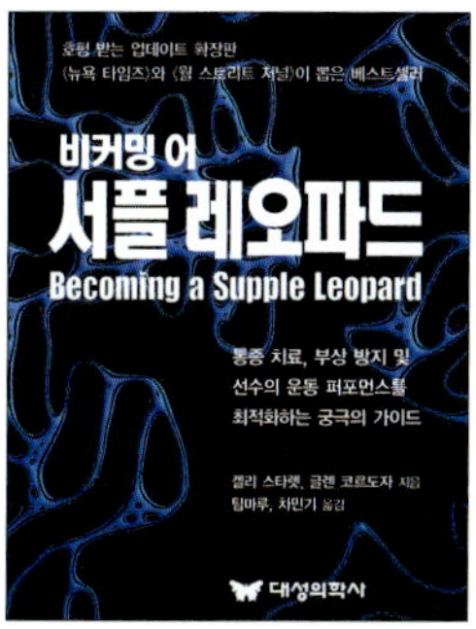

『비커밍 어 서플레오파드(Becoming a Supple Leopard)』(Victory Belt, 2013), **켈리스타렛과 글랜 코도자**

통증의 해결, 부상방지, 선수 포퍼먼스를 최적화하는 궁극적인 지침서. 나의 첫 번째 저서이며,《뉴욕타임즈》 베스트셀러인 이 책은 모든 분야의 선수들을 위한 움직임과 가동성 체계의 모든 지식을 알려준다. 이 내용은 세부적인 『레디 투 런』에서 기본 콘셉트로 사용하였다.

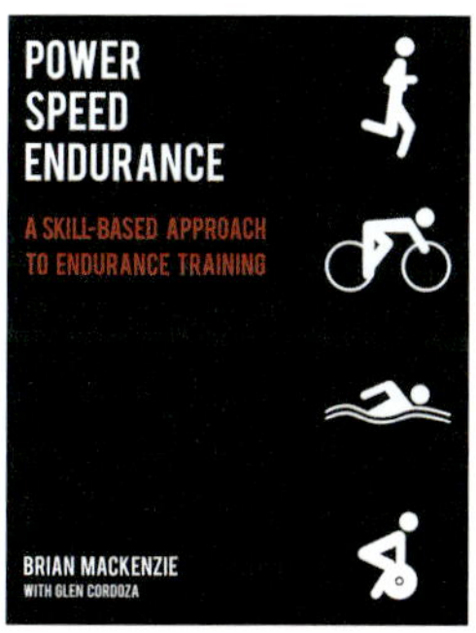

『Power, Speed, Endurance: A Skill-Based Approach to Endurance Training』(Victory Belt, 2012), **브라이언 맥켄지와 글랜 코도자**

브라이언 맥켄지의 움직임, 달리기, 사이클링 그리고 수영에 관한 종합적인 트레이닝 철학

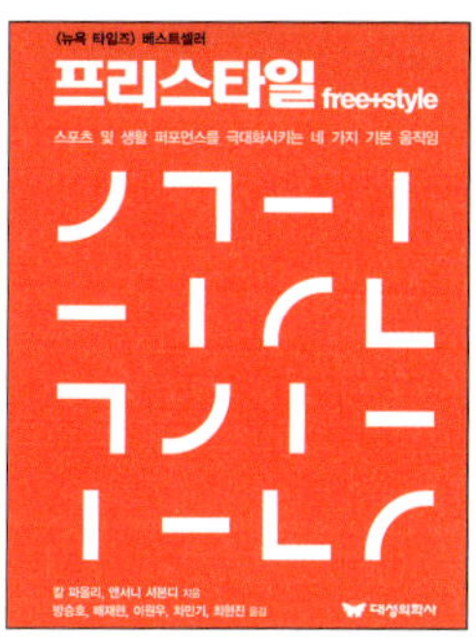

『프리스타일(Free+Style): 4가지 기본 움직임으로 스포츠와 일상의 퍼포먼서의 최대화』(Victory Belt, 2014), **칼파올리와 안토니 서본디**

또 하나의《뉴욕타임즈》의 베스트셀러로, 최고의 코치 칼 파올리와 함께해, 움직임을 만들어내는 능력을 발전시켜주는 로드맵을 제공

『Born to Run: A Hidden Tribe, Superathletes, and the Greatest Race the World Has Neer Seen』(Random House, 2011), **크리스토퍼 맥두걸**
아마 오랜 시간 동안 날개 돋친 듯이 팔린 그의 저서를 한 권쯤 읽어 보았을 것이다. 읽어보지 못했다면 이번 기회에 접해볼 것을 추천한다. 주요한 이야기는 타라후마라 인디언(제목에서 언급했던, 믿기지 않을 정도로 잘 뛰는 러너들)을 탐구한 내용이며, 달리기 선수를 위해 러닝화, 영양 그리고 운동 역량과 관련된 요소와 관련된 진실을 밝혀냈다. 또한 달리기 역학이 왜 중요한지에 대해서도 언급하였다.

『The Power of Habit: Why We Do What We Do in Life and Business』(Random House, 2011), **찰스 더히그**
그는 습관과 관련된 신경역학, 계기, 반응과 관련된 것에 주목했다. 어떻게 습관이 형성되고 발달하며, 개선되는가에 대해 질문한다. 궁극적으로《뉴욕타임즈》기자는 어떻게 하면 우리 스스로가 파멸적인 선택을 하지 않고 더 건강하고 좋은 모습으로 대체해 나아갈 수 있는지에 대하여 그 나름의 이해를 도출하였다. 더 나은 결정을 하고 싶다면 이 책이 답이 될 것이다.

『The Sports Gene: Inside the Science of Extraordinary Athletic Performance』(Current Trade, 2014), **데이비드 엡스타인**
어떻게 하면 운동선수가 본인의 재능을 최적으로 발휘하면서 나아가는지에 대한 내용은 매우 흥미롭다.

『The Story of the Human Body』(Vintage, 2014), **다니엘 리베르만**
유명한 진화생물학자인 저자는 여러 포유류와 비교해가면서, 뛰어난 장거리 선수를 만들기 위해 어떻게 해왔는지 등 인간에 관한 과학적 사실을 강력하고 세세하게 보여준다.

『Unbreakable Runner』(Velo Press, 2014), **브라이언 매켄지, TJ 머피**
5km부터 42.195km를 뛰어넘는 울트라 마라톤까지 훈련을 어떻게 해야 하는지에 대한 저서. 크로스핏 인듀어런스 창립자 브라이언 매켄지의 기량, 힘, 체력이 더해졌다는 것이 특징이다.

웹사이트

CrossFitEndurance.com 신체와 훈련이 얼마나 조직적으로 움직이는지, 새로운 시각이 필요했다면 이 웹사이트에서 답을 찾을 수 있을 것이다. 멋진 기술을 완성할 수 있도록 도와주는 방대하고도 가치 있는 자료와 프로그램을 확인하라.

MobilityWOD.com 수백 개의 비디오 자료가 제공되는 이곳에는 거의 매일 새로운 비디오가 올라온다. MWOD는 보다 더 높은 기록을 지향하는 스포츠 세계에서의 여러 가지 문제점에 대해 새로운 시각과 답을 보여주는 데 큰 역할을 담당하고 있다.

PoseMethod.com 달리기 역학에 관련한 교육 분야의 개척자이자 달리기 자세에 대한 방법을 창안했던 니콜라스 로마노프 박사가 운영하는 곳이다.

RogueFitness.com 집에서 운동하는 것을 한 단계 끌어올리고 싶다면 방문해야 할 온라인 스토어이다.

YogaTuneUp.com 근막 전문가 질 밀러가 운영하는 웹사이트로 최근 화젯거리인 제품과 정보를 접할 수 있다.

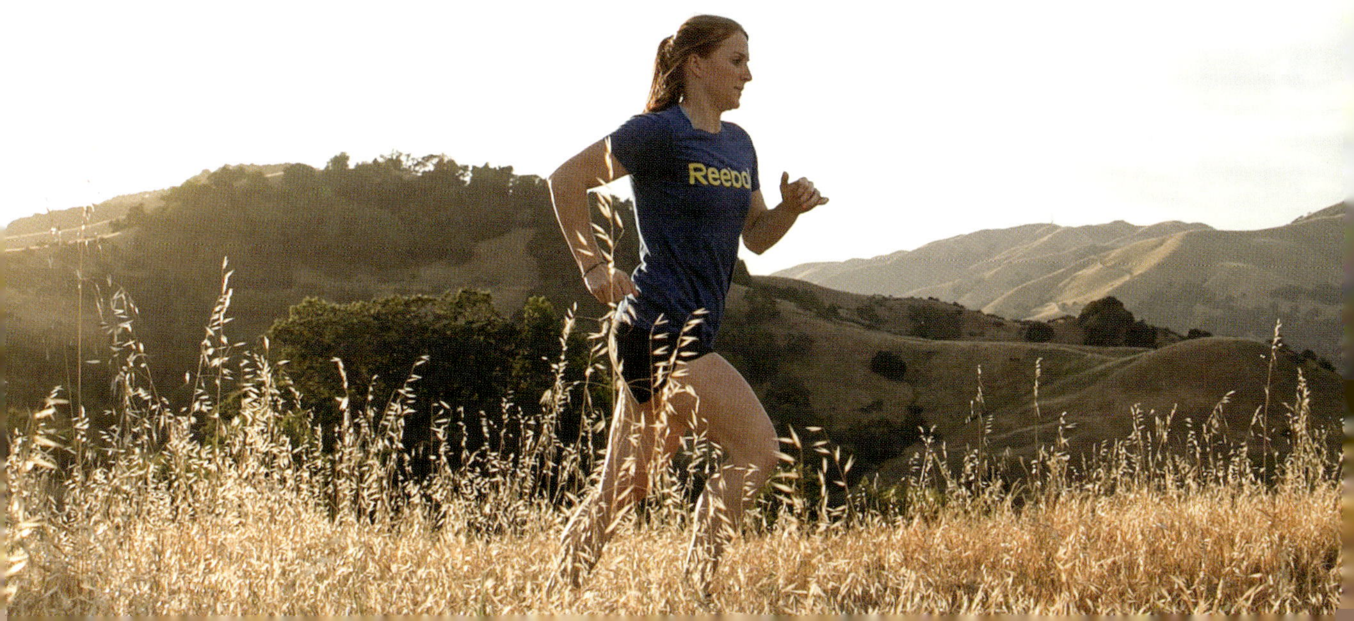

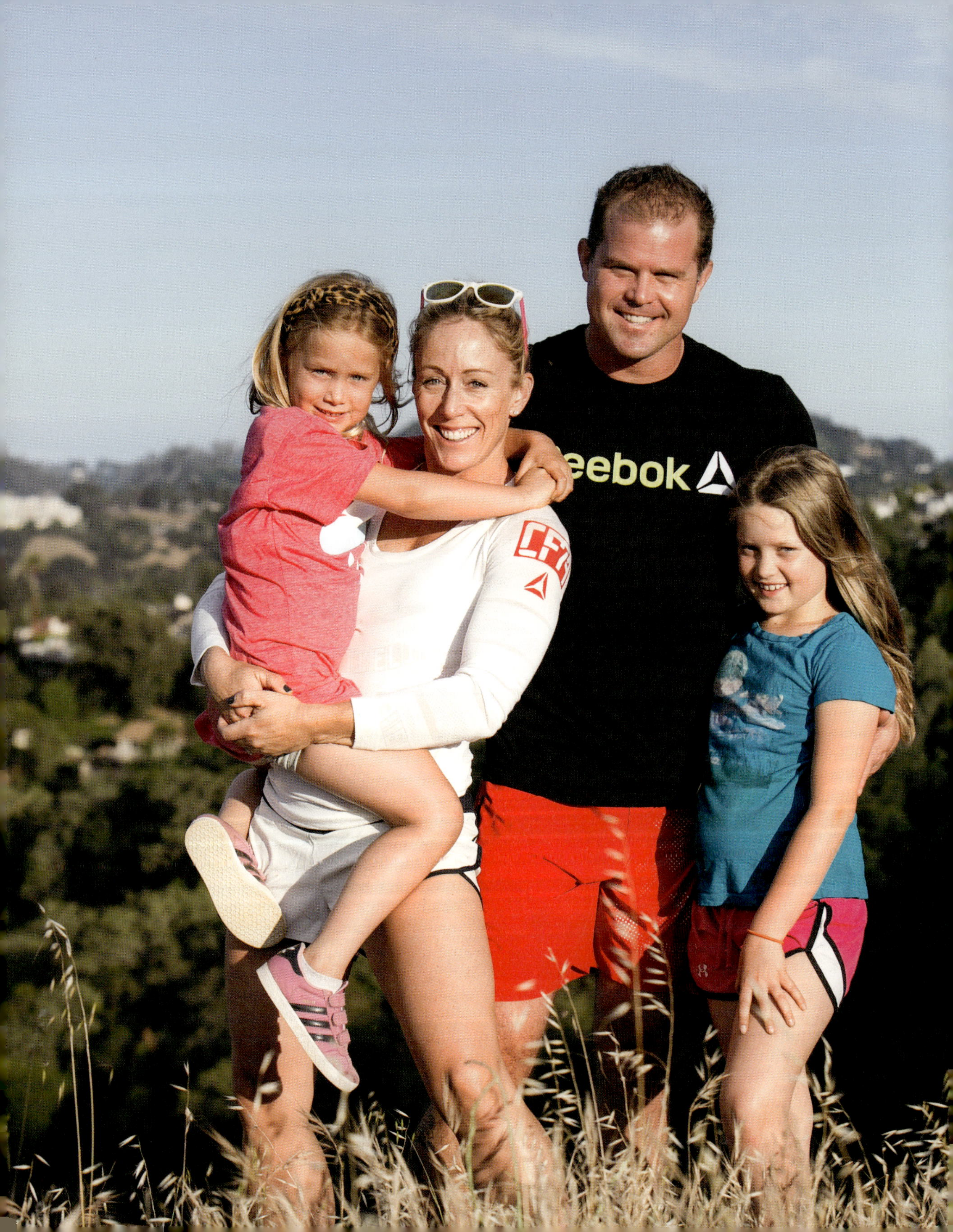
eebok

저자 소개

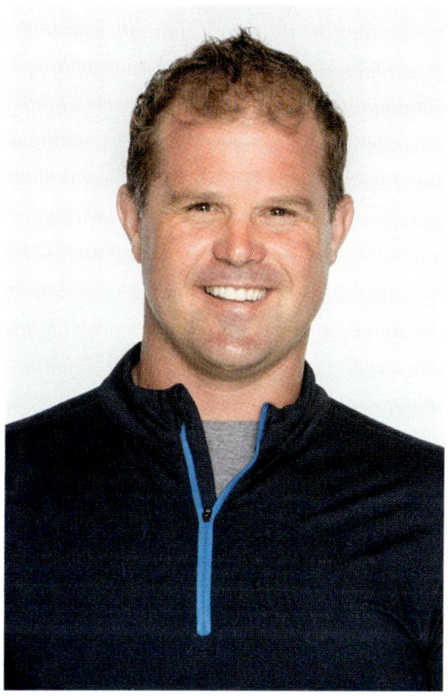

켈리 스타렛 박사. 코치이자 물리치료사. 《뉴욕타임즈》와 《월스트리트 저널》의 베스트셀러 작가이다.

『비커밍 어 서플 레오파드』는 코치와 선수, 그리고 매일의 모든 인간들에게 혁명을 불러일으켰고, 이는 움직임과 신체역학, 그리고 일반인과 선수의 가능성을 현실화시키는 것과 관련된 퍼포먼스적 접근이었다. 샌프란시스코 크로스핏과 MobilityWOD.com의 공동 설립자인 그의 아내 줄리엣 스타렛은 그들의 움직임과 신체역학, 그리고 가동성에 대한 혁신적인 접근을 전 세계 수백만의 선수 및 코치들과 함께 공유하고 있다. 켈리는 세계적으로 인기 있는 그의 CrossFit Movement & Mobility Course를 전 세계를 돌아다니며 가르치고 있으며 정예부대와 각 군부대별로도 같이 일해왔다. 그들은 미국 내에서 또는 세계적으로 상위 랭킹의 강력한 힘과 파워를 가진 NFL, NBA, NHL 그리고 NBA 선수들이다. 그는 올림픽 팀과 대학 팀들에게 컨설팅하고 있으며, 미국 내에서 스트렝스와 컨디셔닝 그리고 의학 컨퍼런스에서 두각을 나타내는 교수이다. 켈리는 모든 인간들이 그들 스스로 어떻게 움직이는지 알고 기본 유지를 행할 수 있어야 한다고 믿는다. 그는 북부 캘리포니아에 믿을 수 없을 만큼 능력 있고 매력적인 그의 부인과 두 명의 어린 암사자와 같은 조지아와 캐롤라인과 같이 살고 있다. 그의 인생의 가장 주된 목표는 그의 가족과 해변에서 더 많은 시간을 함께 보내는 것이다.

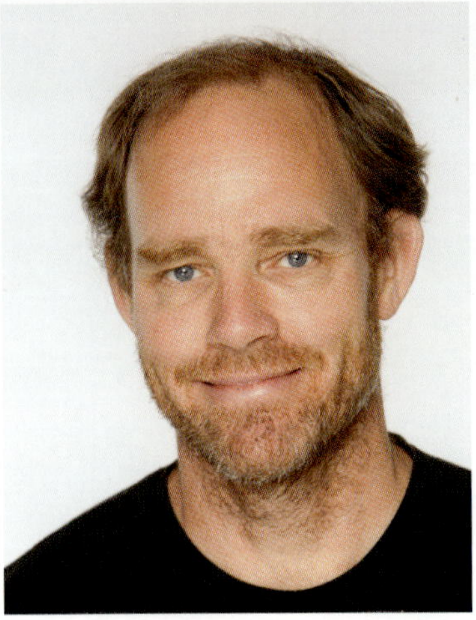

저자 T.J. 머피(Murphy). 20년 이상 경력의 인듀어런스에 관해 가장 다작한 작가로서 이름을 세웠다. 잡지 편집자로서의 그의 많은 역할 중,《철인 3종 경기 선수》와《그 안의 철인 3종 경기(Triathlete and Inside Triathlon)》잡지의 편집장이며,《Competitor》잡지의 편집 디렉터였다. 그의 인듀어런스 저널리즘은《Outside and Runner's》에 나타난다. 2012년에 그의 오디세이에서 스트랭스, 컨디셔닝 그리고 모빌리티에 관한 영향력 있는 작품인『Inside the Box: How CrossFit® Shredded the Rules, Stripped Down the Gym, and Rebuilt My Body』에서 강력하게 알려주고 있다. 그는 자랑할 만한 선풍적인 인기의 힘을 알아주는 그의 가족인, 그의 인생이자 영감을 안겨주는 부인 그래츤 웨버와 그의 어린 아들 마일로 머피와 함께 보스턴에서 살고 있다. www.tjmurphy.net

감사의 말

이 프로젝트를 끝내며, 같이 작업했던 사람 중 T.J. 머피에게 첫 번째로 감사의 말을 전한다. 여전히 나의 가장 유명한 친구이며, 또한 현재 '가장 재능 있고 가능성 있는 친구'라고 더할 것이다. 세상이 정말로 달리기에 대한 심오한 통찰이 담긴 글들을 거침없이 쏟아내는 능력을 이해한다면, 당신은 현 시대에 실존하는 엑스맨의 천재적인 돌연변이 찰스 재비어로 간주되어 피곤해질 것이다. 당신의 친절함, 유연함, 우정과 재능, 그리고 배를 돌려 폭풍 속으로 바로 돌진하는 놀라운 능력에 감사한다. 그리고 그랜천 웨버 당신은 우리가 당신이 항해 길을 벗어나거나 바위에 부딪치는 것을 피할 수 있게 해준 뱃머리 역할을 했다는 것을 깨닫지 못했다는 것을 모를 것이다.

또한 나를 달리기로 관심을 돌리게 하고 T.J.를 소개시켜준 브라이언 맥켄지에게도 감사의 인사를 전한다. 당신에게 내가 40파운드짜리 신발을 신고서 다리를 끌고 동시에 발바닥을 바닥에 접지할 수 있다는 놀라운 능력을 깨닫게 해준 것에 감사한다. 많은 사람들이 나무를 보고 숲을 보지 못할 때, 당신의 기본적인 인간의 능력을 가르칠 수 있는 신념과 능력은 말 그대로 수많은 사람들에게 인류애를 다시금 돌려준 것이 되었다. 당신의 삶의 업적이 얼마나 좋은지를 모르는 사람들을 온전히 돕기 위함임을 누가 알겠는가? 이것이 정말로 공중보건에 관한 책이라면 당신이 내가 누추하게 뛰지 않았어도 된다고 보여준 사람이다.

톰 위스콥, 당신은 아마도 내가 알고 있는 유일하고 진정한 천재일 것이다. 나는 내가 간절히 바라왔던 형님이 실제로 나와 연관되고 엄청나게 재능 있다는 것이 매우 기쁘다. 줄리엣과 나는 당신의 음성, 눈빛, 진솔함과 지지에 매우 감사한다.

데이브 비티, 수잔 크래인 그리고 크리스토퍼 제라드는 MWOD의 중추적인 역할을 했다. 이 둘은 그 환경에 상호작용을 못하거나 스스로 돌보지 못했다면 완전히 가치 없었을 것이다. 당신들 없이는 이 기능들을 수행하지 못했을 것이다. 나는 우리가 어떻게 팀으로 활약했는지는 몰라도 우리가 해냈다는 것이 기쁘다.

대런 밀러와 존 세게스타, 당신들의 사려 깊은 능력을 발휘하여 정말로 멋지게 이 책을 만들 수 있게 해준 것에 감사한다.

인터뷰하고, 인용하고, 어깨를 함께 나누어주면서 우리가 할 수 있는 것 이상의 책으로 만들 수 있게 해준 많은 전문가들에게도 감사의 말을 전한다.

그리고 마지막으로, 많은 사랑과 지지를 해주면서 현대의 일하는 성인으로서, 멋진 두 딸로 커주는 나의 가족들에게 감사의 인사를 전한다.

레디 투 런
Ready to Run

1판 1쇄 펴냄: 2017년 4월 5일

지은이: 켈리 스타렛, T.J. 머피
옮긴이: 김동환, 박창현, 이분경, 정연재, 차민기
펴낸이: 권오현
펴낸곳: 대성의학사

출판등록 2009년 6월 22일(제301-2013-095호)
서울특별시 중구 을지로 126-1 (을지로3가, 3층)
전화 02)2279-3444 / 팩스 02)2285-0108
Homepage www.medibook.co.kr

값 38,000원

ISBN 978-89-97436-64-4(13690)